中西医结合临床内科学

主编　孟　春　范书华　王庆国　单晓丽

上海交通大学出版社
SHANGHAI JIAO TONG UNIVERSITY PRESS

内容提要

本书从中医学与西医学相结合的角度出发，主要介绍了神经内科疾病、心内科疾病、呼吸内科疾病、消化内科疾病、肾内科疾病等临床常见疾病。针对所涉及的疾病，从临床表现、实验室检查、诊断与鉴别诊断、西医治疗等方面进行了详细阐述。本书内容简明、重点突出，实用，适合临床中西医结合内科医师及医学生阅读使用。

图书在版编目（CIP）数据

中西医结合临床内科学 / 孟春等主编. --上海 ： 上海交通大学出版社，2024.5

ISBN 978-7-313-30786-6

Ⅰ. ①中… Ⅱ. ①孟… Ⅲ. ①中西医结合－内科学 Ⅳ. ①R5

中国国家版本馆CIP数据核字（2024）第106825号

中西医结合临床内科学

ZHONGXIYI JIEHE LINCHUANG NEIKEXUE

主　　编：孟　春　范书华　王庆国　单晓丽

出版发行：上海交通大学出版社

地　　址：上海市番禺路951号

邮政编码：200030

电　　话：021-64071208

印　　制：广东虎彩云印刷有限公司

经　　销：全国新华书店

开　　本：710mm × 1000mm　1/16

印　　张：13

字　　数：227千字

插　　页：2

版　　次：2024年5月第1版

印　　次：2024年5月第1次印刷

书　　号：ISBN 978-7-313-30786-6

定　　价：198.00元

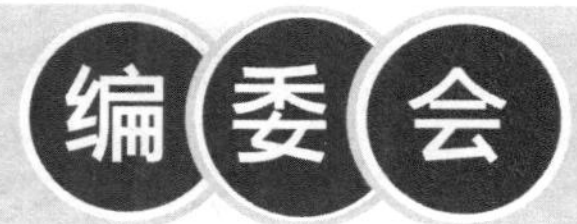

◎ 主　编

孟　春　范书华　王庆国　单晓丽

◎ 副主编

胡　羽　李　征　衡　毅　左　云

◎ 编　委（按姓氏笔画排序）

王庆国（山东第二医科大学附属医院/潍坊医学院附属医院）

王国平（北京广仁中西医结合医院）

王超磊（河南省郑州市社会福利院）

左　云（重庆市云阳县云阳左云中医诊所）

李　征（山东省滕州市张汪中心卫生院）

范书华（山东省鲁西南医院）

单晓丽（山东省潍坊市人民医院）

孟　春（山东第二医科大学附属医院/潍坊医学院附属医院）

胡　羽（徐州医科大学第二附属医院）

贾俊兴（中国人民解放军联勤保障部队第九六〇医院）

程继祖（山东省济南市天桥区桑梓店镇卫生院）

衡　毅（四川省遂宁市中医院）

前言

FOREWORD

中医学是我国优秀传统文化的重要组成部分，是具有独特理论风格和丰富诊疗经验的传统医学体系，它通过辨证论治为主的个体化诊疗模式，实现阴阳平衡、脏腑和调的医疗保健目标。西医学则是以现代科学为理论基础，它客观量化，规范易懂，在疾病的诊断、急性病的救治和手术疗法方面优势更为突出。中西医结合是西医辨病与中医辨证双重诊断的有效结合。近年来，随着临床实践的不断拓展，中医自身经验的不断丰富，现代医学理论的更新发展，新科技、新方法的广泛应用，中医学、西医学均有了长足的进展，加之中医学、西医学各自优势的消长互补等方面带来的新认识，使得如何更新内容，适应时代发展，更贴近和反映现代临床实际和最新进展的问题值得深思。基于这一临床需求，特邀请众多位具有临床丰富诊疗经验的专家、学者，共同编纂了《中西医结合临床内科学》一书，旨在更新知识，分享经验。

本书从中医学与西医学相结合的角度出发，主要介绍了神经内科疾病、心内科疾病、呼吸内科疾病、消化内科疾病、肾内科疾病等临床常见科室疾病。针对所涉及的疾病，从临床表现、实验室检查、诊断与鉴别诊断、西医治疗、中医治疗等方面进行了详细阐述，将传统医学辨证论治的独特风格与现代医学的最新诊疗进展完美融合，为选择疾病的最佳治疗方案提供参考和依据。本书着眼于临床，理论密切联系实际，强调实用，不尚空论；继承与发扬相结合，融古通今，充分发扬中医特色和优势，以中为主，衷中汇西，力求中西医学的有机结合。本书内容简明、重点突出实用，适合临床中西医结合内科医师及医学生阅读使用。

由于编者编写经验有限，加之日常工作繁重、编写时间紧张等诸多因素，书中缺点和错误之处在所难免，诚请广大读者提出批评，以便提高。

《中西医结合临床内科学》编委会

2024年2月

目录

CONTENTS

第一章

神经内科疾病

第一节　偏　头　痛

偏头痛是一种临床常见的慢性、反复发作性的原发性头痛，具有广泛的遗传异质性。偏头痛的全球发病率约为14.7%，国内发病率为9.3%。偏头痛反复发作不仅会造成患者身心痛苦，而且会降低患者的生活质量和工作效率，世界卫生组织曾将重度偏头痛列为前20位最常见的使人丧失工作能力的内科疾病，并与痴呆、四肢瘫痪、精神障碍等并列为最严重的慢性功能障碍性疾病。全球疾病负担调查曾显示，偏头痛是第七大致残原因。偏头痛也是心脑血管等疾病的危险因素，可与多种疾病共患，如癫痫、抑郁症及情感性精神障碍。不仅如此，长期患病也会给社会带来巨大的经济损失，包括医疗负担和由生产能力下降造成的间接损失。

偏头痛属中医学的“偏头痛”“头痛”“头风”“脑风”等病证范畴。根据《国家中医药管理局中医诊疗方案》，本节统一以偏头痛论之。

一、中医病因、病机

传统中医学认为偏头痛多由外感和内伤所致，外感多因起居不慎，感受风、寒、湿、热之邪致头痛，以风邪最为多见；内伤主要涉及肝肾、脾胃，常因情志失调、饮食不节、劳逸失度、年迈体衰、劳欲过度而致。偏头痛病位虽在脑，但与肝、脾、肾关系最为密切，气血亏损、肝肾不足为偏头痛的主要病理机制。

外感头痛多属实证，夹寒者，寒凝经脉，经脉不畅而头痛；夹热者，风热上犯清空，壅滞不畅而头痛；夹湿者，风湿蒙蔽清窍而头痛。内伤头痛虚实皆有，但以虚证或虚实夹杂为主。痰浊中阻、肝阳、瘀血者以实证为主；气血亏虚，脑脉失养或肾阴亏虚多属虚证。若肝阳、肝火日久伤阴，可转为肾精亏虚的头痛或阴虚阳亢，虚实夹杂之头痛。无论虚证、实证的头痛还是虚实夹杂的头痛，反复发作，迁延不愈，久病入络均可致瘀血而为病。

二、西医病因、病理

偏头痛的病因尚不明确，提及较多的是其具有遗传易感性和家族聚集性。研究显示 85%的偏头痛患者诉及诱因，且常为多重诱因，常见的发作诱因有内分泌因素（月经来潮、口服避孕药等）、饮食因素（巧克力、酒精、咖啡因等）、心理因素（紧张、焦虑、应激等）、自然因素（强光、气味、天气变化等）、药物因素（硝酸甘油、利血平、西洛他唑等）等。

偏头痛的发病机制尚未有一致的解释，目前较为公认的主流学说为三叉神经血管学说，其他有血管源学说、皮质扩布性抑制学说等，近年来较多的氧化应激因素、遗传学说等的研究使得对偏头痛发病机制的认识逐步细化。

三、临床表现

偏头痛的临床表现可分为前驱期、先兆期、头痛期和恢复期。①前驱期即头痛发作前，患者可出现激惹、疲乏、活动少、食欲改变、反复打哈欠及颈部发硬不适等症状；②先兆期患者可出现短暂的神经症状，以闪光性暗点的视觉性先兆最为常见，也可表现为针刺、麻木感的感觉性先兆和以言语障碍为表现的语言性先兆；③头痛期的头痛发作以搏动性、多呈单侧、伴有恶心呕吐为特点；④头痛在持续4～72 小时的发作后进入恢复期，但患者还可有疲乏、易怒、注意力不集中、抑郁或其他不适。临床上偏头痛患者的临床表现并非均具有以上四期，同一患者可出现不同类型的偏头痛发作。

四、辅助检查

目前尚缺乏偏头痛特异性诊断手段，辅助检查的目的是排除继发性头痛，以及了解偏头痛患者合并的其他疾病，病情稳定的慢性头痛患者如无特殊体检发现，一般不推荐常规进行脑电图、神经影像学等检查。

五、诊断标准

偏头痛的西医诊断主要参考国际偏头痛学会发表的国际头痛疾病分类（第 3 版）的诊断标准。

六、鉴别诊断

（一）与其他原发性头痛的鉴别诊断

偏头痛与其他原发性头痛的鉴别诊断见表 1-1。

表 1-1　偏头痛与其他原发性头痛的鉴别诊断

项目	偏头痛	紧张性头痛	丛集性头痛
家族史	多有	可有	多无
性别	女性多于男性	女性多于男性	男性远多于女性
周期性	部分女性与月经有关	多无	隔天 1 次到每天 8 次
持续时间	4～72 小时	不定	15～180 分钟
头痛部位	多单侧	多双侧	固定单侧眶部、眶上、颞部
头痛性质	波动性	压迫、紧缩、钝痛	锐痛、钻痛、难以言表
头痛程度	中重度	轻中度	重度或极重度
活动加重头痛	多有	多无	多无
伴随症状	多有恶心、呕吐、畏光、畏声	多无，可伴食欲不振，对光线、声音可有轻度不适	同侧结膜充血和/或流泪、鼻塞和/或流涕、眼睑水肿、额面部出汗、瞳孔缩小和/或眼睑下垂

(二)与其他继发性头痛的鉴别诊断

(1)继发性头痛的诊断基本包括头痛的临床表现、病因，以及两者存在因果关系的证据，必须符合不能更好地由另一种国际头痛疾病分类诊断来解释这一诊断标准。

(2)原发性头痛的病史和体检不提示有任何可以引起继发性头痛的疾病存在，若提示有可引起继发性头痛的某种疾病存在的可能，但是进一步的检查排除了此病，或头痛的首次发作与该病在时间上没有密切的关系，仍提示为原发性头痛；若新发头痛与可能引起头痛的疾病存在时间关联，应诊断为相应疾病所致的继发性头痛；若原发性头痛慢性化或显著恶化，且与可导致此变化的某种疾病存在密切的时间关联，应同时诊断为原发性头痛和继发性头痛。

七、治疗

偏头痛发作期以急性治疗为主，旨在迅速缓解头痛和防止复发，恢复患者正常生活能力，予以对症治疗；缓解期以预防性治疗为主，以降低头痛的发作频率和严重程度、缩短发作期、改善功能、降低致残率为主要目的，同时积极去除头痛发作的诱因。

(一)辨证治疗

本病辨证首先应分辨外感与内伤，若起居不慎、坐卧当风，感受风寒或风热之邪，应以疏散风寒或风热为主。内伤头风则与肝、脾、肾三脏密切相关。根据其虚实，分清气血、阴阳、脏腑的不足或有余，选用不同的治则。

(1)风寒入络。①治法：疏风散寒；②方药：川芎茶调散或其类方加减。

(2)风热上犯。①治法：疏风清热；②方药：芎芷石膏汤或其类方加减。

(3)肝气郁滞。①治法：疏肝解郁、行气止痛；②方药：柴胡疏肝散或其类方加减。

(4)肝阳上亢。①治法：平肝潜阳、息风止痛；②方药：天麻钩藤饮或其类方加减。

(5)痰浊内阻。①治法：燥湿化痰、降逆止痛；②方药：半夏白术天麻汤或其类方加减。

(6)痰热上熏。①治法：清热化痰止痛；②方药：黄连温胆汤或其类方加减。

(7)瘀血阻络。①治法：活血化瘀、行气止痛；②方药：桃红四物汤或其类方加减。

(8)瘀热内阻。①治法：凉血化瘀止痛；②方药：犀角地黄汤或其类方加减。

(9)气血两虚。①治法：补气养血、缓急止痛；②方药：八珍汤或其类方加减。

(10)肝肾亏虚。①治法：滋养肝肾、育阴潜阳；②方药：镇肝熄风汤或其类方加减。

(11)阳虚寒凝。①治法：温阳散寒止痛；②方药：麻黄附子细辛汤或其类方加减。

(二)西医治疗

1.患者教育

积极开展各种形式的患者教育，如保持健康的生活方式，并鼓励患者记录头痛日记，以帮助医师诊断和评估预防治疗效果。

2.药物治疗

药物治疗包括急性期治疗药物和预防性治疗药物。

(1)急性期治疗药物：包括特异性药物麦角胺类、曲坦类、降钙素基因相关肽(CGRP)受体阻滞剂、非甾体抗炎药、阿片类药物，其中后两种属于非特异性止痛药物，只有头痛剧烈时才推荐使用。

(2)预防性治疗药物：目前西药推荐使用β受体阻滞剂、钙通道阻滞剂、抗癫痫药、抗抑郁药及其他种类的药物，也可使用中药或中成药。

3.心理治疗及物理治疗

主要基于行为治疗，包括放松、生物反馈及认知疗法，物理治疗可采用经颅

磁刺激，并同时避免各种偏头痛诱因。

（三）其他治疗

1.辨证使用中药针剂及中成药

发作期可辨证选用中药注射液静脉滴注，如天麻注射液、灯盏细辛注射液等；头痛缓解后可辨证配合选用中药汤剂或中成药维持治疗，如正天丸（胶囊）、养血清脑颗粒等。

2.外治法

按摩或针、灸、点刺放血、塞鼻或搐鼻，也可使用光电治疗仪、疼痛治疗仪等其他中医特色治疗。

第二节　帕金森病

帕金森病是一种主要发生于50岁以上中老年的黑质和黑质纹状体通路的缓慢进展变性疾病，以运动迟缓、静止性震颤、肌强直及姿势步态异常为主要临床特征。帕金森病至少有两大临床亚型，一是以震颤为主的亚型，二是以僵直、少动为主的亚型，但随着病情进展，常常两者兼有。帕金森病患者中脑黑质致密部的多巴胺能神经元有严重缺失。许多因素，如一些毒素、微量金属、杀虫剂、工业或农业废物，以及人们的居住环境可能会增加帕金森病的易感性。有5%～10%的患者有家族史，表现为常染色体显性遗传。对于散发型帕金森病，目前多认为是由遗传易感性和环境因素共同作用导致的。其发病率随年龄增长而增加，我国的随机抽样调查显示，65岁以上人群帕金森病患病率为1.7%，75～84岁为2.74%，85岁以上为4.07%，目前我国帕金森病患者人数已经超过200万。本病影响患者的工作和日常生活，其中半数左右会造成严重的残废。

帕金森病属于中医学“颤病”“拘病”或“颤拘病”范畴，以静止性震颤为主者可拟诊为中医“颤病”；以肌肉紧张拘痉，行动迟缓为主者可拟诊为中医“拘病”；两者皆明显者可拟诊为中医“颤拘病”。以往将帕金森病统归于中医颤病的做法不够规范，因为有10%～20%的帕金森病患者在疾病早期甚至整个疾病过程中没有肢体或头部颤抖的表现。

一、中医病因、病机

帕金森病的中医病因主要是年老肝肾精血亏虚，尤其是肝在本病的发生发展中居首要地位。年老肝肾精血渐衰，或情志不遂，郁怒伤肝，肝郁化火，耗伤肝肾精血，或房事不节，嗜欲无度，耗伤肝肾精血，筋失濡养，筋急而发为拘病。年老、肝郁化火或房事过度等病因导致肝肾精血亏虚，阳气郁逆化风而发为颤病。饮食劳倦或久病缠绵，脾胃受损，气血化生不足导致气血亏虚，肝风内动，不能主持或血不濡筋，出现肢体拘紧颤动。年老、久病或禀赋不足，阴损及阳，阴阳两虚，阳虚失统，筋纵而摇也。

本病总属本虚标实。初期多以肝肾精血亏虚或阴虚风动表现为主，随病程的延长，本虚之象逐渐加重，渐则血损及气，久则阴损及阳，中晚期病情严重，多以气血两虚或阴阳两虚为主，又久病入络，故久病多兼夹血瘀。

二、西医病因、病理

帕金森病的主要病理变化是黑质致密区中含黑色素的神经元严重缺失，在临床症状出现时往往已缺失 70%～80%。残余的细胞也常发生变性，细胞质中出现玻璃样同心形包涵体，称为路易体，是本病重要的病理特点。有学者根据路易小体主要组成成分(α 突触核蛋白)沉积部位的不同，以及帕金森病病理发生的时间和顺序，将其病理改变分为以下 6 期。

(1) Ⅰ期：嗅球、延髓舌咽、迷走运动神经背核受累。

(2) Ⅱ期：延髓中缝核、巨细胞网状核、蓝斑受累。

(3) Ⅲ期：中脑黑质致密部受累。

(4) Ⅳ期：基底前脑、颞叶内侧受累。

(5) Ⅴ期：新皮质受累。

(6) Ⅵ期：边缘系统、新皮质受累。

三、临床表现

(一)症状与体征

1.运动迟缓

运动迟缓是帕金森病一种特殊的运动障碍。表现为随意运动减少，包括始动困难和运动迟缓，因肌张力增高、姿势反射障碍出现一系列特征性运动障碍症状，如起床、翻身、步行和变换方向时运动迟缓，面部表情肌活动减少，常双眼凝视，瞬目减少，呈“面具脸”，手指精细动作(如扣纽扣、系鞋带等)困难，书写时字越写越小，为“写字过小征”等。

2.静止性震颤

静止性震颤常为帕金森病首发症状，多由一侧上肢远端（手指）开始，逐渐扩展到同侧下肢及对侧肢体，上肢震颤幅度较下肢明显，下颌、口唇、舌及头部常最后受累。典型表现为拇指与屈曲食指呈搓丸样动作，节律为 4～6 Hz，静止时出现，精神紧张时加重，随意动作时减轻，睡眠时消失。少数患者尤其 70 岁以上发患者可不出现震颤。部分患者可合并姿势性震颤。

3.肌强直

肌强直见于所有帕金森病的患者，多表现为锥体外系齿轮样肌张力增高，肩胛带和骨盆带肌肉的强直更为明显。

4.姿势步态异常

患者四肢、躯干和颈部肌肉强直，常呈现一种特殊的姿势，患者表现为头部前倾，躯干俯屈，肘关节屈曲，腕关节伸直，前臂内收，指间关节伸直，拇指对掌，髋关节和膝关节略弯曲，称为“屈曲体姿”。早期下肢拖曳，逐渐变为小步态，起步困难，起步后前冲，越走越快，不能及时停步或转弯，称为“慌张步态”，行走时上肢摆动减少或消失；转弯时因躯干和颈部肌肉强直，必须采取连续原地小步行走，使躯干和头部一起转动，与姿势平衡障碍导致重心不稳有关。随疾病进展，姿势障碍加重，晚期自坐位、卧位起立困难。

5.其他症状

（1）精神障碍：抑郁、焦虑、认知障碍、幻觉、淡漠、睡眠紊乱（夜间睡眠质量差、白天嗜睡）。

（2）自主神经障碍：便秘、血压偏低、多汗、性功能障碍、排尿障碍、流涎。

（3）感觉障碍：麻木、疼痛、痉挛、不安腿综合征、嗅觉障碍。

（二）常见并发症

帕金森病常见的并发症有严重肌强直和继发性关节僵硬而完全不能活动，以及长期卧床发生坠积性肺炎、褥疮、泌尿系统感染、跌伤等，并发症是造成死亡的常见原因。

四、实验室和其他辅助检查

目前帕金森病诊断仍主要为症状诊断，缺乏影像学等其他检查诊断推荐。欧洲神经协会联合会和欧洲运动障碍学会联合发布的《帕金森病诊断指南》中，推荐了一些可用于帕金森病诊断的辅助检查项目，可供参考。

（一）单光子发射计算机断层显像检查

在欧洲和美国，单光子发射计算机断层显像扫描多巴胺转运体已被登记注册用于鉴别诊断退行性帕金森病变和特发性震颤；(^{123}I)间碘苄胍/单光子发射计算机断层显像可以用于鉴别帕金森病和健康对照组，以及多系统萎缩患者。

（二）经颅超声成像检查

经颅超声成像可用于鉴别非典型帕金森病和继发性帕金森综合征、早期诊断帕金森病和及早发现帕金森病高危人群，但是目前缺乏这方面的专家人才，经颅超声成像仍未被广泛应用；且由于经颅超声成像在诊断帕金森病的特异性有限，需要联合其他筛选检查诊断帕金森病。

（三）嗅觉检测

推荐进行嗅觉检测来鉴别帕金森病、帕金森综合征及识别早期帕金森病，目前常用宾夕法尼亚大学嗅觉鉴定试验和简易嗅觉鉴定试验，但仍缺乏特异性。

（四）其他

基于一些特殊的病例特点（如家族史或发病年龄），根据个人意愿进行特定基因突变检测。对怀疑帕金森病的患者应评估其认知能力、监测快动眼睡眠行为障碍及初步评价其精神状态和抑郁严重程度。传统的1.5 T磁共振成像(MRI)和弥散加权成像被推荐作为神经影像学检查工具，以便于把多系统萎缩和进行性核上性麻痹与帕金森病鉴别开来。

五、诊断标准

帕金森病的诊断主要依靠病史、临床症状及体征。根据隐袭起病、逐渐进展的特点，本病常单侧受累进而发展至对侧，表现为静止性震颤和行动迟缓，排除非典型帕金森病样症状即可作出临床诊断。如左旋多巴制剂治疗有效则更加支持诊断。常规血液、脑脊液检查多无异常。头部CT、MRI也无特征性改变。嗅觉检查多可发现帕金森病患者存在嗅觉减退症状。以^{18}F-多巴作为示踪剂行多巴摄取功能正电子发射计算机断层显像可显示多巴胺递质合成减少。以^{125}I-β-CIT、^{99m}Tc-TRODAT-1作为示踪剂行多巴胺转运体功能显像可显示多巴胺转运体数量减少，在疾病早期甚至亚临床期即可显示降低，可支持诊断。但此项检查费用较贵，尚未常规开展。

六、鉴别诊断

帕金森病的鉴别诊断必须从两方面入手，一方面是根据帕金森病的主要症

状来鉴别，如震颤、肌强直、少动；另一方面是根据从原发性帕金森病与各种帕金森综合征及帕金森叠加综合征进行鉴别。

（一）根据主要症状鉴别

1.特发性震颤

多早年起病，姿势性或动作性震颤，影响头部引起点头或摇晃，帕金森病典型特征是影响面部、口唇。本病无肌强直和运动迟缓，约 1/3 的患者有家族史，饮酒或服用普萘洛尔震颤明显减轻。

2.慢性酒精中毒性震颤

慢性酒精中毒性震颤常呈持久性，合并有面肌震颤、胃肠道症状及谵妄，无肌强直，也无帕金森病的其他症状。

（二）原发性帕金森病与各种帕金森综合征鉴别

1.脑血管性帕金森综合征

该病是由纹状体的腔隙卒中引起，患者有高血压病、动脉硬化及脑卒中史，以步态障碍为突出，而震颤、运动减少则少见，假性延髓性麻痹、病理征和神经影像学检查可提供证据。

2.脑炎后帕金森综合征

该病可发生于任何年龄，此型帕金森综合征的发病及进展都比原发性帕金森病快，常见有动眼危象、皮脂外溢及流涎增多。

（三）原发性帕金森病与帕金森叠加综合征鉴别

1.多系统萎缩

多系统萎缩包括纹状体黑质变性、Shy-Drager 综合征、橄榄桥脑小脑萎缩，多在 50 岁后发病，多呈双侧不对称性，可表现为锥体外系、锥体系、小脑和自主神经系统损害的症状。早期往往出现性功能减退、小便失禁和打鼾。

2.进行性核上性麻痹

进行性核上性麻痹常常以姿势平衡障碍和跌倒为首发症状，随后出现构音障碍和运动迟缓，往往双侧同时发病。特征性的核上性共视运动障碍，以及呆视、眼睑关闭迟缓和不眨眼，有“惊恐面容”。肌强直以中轴躯干性肌强直为主，震颤不明显，左旋多巴治疗不佳。

3.皮质基底节变性

皮质基底节变性表现为肌强直、运动迟缓、姿势不稳、肌张力障碍和肌阵挛等，尚可有皮质复合感觉消失、一侧肢体失用症、失语、握手反射和痴呆等皮质损害症状，眼球活动障碍和病理征，左旋多巴治疗无效。

4.路易体痴呆

路易体痴呆多见于60～80岁，痴呆、幻觉、帕金森综合征运动障碍为临床特征，痴呆早期出现，进展迅速，可有肌阵挛，左旋多巴治疗不佳，但不良反应极敏感。

七、治疗

帕金森病目前仍以药物治疗为主，但迄今尚无根治药物，复方左旋多巴类仍是控制症状的最有效药物，但几乎所有的病例均需终身服药，以控制症状，且很多患者常因药物的不良反应太大而被迫停药。脑深部电刺激疗法虽可明显改善症状，但不能根治，也不能停药，因其价格昂贵，目前难以广泛开展。近年来开展的以中医辨证治疗为主体的临床研究，深化了中医对本病的认识。虽然中药治疗在缓解症状方面不如西药起效快，但在提高临床疗效、降低化学合成药物的不良反应、延长患者的药物有效治疗时间方面，充分显示了中药治疗本病的潜力和优越性。中西医结合治疗可起到良好的协同作用，充分发挥两方面的优势可以明显提高疗效，减轻西药不良反应。尤其在帕金森病早期和改善帕金森病非运动症状方面，中药及其特色疗法有着明显的治疗优势。

(一)辨证治疗

本病初期多以肝肾精血亏虚、血不濡筋或阴虚风动为主，表现为肢体拘紧少动笨拙或肢体颤动，因此重在滋阴养血息风。继则阴损及阳，气血两虚或阴阳两虚，不能收持，厥阴风动，出现肢体和头部摇动加重，行动困难，宜气血兼顾，阴阳双补。

1.阴血亏虚，筋失濡养证

治法：滋养肝肾，濡养筋脉。方药：连梅汤加减。

2.阴血亏虚，肝风内动证

治法：滋养肝肾，息风止颤。方药：连梅龟麻汤加减。

3.气血两虚，厥阴风动证

治法：补养气血，助肝息风。方药：圣愈汤加减。

4.阴损及阳，阴阳两虚证

治法：滋阴助阳，息风止颤。方药：龟鹿二仙膏合大补元煎加减。

(二)西医治疗

1.药物治疗原则

药物治疗方案应个体化，即根据患者的年龄、症状类型、症状严重程度、功能受损状况、所给药物的预期效果和不良反应等选择药物，同时要考虑相关疾病的进展情况及药物价格和供应等，制定治疗方案。多数抗帕金森病药物均需从小剂量开始，缓慢增量，进行“剂量滴定”，达到用最小有效剂量，取得满意疗效。不应盲目加用药物，不宜突然停药，需终身服用。帕金森病的药物治疗是个复杂的问题，各个类型的抗帕金森病药物往往各有利弊，因此治疗时需权衡利弊，选用适当药物，联合用药。

2.药物治疗

药物治疗是帕金森病最主要的治疗方法。

(1)复方左旋多巴：是帕金森病最重要的治疗药物。初始用量为 62.5～125.0 mg，每天 2～3 次，根据病情逐渐增加剂量至疗效满意和不出现不良反应的适宜剂量，继而维持，餐前 1 小时或餐后 1.5 小时服药。早期应用小剂量(≤400 mg/d)并不会增加异动症的发生风险。

(2)多巴胺受体激动剂：目前大多推崇非麦角类多巴胺受体激动剂为首选药物，尤其适用于早发型帕金森病患者的病程初期，可预防或减少运动并发症的发生。激动剂均应从小剂量开始，逐渐增加剂量直到获得满意疗效而不出现不良反应为止。目前国内上市多年的非麦角类多巴胺受体激动剂包括：①吡贝地尔缓释片，初始剂量 50 mg，每天 1 次，易产生不良反应的患者可改为初始剂量 25 mg，每天 2 次，第 2 周增至 50 mg，每天 2 次，有效剂量为 150 mg/d，分 3 次口服，最大剂量不超过 250 mg/d。②普拉克索(速释片)，初始剂量 0.125 mg，每天 3 次，一般有效剂量 0.5～0.75 mg，每天 3 次，最大剂量不超过 4.5 mg/d。③普拉克索(缓释片)，初始剂量 0.375 mg，每天 1 次，个体剂量在 0.375～4.5 mg/d。

(3)单胺氧化酶 B 抑制剂：与复方左旋多巴合用有协同作用，可减少约 1/4 左旋多巴的用量，能延缓“开关”现象的出现。常用药为司来吉兰，每次 5～10 mg，每天 2 次。

(4)儿茶酚-氧位-甲基转移酶抑制剂：恩托卡朋用量每次 100～200 mg，服用次数与复方左旋多巴相同，如每天服用复方左旋多巴次数较多，也可选择服用次数少于复方左旋多巴次数，需与复方左旋多巴同服，单用无效。

(5)抗胆碱能药：主要适用于伴有震颤的患者，而对无震颤的患者不推荐应用。目前国内主要应用苯海索，每次 1～2 mg，每天 3 次。对<60 岁的患者要告

知其长期应用本类药物会导致认知功能下降，所以要定期复查认知功能，一旦发现患者的认知功能下降则应立即停用；对≥60岁的患者最好不应用抗胆碱能药。

(6)金刚烷胺：对少动、强直、震颤均有改善作用，并且对改善异动症有帮助。每次50～100 mg，每天2～3次。

3.手术治疗

早期药物治疗显效明显而长期治疗的疗效明显减退者，或出现严重的运动波动及异动症者可考虑手术治疗。手术可以明显改善运动症状，但不能根治疾病，术后仍需应用药物治疗，但可相应减少剂量。手术需严格掌握其适应证，非原发性帕金森病和帕金森叠加综合征是手术的禁忌证。手术对肢体震颤和/或肌强直有较好的疗效，但对躯体性中轴症状(如姿势平衡障碍)则无明显疗效。手术方法主要包括脑深部电刺激疗法和神经核损毁术，脑深部电刺激疗法因其相对无创、安全和可调控性而作为主要选择，神经核损毁术因不良反应难以控制已不常用。

4.康复治疗

康复治疗对帕金森病症状的改善乃至对延缓病程的进展可能都有一定的帮助。帕金森病患者多存在步态障碍、姿势平衡障碍、语言和/或吞咽障碍等，可以根据不同的行动障碍进行相应的康复或运动训练，如健身操、太极拳、慢跑等运动；进行语言障碍训练、步态训练、姿势平衡训练等。若能每天坚持，则有助于提高患者的生活自理能力，改善运动功能，并能延长药物的有效期。

(三)其他治疗

1.针灸

(1)体针。主穴选用：百会、内关、合谷、太冲、三阴交，再依据辨证配合相应穴位。

(2)普通头针。取穴：治疗震颤取前神聪到悬厘的连线，此线称顶颞前斜线。治疗肌紧张取百会到曲鬓的连线，此线称顶颞后斜线。

(3)方氏头针。取穴：伏脏心肺点(双)、伏象大椎、书写(双)、运平(双)、记忆(双)、百会(加强)、思维(双)、伏象头点、人字缝尖、呼循(双)。

2.施氏砭术

取穴及操作步骤如下。

(1)调督脉：①推背；②砭术刮痧；③针灸督脉、百会、昆仑。

(2)启动先天经络：取膻中、鸠尾、中脘、建里、水分、阴交、气海、关元、天枢

(双)、大横(双)、带脉(双)、滑肉门(双)、太乙(双经)、外陵(双)、大巨(双)、腹哀(双)、腹结(双)穴位。

(3)配合体针:足三里(双)、三阴交(双)、行间透太冲(双)。

第三节　阿尔茨海默病

阿尔茨海默病(Alzheimer's disease,AD)是老年人常见的中枢神经系统变性疾病,其特点是记忆力和其他认知功能的进行性损害,是引起65岁以上老年人痴呆的最常见类型。临床表现为进行性的近记忆及远记忆障碍、分析判断能力衰退、人格和行为改变,甚则意识模糊等。该疾病的自然病程通常为5～10年。

随着认识的深入,AD的概念已经衍化成包含临床前AD、轻度认知功能障碍阶段和老年痴呆阶段的一个连续的过程,阶段间并无严格的划分,但都有AD相关的病理表现。

流行病学调查显示,1%～6%的病例是早发性AD(<65岁),其中约70%有β淀粉样蛋白前体蛋白基因、*presenillin 1*基因和*presenillin 2*基因的突变,这些突变是家族性AD的主要原因。晚发性AD(65岁以后)主要是散发型,约40%有至少一个*APOE4*的等位基因。65岁以后老年人,年龄每增加5岁,AD的发病率就会增加1倍。本病患者女性多于男性,女性患者的病程通常较男性患者长。《2015年世界阿尔茨海默病报告》指出,到2050年,全球老年痴呆患者将从2015年的4 600万人增加到1.315亿人,而我国则是目前世界上痴呆人数最多且增长速度最快的国家。

依据AD临床表现,可将其归属于中医"痴呆""呆病""昏瞀""郁证""善忘"等范畴。AD是由髓减脑消、神机失用所导致的一种神志失常的疾病,以呆傻愚笨、智能低下、善忘等为主要临床表现。

一、中医病因、病机

女子"七七"、男子"八八"年高而气血渐虚,肝肾精血不足,若兼七情内伤或饮食停滞等,致痰瘀闭阻,渐使脑髓失养而神机失用。因此本病的基本病机是髓减脑消,神机失用。其病位在脑,与心、肝、脾、肾功能失调密切相关。其证候特征以气血、肾精亏虚为本，以痰浊、瘀血之实邪为标，临床多见虚实夹杂之证。

总之，本病的发生，不外乎虚、痰、瘀，且三者互为影响。虚指气血亏虚，脑脉失养；阴精亏空，髓减脑消。痰指痰浊中阻，蒙蔽清窍；痰火互结，上扰心神。瘀指瘀血痹阻，脑脉不通；瘀血随气上逆，蒙蔽清窍。

二、西医病因、病理

对于 AD 的确切病因，目前尚不明确，可能与遗传、年龄、性别、感染、炎症、免疫功能紊乱、神经递质紊乱、氧化应激损伤、同型半胱氨酸水平、血清维生素 B_{12} 和叶酸水平、微量元素代谢失调、颅脑外伤、教育程度、环境等有关。

AD 患者脑组织大体病理表现为弥漫性萎缩，重量明显减轻。其病理特征为老年斑、神经原纤维缠结、神经元和神经突触缺失等。此外可伴有小胶质细胞和星形胶质细胞的增生等。

三、临床表现

本病起病缓慢或隐匿。临床前 AD 阶段无明显的临床症状，主要是脑组织内 AD 相关的生物标志物的蓄积。轻度认知障碍阶段患者有记忆障碍，但保留功能的独立性，且未达到痴呆标准。AD 痴呆阶段的主要表现为认知功能下降、精神症状、行为障碍、日常生活能力的逐渐下降。根据认知能力和身体功能的恶化程度可将 AD 痴呆阶段分成轻度痴呆期、中度痴呆期和重度痴呆期。

（一）轻度痴呆期

该期表现为记忆减退，对近事遗忘突出，远记忆力障碍相对较轻；对时间和空间的定向力紊乱；言语词汇少，命名困难。初期因症状易与年龄相关记忆障碍相混淆，故易被患者及家属忽视。

（二）中度痴呆期

患者认知障碍加重，表现为远近记忆严重受损，视空间能力下降，时间、空间定向障碍；熟练语言及社交能力下降；不能独立进行室外活动，在穿衣、个人卫生及保持个人仪表方面需要帮助；表现出性格及人格方面的障碍，如情感淡漠、易于激惹、常有多疑；部分患者会出现精神症状。

（三）重度痴呆期

患者基本失去独立生活能力，完全依赖照护者，严重记忆力丧失，仅存片段的记忆；大小便失禁，呈现缄默、肢体僵直，查体可见锥体束征阳性，有强握、摸索和吸吮等原始反射。部分患者会有帕金森病样表现，或癫痫发作。随着病情进

展，患者最终昏迷，一般死于感染等并发症。

在痴呆早中期患者常无明显的神经系统体征，少数可出现锥体外系体征、病理征等。如查体发现小脑、周围神经、动眼神经损害等体征，需考虑其他神经系统疾病的可能。也有研究提出步速缓慢、转头征等可能是 AD 的预警体征。

四、实验室和其他辅助检查

（一）脑脊液检查

常规检查无明显异常。Tau 蛋白及 Aβ 测定对本病的诊断有一定的提示意义。

（二）影像学检查

颅脑 CT 检查可见脑萎缩、脑室扩大。MRI 显示海马体积减小，正电子发射计算机断层显像或单光子发射计算机断层显像扫描发现颞顶叶皮质葡萄糖代谢减低、神经递质改变或脑灌注减少。虽然这些生物标志物与 AD 的神经病理改变相关，但并非 AD 所特有。其他如扩散张量成像、磁共振波谱及静息血氧水平依赖功能连接等也被用于 AD 的诊断研究中，但应用较为有限。

（三）神经心理学测验

对患者的认知功能进行较为全面地评价，包括记忆力、定向力、注意力、言语功能、空间构造力、执行能力等。常用的评定量表包括简易精神状态检查量表、阿尔茨海默病认知功能评估量表、长谷川痴呆量表、Mattis 痴呆评定量表及临床痴呆评定量表等。

（四）脑电图检查

早期通常正常，随病情发展可逐渐出现较广泛的 θ 活动，以及 α 节律丧失、点位降低，可见弥漫性慢波，且脑电图减慢程度和痴呆的严重程度具有相关性。

（五）其他

如有家族聚集现象的患者可完善 β 淀粉样蛋白前体蛋白基因、*presenillin 1* 基因、*presenillin 2* 基因、*APOE* 等基因的检测以协助诊断。

五、诊断标准

目前美国国立神经病语言障碍卒中研究所和 AD 及相关疾病协会标准是使用最广泛的 AD 诊断标准。我国制定的中文版 AD 临床诊断标准内容如下。

（1）记忆或认知功能损害逐渐出现 6 个月以上，且进行性恶化。

(2)神经心理学测评证实存在显著的情节记忆损害。

(3)精神状态检查或神经心理学测评提供认知功能损害的客观证据。

(4)工作或日常生活能力受损。

(5)整体状态评价为轻度痴呆及以上。

(6)神经影像学证据:海马体积缩小或内侧颞叶萎缩。

(7)其他病因:如血管性痴呆、路易体痴呆或其他可逆原因导致的认知功能下降。除外谵妄或其他精神及情感疾病,如精神分裂症、抑郁症。

六、鉴别诊断

AD痴呆阶段临床表现可以与以下疾病相鉴别。

(一)血管性痴呆

急性起病,偶尔可亚急性甚至慢性起病,症状波动性进展或阶梯性恶化,有神经系统定位体征,既往高血压、糖尿病或动脉粥样硬化病史,可能有多次卒中病史,影像学可发现脑血管性病灶。

(二)Pick病

早期出现人格、精神障碍,遗忘则出现较晚,影像学检查提示额叶和颞叶脑萎缩,与AD的弥漫性脑萎缩不同。病理表现常在新皮质和海马的神经细胞内出现银染的胞浆内包涵体——Pick体。

(三)路易体痴呆

患者出现波动性认知功能障碍、反复发生的视幻觉和自发性锥体外系功能障碍三主征。患者一般对镇静药异常敏感。

(四)老年人良性健忘症

神经心理学量表评定结果显示患者近记忆力正常,无人格、精神障碍,且健忘经提醒可改善。

(五)克雅病

急性或亚急性起病,迅速进行性智力丧失伴肌阵挛,脑电图在慢波背景上出现广泛双侧同步双相或三相周期性尖-慢复合波。

七、治疗

(一)辨证治疗

痴呆辨证,当辨虚实与主病之脏腑。本虚者,当辨是气血亏虚,还是肾精衰

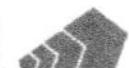

少；标实者，当辨痰浊、痰火抑或瘀血；本虚标实、虚实夹杂者，应分清主次。并注意结合脏腑辨证，详辨主要受病之脏腑。

1.治则

虚者补之，实者泻之，因而补虚益损、解郁散结是其治疗大法。用药上应重视血肉有情之品的应用，以填精补髓。对脾肾不足、髓海空虚之证，宜培补先天、后天，使脑髓得充，化源得滋。凡痰浊、瘀血阻滞者，当化痰活血，配以开窍通络，使气血流通，窍开神醒。

2.分型

参考《中国痴呆诊疗指南》提出的痴呆辨证分型，内容如下。

(1)髓海不足证。治法：滋补肝肾，生精养髓。方药：七福饮。

(2)脾肾亏虚证。治法：温补脾肾，养元安神。方药：还少丹。

(3)气血不足证。治法：补益健脾，养血安神。方药：归脾汤。

(4)痰浊蒙窍证。治法：通阳扶正，化痰开窍。方药：洗心汤。

(5)瘀阻脑络证。治法：活血化瘀，通窍醒神。方药：通窍活血汤。

(6)心肝火旺证。治法：清心平肝，安神定志。方药：天麻钩藤饮。

(7)毒损脑络证。治法：清热解毒，通络达邪。方药：黄连解毒汤。

除中药辨证处方外，还可运用体针、电针、头针、穴位注射、音乐疗法等，针刺取穴根据病机选用补益肝肾、调节督脉、醒神开窍、健脾化浊等穴位，临床上亦获效良多。

(二)西医治疗

由于AD的病因、病机未明，迄今尚无特异性治疗方法。临床以减轻症状、延缓疾病发展，并减轻照料者的负担为目的。到目前为止，美国食品药品监督管理局批准用于AD治疗的药物包括胆碱酯酶抑制剂(多奈哌齐、重酒石酸卡巴拉汀、加兰他敏)及NMDA受体阻滞剂(美金刚)，但这些药物均不能延缓或阻止疾病的发展。其他临床常用的有神经营养因子、促神经细胞代谢药等。

1.一般支持

一般支持包括护理支持和药物支持等。①护理支持方面要防止患者跌倒、走失等意外发生。②药物支持方面可予扩张血管、改善脑血液供应、神经营养及抗氧化等治疗。常用药物包括血管α受体阻滞剂、吡拉西坦、银杏叶制剂、维生素及矿物质补充剂等。患者有行为及精神异常时，可口服抗精神病药、抗抑郁药及抗焦虑药等。

2.心理社会治疗

鼓励患者参加各种社会活动和日常生活活动，尽量维持生活自理能力，延缓疾病进展速度。

3.药物治疗

(1)胆碱酯酶抑制剂：抑制胆碱酯酶，进而抑制乙酰胆碱降解并提高活性，改善神经递质的传递功能。常用药物有多奈哌齐、利斯地明、加兰他敏、石杉碱甲等。一项关于轻中度AD的研究发现，加兰他敏和多奈哌齐均能改善患者认知功能，而加兰他敏在改善患者语言方面更有优势。

(2)NMDA受体阻滞剂：调节谷氨酸能神经元的突触活性以改善AD痴呆症状。常用药物如美金刚。系统评价及荟萃分析发现，胆碱酯酶抑制剂和美金刚联用治疗中度到重度AD患者较单独应用胆碱酯酶抑制剂利大于弊，推荐用于改善行为治疗。

(3)神经营养因子：神经营养因子的治疗机制是刺激神经细胞合成必需的神经介质和重建这些神经细胞的突触系统。在治疗AD研究中应用最多的是神经生长因子。

(4)促神经细胞代谢药：尼麦角林是一种半合成麦角生物碱衍生物，推荐用于轻中度AD患者的记忆改善，治疗周期为3～6个月。促智药是一类GABA衍生物，包括吡拉西坦、奥拉西坦、普拉西坦等，能增强神经传递，促进能量代谢。

(5)疾病后期，伴发感染、营养不良时，应加强支持治疗和对症治疗。

第二章

心内科疾病

第一节　急性心包炎

急性心包炎是指心包的脏层和壁层的急性炎症,可以同时合并心肌炎和心内膜炎。本病包括风湿性心包炎、结核性心包炎、化脓性心包炎和非特异性心包炎。中医无急性心包炎这个病名,也找不到和它的临床表现完全相同的病名。本节主要介绍非特异性心包炎的中西医诊治。

一、流行病学

心包炎的流行病学资料较少。尸检中的发生率为2%～6%。

二、西医发病机制

(一)病因

急性心包炎可由各种原发的内外科疾病引起,也有部分病因至今不明。目前大部分病因仍以炎症为主,其中非特异性、结核性、化脓性和风湿性心包炎较为常见。国外资料表明非特异性心包炎已成为成年人心包炎的主要类型;国内报道仍以结核性心包炎居多,其次为非特异性心包炎。随着抗生素和化学治疗的进展,结核性、化脓性和风湿性心包炎的发病率已明显降低。细菌感染依然占多数。

(二)病理与病理生理

正常心包腔内有15～30 mL液体,起润滑作用。但因炎症或其他原因而出现心包渗液时,心包腔内压力升高,若渗液急速或大量积蓄,腔内压升高到一定程度时,会限制心室扩张,心室扩张充盈减少,每搏输出量降低,此时机体可通过升高静脉压、增加心肌收缩力、加快心率、升高周围小动脉阻力进行代偿,以保持相对正常休息时的心排血量,若心包渗液继续增加,代偿机制衰退,会出现心排血量显著下降,循环衰竭而导致休克及心脏压死(或称心包填死),此时吸气脉搏可明显减弱或消失。

(三)发病机制

根据病理变化,可分为纤维蛋白性(干性)和渗出性(湿性)两种。炎症开始时,壁层和脏层心包出现由纤维蛋白、白细胞和内皮细胞组成的渗出物。而后渗出物中水分增多,转为浆液,纤维蛋白性渗液,量为 2～3 L,外观呈草黄色,清晰。亦可为浆液血性或脓性、出血性。渗液多在 2～3 周被吸收。炎症反应常累及表层心肌,心包炎愈合后可残存局部细小斑块,普遍心包增厚,或遗留不同程度粘连,有的可完全堵死心包腔。急性纤维素心包炎,最终亦可引起心包钙化,发展成缩窄性心包炎。

三、中医病因、病机

(一)病因

中医认为本病的发生与外感邪气和脏腑气血虚弱有关。

1.脏气本虚

五脏气虚、经络空虚、卫外不固为本病发病的内因。

2.外邪侵袭

起居不慎,六淫外邪非经肺胃,而是由经络而入,内入于营血,舍于脏腑。

3.情志失调

情志失调,气机郁滞,津液代谢失常,则化生内湿,或停而为饮,气机郁滞不通则化热蕴毒,湿热交阻蕴毒。

(二)病机

本病是在脏气虚弱、卫外不固的基础上,六淫外侵乘虚而来,自经络而入脏腑,内舍于营血,阻滞气机,血液及津液运行失调,停而为饮、为湿、为痰。无形之六淫外邪,与内生有形之痰、饮、水、湿交结,阻于脉络,则可以发生胸痛,热毒损伤元气,心气内虚,心失所养,则心慌心跳,心脉不通,肺气不降则胸闷憋气喘促,心气暴脱则为厥脱。久则成瘀,痼疾难除。

亦有因情志失调,气机郁滞,津液代谢失常,血液运行不畅,而化热化毒,进而耗损元气,损伤五脏,波及心主者。其始虽与外邪侵袭有异,其终则同。

四、临床表现

病毒感染者多有呼吸道或消化道感染前驱症状。同时有乏力、肌肉酸痛、发热等症状。约 10 天后出现胸痛等症状，部分患者可伴有肺炎和胸膜炎表现，持续时间通常不超过 2 周。

(一)症状

1.胸骨后心前区疼痛

胸骨后心前区疼痛常见于炎症变化的纤维蛋白渗出期，胸骨后、心前区疼痛，抬腿和左侧卧位时加重，坐位和前倾位时减轻。疼痛可放射到颈部、左肩、左臂，也可达上腹部。疼痛性质与呼吸运动相关，常因咳嗽、深呼吸、变换体位或吞咽而加重，当心包积液出现时疼痛逐渐消失。右侧斜方肌嵴疼痛是心包炎的典型症状，但不常见。

2.心脏压塞的症状

该症状表现为呼吸困难、面色苍白、烦躁不安、发绀、乏力、水肿、上肢疼痛、颈静脉曲张，甚则休克。

3.全身症状

有发热、发冷、身痛、心悸汗出、倦怠乏力等症状。

(二)体征

(1)心包摩擦音：急性心包炎最具诊断价值的体征为心包摩擦音，呈抓刮样、粗糙的高频音。多位于心前区，以胸骨左缘第 3、第 4 肋间最为明显。约 85%的患者病程中可以出现心包摩擦音，可持续数小时、数天甚至数周，当心包脏层和壁层炎症改善时，心包摩擦音减轻或消失。当液体增多将二层心包分开时，摩擦音即消失。

(2)当心包积液量为 200～300 mL 时，出现心尖冲动减弱或消失、心音遥远、心包叩击音。

(3)心脏压塞时出现心音低钝、呼吸急促、心动过速和低血压。颈静脉曲张、体循环低血压、心音低钝并见者称为 Beck 三联征。

(4)心电图表现：①呈广泛导联的凹陷形 ST 段抬高，而 aVR 导联的 ST 段压低，与急性心肌梗死的弓背向上抬高的 ST 段不同；②除 aVR 和 V_1 导联外，其他导联 PR 段普遍下移；③窦性心动过速；④还可出现 QRS 波低电压及电交替等。

五、实验室检查和其他辅助检查

(一)X 线检查

早期无明显异常，当心包积液量＞250 mL 时，心影增大，右侧心膈角变钝，心影随体位改变而移动，心包积液量>1 000 mL 时，心影呈烧瓶状，记波摄影可显示心脏搏动减弱或消失。

（二）二维超声心动图检查

二维超声心动图能显示心包渗液的液性暗区和心包粘连。

（三）磁共振成像检查

磁共振成像能清晰地显示心包积液的容量和分布情况。

（四）心包穿刺

心包穿刺可明确诊断，并有助于病因诊断，穿刺后注入 100～150 mL 空气行X线检查，可了解心包的厚度、大小和形态等。

六、诊断与鉴别诊断

（一）西医诊断

（1）持续性胸骨后心前区疼痛，与呼吸、咳嗽、体位变化等有关。

（2）胸骨左缘出现心包摩擦音可确诊为急性纤维蛋白性（干性）心包炎。

（3）心脏彩超可以确定是否有心包积液及积液量。

（4）心电图典型表现为除 aVR 和 V_1 外，所有导联 ST 段呈弓背向下抬高，T波早期高，而后低平或倒置，有时可见电交替，伴有窦性心动过速。

（二）西医鉴别诊断

1.急性心肌梗死

急性心包炎在干性心包炎阶段有明显的胸骨后疼痛或心前区疼痛，需要与急性心肌梗死鉴别。

2.急腹症

急腹症主要包括急性胃穿孔、急性胰腺炎、急性胆囊炎等疾病。这些疾病的疼痛部位在腹部，疼痛多不因咳嗽而加重，同时多伴有相应的原发性疾病的表现。查体有腹部的肌紧张、压痛与反跳痛，而多无心包摩擦音，心音不低，可资鉴别。

（三）中医诊断

本病如以持续性胸骨后或心前区疼痛为主要表现，可诊断为心痛。一旦出现大量心包积液则疼痛往往缓解，而后会出现气短、胸闷，甚至心脏压塞的系列症状。

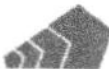

(四)中医鉴别诊断

1.胃痛

胃痛的疼痛部位在胃脘(即上腹部),以钝痛、隐痛为常见,常与饮食有关,常伴有嗳腐吞酸、恶心呕吐、不思食等症,一般预后良好。本病疼痛与进食无关,呈持续性,多无嗳腐吞酸、恶心呕吐、不思食等症,预后与病因有关。

2.心悸

本病可以伴见心悸,如表现为心慌不安,脉结或代,但心悸患者多不伴心痛,可资鉴别。

七、西医治疗

(一)一般治疗

患者宜卧床休息至胸痛完全消失和发热消退。

(二)药物治疗

如炎症标志物升高可选用非甾体抗炎药、秋水仙碱,非特异性心包炎亦可应用糖皮质激素治疗,但已不作为一线治疗药物。

(三)原发病治疗

如果是结核性心包炎,应至少行标准化抗结核治疗,直至结核活动停止后1年左右。化脓心包炎应选择敏感抗生素进行治疗,剂量也应充足。

(四)手术治疗

心包渗液多而引起急性心脏压塞时需立即行心包穿刺引流。顽固性复发性心包炎病程超过2年、激素无法控制或伴严重胸痛时可考虑外科心包切除术治疗。

八、中医治疗

(一)辨证要点

本病的临床辨治重点要抓住以下2点:一是要辨清标本虚实,本病多是在本虚基础上外感六淫,自经络而入脏腑,并有痰、水、饮、湿、瘀诸内邪化生,在症状表现严重阶段容易混淆虚实标本。一般来说,素体壮实,患病以后能进饮食者,虽有心气虚衰之气急、心悸,但多为邪甚伤,当先祛邪,或兼顾益气扶正。二是要辨痰、饮、水、瘀之内生诸邪。咳嗽胸闷、不甚喘促者为痰,胸憋喘而气急者为饮,胸痛、舌黯、脉涩者为瘀。

(二)分型论治

1.邪袭肺卫

(1)临床表现:急性心包炎症见发热恶寒或恶风,心痛不显,疲倦乏力,舌质淡红,苔薄或黄,脉数。

(2)治法:疏风散邪,清热解毒。

(3)代表方:银翘散合五味消毒饮加减。

(4)方解:方中银花、连翘芳香清解,既轻宣透表,又清热解毒。薄荷、牛蒡子辛凉宣散,疏散风热,清利头目;豆豉、荆芥辛而微温,透邪外出,桔梗宣肺止咳;竹叶清上焦热;芦根清热生津。金银花、野菊花,清热解毒散结,金银花入肺胃,可解中上焦之热毒,野菊花入肝经,专清肝胆之火,二药相配,善清气分热结;蒲公英、紫花地丁均具有清热解毒之功,为痈疮疔毒之要药;蒲公英兼能利水通淋,泻下焦之湿热,与紫花地丁相配,善清血分之热结;紫背天葵能入三焦,善除三焦之火。诸药合用,共奏疏风解毒之效。

(5)加减:胸痛者加延胡索 15 g,郁金 10 g,三棱 10 g;口渴不欲饮者加麦冬 10 g,五味子 10 g,知母 10 g。

2.饮停胸膈

(1)临床表现:急性心包炎症见胸痛,咳嗽加重,胸满憋气,心悸不宁,喘促少痰,舌苔白腻,脉数或结代。

(2)治法:泻水逐饮。

(3)代表方:葶苈大枣泻肺汤合五皮饮加减。

(4)方解:本方中葶苈子泻肺行水,化痰平喘,为君药;大枣护正安中,减缓药力,从而使葶苈子泻肺而不致伤正。以茯苓皮甘淡渗利,行水消肿。大腹皮下气行水,消胀除满;陈皮理气和胃,醒脾化湿。桑白皮肃降肺气,以通调水道而利水消肿;生姜皮和脾降肺,行水消肿而除胀满。诸药合用,有泄水逐饮的功效。

3.邪瘀血府

(1)临床表现:急性心包炎后期的积液大部分被吸收,但仍有心痛隐隐,或伴低热,心悸,舌质淡红或黯红,苔薄,脉细数。

(2)治法:益气活血止痛。

(3)代表方:血府逐瘀汤合参苏饮。

(4)方解:方中以茯苓皮甘淡渗利,行水消肿。大腹皮下气行水,消胀除满;陈橘皮理气和胃,醒脾化湿;桑白皮肃降肺气,以通调水道而利水消肿;生姜皮和脾降肺,行水消肿而除胀满;人参、甘草、茯苓补气以祛邪;紫苏叶、生姜、葛根疏

风解表；半夏、前胡、枳壳、桔梗宜肺理气，止咳化痰；陈皮、木香理气和中；生姜、大枣调和营卫。诸药合用，有益气解表，活血止痛之功效。

4.邪伤气阴

(1)临床表现：急性心包炎后期出现低热，食欲缺乏，疲倦乏力，口干不欲饮，舌红少苔，脉细数。

(2)治法：益气养阴，清热。

(3)代表方：百合固金汤合竹叶石膏汤加减。

(4)方解：方中百合甘苦微寒，滋阴清热，润肺止咳；生地黄、熟地黄并用，滋肾壮水，其中生地黄兼能凉血止血。三药相伍，为润肺滋肾，金水并补的常用组合。麦冬甘寒，协百合以滋阴清热，润肺止咳；玄参咸寒，助二地滋阴壮水，以清虚火，兼利咽喉。当归治咳逆上气，伍白芍以养血和血，贝母清热润肺，化痰止咳；桔梗宣肺利咽，化痰散结，并载药上行方中竹叶、石膏清透气分余热，除烦止呕为君药。人参配麦冬，补气养阴生津，半夏和胃降逆止呕。甘草、粳米和脾养胃诸药合用，可益气养阴并清热解毒。

(5)加减：便秘加玄参 15 g，枳壳 15 g，生白术 15 g；食欲缺乏明显加鸡内金 10 g，炒神曲 10 g，炒山楂 10 g。

第二节　急性心力衰竭

急性心力衰竭(acute heart failure，AHF)是指由各种致病因素引起心脏结构和/或功能的异常，心排血量明显减少和/或心脏内压力显著增高，从而导致组织灌注不足及急性瘀血的一组急性临床综合征。临床上以急性左心衰竭最为常见，可以突然起病或在原有慢性心力衰竭基础上急性加重，通常有急性肺瘀血、肺水肿并伴随急性心排血量骤降、组织器官灌注不足、心源性休克的典型临床表现，是心血管病中的急危重症，救治难度大，病死率高。

一、流行病学

心力衰竭在世界范围内都是一种高患病率的疾病。美国国家健康与营养调查资料曾显示，成年人心力衰竭患者约 650 万人，预计到2030 年，心力衰竭患病率将增加 46%，即到 2030 年心力衰竭患病人数将超过 800 万。

二、西医发病机制

(一)病因和病理机制

急性心力衰竭的诱因有很多,包括心脏本身及心外因素。对我国正在进行的一项前瞻性、多中心的住院心力衰竭患者注册登记研究结果分析发现,目前促使我国心力衰竭患者急性加重的前3位诱因分别是感染(45.9%)、劳累过度或应激反应(26.0%)及心肌缺血(23.1%)。其中25.9%的患者存在2种或2种以上合并诱因。

(二)病理生理

心室重塑是心力衰竭发生、发展的基本机制,其过程受机械因素、遗传因素、神经体液因素、炎症反应、氧化应激等机制的调控。急性心力衰竭的病理生理主要包括以下几个方面。

(1)左心室收缩功能衰竭:收缩功能出现下降的趋势,左心射血分数<40%;心脏扩大,左心室舒张末期内径>55 mm(一般均>60 mm);心室壁厚度增加,左心容量大幅上升。

(2)左心室舒张功能衰竭:收缩功能处于正常水平或水平降低,左心射血分数>50%;心室大小处于正常水平或略大,左心室内径<55 mm;心房扩大,冠状动脉左前降支>35 mm。

(3)左心室收缩功能降低,左心射血分数<40%。

(4)左心室舒张功能降低(收缩功能处于正常水平,左心射血分数>50%)。

(5)左心瓣膜性狭窄或者关闭不完全。

(6)心内分流前向射血降低,心脏每搏输出量与心排血量水平下降,从而使动脉供血水平出现降低。

(7)神经内分泌激活:交感神经系统和肾素-血管紧张素-醛固酮系统的过度兴奋是机体在急性心力衰竭时的一种保护性代偿机制,但长期的过度兴奋就会产生不良影响,使多种内源性神经内分泌与细胞因子激活,加重心肌损伤、心功能下降和血流动力学紊乱,这又反过来刺激交感神经系统和肾素-血管紧张素-醛固酮系统的兴奋,形成恶性循环。

(8)慢性心力衰竭的急性失代偿:稳定的慢性心力衰竭可以在短时间内急剧恶化,心功能失代偿,表现为急性心力衰竭。

三、中医病因、病机

心力衰竭的病位在心,为本虚标实之证,本虚为气虚、阳虚、阴虚,标实为血

瘀、水湿、痰饮。病变脏腑涉及肺、肝、脾、肾。常由饮食劳倦、感受外邪、痰浊壅肺、情志所伤诱发，而且与气、血、水代谢密切相关。其主要病机为心脾肾阳俱虚，鼓动无力，血瘀水停，上凌心肺，进而出现胸闷气喘、呼吸困难、肌肤甲错、口唇发绀等症状，心肺瘀阻，则进一步加重气虚血瘀水停的状态，导致疾病进行性加重。病情进展可突发阴竭阳脱或痰(浊/热)蒙清窍或水饮上凌心肺等急危重证甚或死亡。

四、临床表现

急性左心衰竭病情进展迅速，能够在几分钟、几小时、数天、数周内恶化。临床可见呼吸困难、外周水肿、肺水肿、心源性休克相关临床表现。

(一)基础心血管疾病的病史

老年人有冠心病、高血压病史；青年人有风湿性心瓣膜病、扩张型心肌病、急性重症心肌炎病史。

(二)早期表现

原因不明的疲乏，运动耐力减低，心率增加 15～20 次/分，劳力性呼吸困难，夜间阵发性呼吸困难。左心室增大，舒张早期、中期奔马律，肺动脉瓣第二心音亢进，肺(底)湿啰音、哮鸣音。

(三)急性肺水肿

起病急，迅速发展，严重呼吸困难，端坐呼吸，喘息烦躁，恐惧感，呼吸 30～50 次/分，频繁咳嗽，咳大量粉红色泡沫样痰。心率快，心尖部奔马律，两肺满布湿啰音、哮鸣音。

(四)心源性休克

持续 30 分钟以上低血压；血流动力学障碍：肺毛细血管楔压≥18 mmHg，心脏排血指数≤2.2 L/(min·m^2)(有循环支持时)或 1.8 L/(min·m^2)(无循环支持时)；组织低灌注状态，皮肤湿冷、苍白、发绀，尿少(＜30 mL/h)或无尿；意识障碍；代谢性酸中毒。

五、实验室检查和辅助检查

(一)心电图检查

心电图能反映心率、心脏节律、传导，以及某些病因依据，如心肌缺血性改变、ST 段抬高性或非 ST 段抬高性心肌梗死及陈旧性心肌梗死的病理性 Q

波等。

(二)X线检查

有呼吸困难的患者均应行胸部X线检查,可提供心脏扩大、肺淤血、肺水肿及肺部疾病的信息,但X线胸片正常并不能除外心力衰竭。

(三)超声心动图检查

超声心动图可以了解心脏的结构和功能、心瓣膜状况、是否存在心包病变、急性心肌梗死的机械并发症及室壁运动失调;可测定左心室射血分数,监测急性心力衰竭时的心脏收缩/舒张功能相关的数据。超声多普勒成像可间接测量肺动脉压、左右心室充盈压等。此法为无创性,应用方便,有助于快速诊断和评价急性心力衰竭,还可用来监测患者病情的动态变化,是急性心力衰竭不可或缺的监测方法。

(四)动脉血气分析

急性左心衰竭常伴低氧血症,肺淤血明显者可影响肺泡氧气交换。应监测动脉氧分压(PaO_2)、二氧化碳分压($PaCO_2$)和氧饱和度,以评价氧含量(氧合)和肺通气功能,还应监测酸碱平衡状况。

(五)常规实验室检查

常规实验室检查包括血常规和血生化检查,如电解质(钠、钾、氯等)、肝功能、血糖、清蛋白及高敏C反应蛋白。

(六)心力衰竭标志物检测

NT-proBNP和BNP可用于心力衰竭的诊断、鉴别诊断、危险分层、预后评价。

(七)心肌坏死标志物检测

心肌坏死标志物包括心肌肌钙蛋白T或I(cTnT或cTnI)、肌酸磷酸激酶同工酶(CK-MB)和肌红蛋白。

六、诊断与鉴别诊断

急性左心衰竭应与可引起明显呼吸困难的疾病(如支气管哮喘和哮喘持续状态、急性大面积肺栓塞、肺炎、严重慢阻肺尤其伴感染等)相鉴别,还应与其他原因所致的非心源性肺水肿(如急性呼吸窘迫综合征)及非心源性休克等疾病相鉴别。

七、西医治疗

急性左心衰竭期在急诊抢救阶段应以迅速稳定血流动力学状态、纠正低氧血症、改善临床症状、维护重要脏器灌注和功能、预防血栓栓塞为主要治疗目标；后续阶段应进一步明确心力衰竭的病因和诱因，给予相应处理以减轻症状，改善远期预后。

（一）一般处理

无创性多功能心电监测，建立静脉通路等。患者端坐位，双下肢下垂。

（二）氧疗与通气支持

氧疗适用于呼吸困难明显伴低氧血症（SaO_2＜90％）的患者。当常规氧疗方法（鼻导管和面罩）效果不令人满意时，应尽早使用无创正压通气。

（三）心源性休克的救治

对于疑似心源性休克的患者，应立即进行心电图及心脏超声检查；对于急性冠状动脉综合征并发心源性休克的患者，建议尽早（在入院 2 小时内）行冠脉造影，及时行血运重建；如果患者无容量负荷，推荐溶液冲击作为一线疗法。

（四）药物治疗

1.利尿剂

利尿剂是治疗心力衰竭的重要基石，容量超负荷的急性心力衰竭患者均应在初始治疗时采用静脉利尿剂。但对于有低灌注表现的急性心力衰竭患者，在达到足够的灌注前，应避免用利尿剂。

袢利尿剂（如呋塞米、布美他尼和托拉塞米）作为治疗急性心力衰竭的一线药物，急性心力衰竭时多首选静脉注射。过度利尿可能引起低血容量、休克与电解质紊乱（如低钾血症）等。

2.血管扩张剂

（1）硝酸甘油与硝酸异山梨酯：尤其适用于心力衰竭伴急性冠状动脉综合征的患者，长期应用可产生耐药，突然停用可出现反跳现象，病情稳定后逐步减量至停用。收缩压＜12.0 kPa（90 mmHg）或较基础血压降低＞30％、严重心动过缓（＜40 次/分）或心动过速（＞120 次/分）患者不宜使用硝酸酯类药物。严重二尖瓣、主动脉狭窄患者慎用。

（2）硝普钠：宜从小剂量开始静脉滴注，逐渐加量直至症状缓解、血压由原水平下降 4.0 kPa（30 mmHg）或血压降至 13.3 kPa（100 mmHg）左右为止。用药过程中要密切监测血压，调整剂量；停药应逐渐减量，以免反跳。通常疗程不超过72小时。

(3)重组人利钠肽（新活素）：为重组人脑钠肽，可作为血管扩张剂单独使用，也可与其他血管扩张剂（如硝酸酯类）合用，还可与正性肌力药物（如多巴胺、多巴酚丁胺或米力农等）合用。

(4)乌拉地尔：可降低心脏负荷和平均肺动脉压，改善心功能，且对心率无明显影响。

3.正性肌力药物

临床上应用的正性肌力药物主要包括多巴胺和多巴酚丁胺、磷酸二酯酶抑制剂、新型钙增敏剂，传统的洋地黄类制剂已很少作为正性肌力药物用于AHF治疗。若急性左心衰竭患者同时合并有低血压，或在采取吸氧、利尿和可耐受血管扩张剂治疗的情况下仍有肺水肿，静脉给予正性肌力药物以缓解症状。使用静脉正性肌力药物时需要持续或频繁监测血压，并持续监测心率。

(1)儿茶酚胺类：常用者为多巴胺和多巴酚丁胺。多巴胺小剂量应用增加心肌收缩力和心排血量，静脉内应用可引起低氧血症，宜监测 SaO_2。多巴酚丁胺呈剂量依赖性，常用于严重收缩性心力衰竭的治疗。

(2)磷酸二酯酶抑制剂：常用药物有米力农、依诺昔酮等。

(3)洋地黄类制剂：主要用于心房颤动伴快速心室率的急性心力衰竭患者。可选用毛花苷C 0.2～0.4 mg缓慢静脉注射。急性心肌梗死后24小时内应尽量避免用洋地黄药物。

(4)抗凝治疗：除非有禁忌证或不必要（如正在口服抗凝药物），推荐使用肝素或其他抗凝药物预防血栓形成。

(5)抗心律失常与抗心肌缺血治疗：适用于治疗心房颤动合并快速心室率的AHF患者，洋地黄和/或β受体阻滞剂是控制心率的一线选择，若无效或存在禁忌证，可用胺碘酮。

(6)其他药物治疗：氨茶碱因其会增加心肌耗氧量，急性心肌梗死和心肌缺血者不宜使用，老年人与肝肾功能不全者用量酌减。严重不良反应包括低血压与休克，甚至室性心律失常而猝死。目前临床已少用。

(五)肾脏替代治疗

肾脏替代治疗可以清除血浆水分，对减轻急性心力衰竭患者容量负荷很有效，但是不建议代替袢利尿剂作为急性心力衰竭患者的一线治疗，可用于对利尿剂无效的患者。

(六)其他机械辅助装置

对于急性心力衰竭经常规药物治疗无明显改善的患者，有条件的还可应用其他心室机械辅助装置技术，如心室辅助泵(可置入式电动左心辅搏泵、全人工心脏)。在积极治疗基础心脏疾病的前提下，短期辅助心脏功能，也可作为心脏移植或心肺移植的过渡。

八、中医治疗

(一)辨证要点

急性左心衰竭首先分清虚实。急性左心衰竭的基本病机为本虚标实。标实多表现为胸闷喘促，不能平卧，双下肢水肿，舌体胖大，此多属血瘀水停，水饮凌心犯肺。本虚表现为气虚、阴虚和阳虚，气虚多表现为明显的气短、倦怠懒言；阳虚主要表现为心、脾、肾阳不足，临床可见形寒肢冷或冷汗出，双下肢重度水肿，面色㿠白，脉微细欲绝或脉促等；阴虚常兼见盗汗，颧红，五心烦热，口燥咽干，舌质紫黯或红，苔少，脉弦细等表现。

(二)分型论治

1.气阴两虚，血瘀水停

(1)临床表现：心慌气短，咳嗽喘促，或见自汗、盗汗，颧红，五心烦热，口燥咽干，面色晦暗、唇甲青紫，下肢水肿明显，倦怠懒言，舌质紫黯，苔少，脉弦细。

(2)治法：益气养阴，活血利水。

(3)方药：生脉散合当归芍药散加减。

(4)方解：方中人参大补元气，固脱止汗，麦冬滋阴润燥，五味子敛阴止汗，三药合用则气阴双补；血不利则为水，方中桃仁、红花、当归、川芎、赤芍养血活血化瘀，茯苓、白术健脾利水，泽泻利水消肿，合用则行血而不耗血，利水而不伤阴；加用紫菀、款冬花、杏仁以降气平喘，使得上逆之气机得以平复。

(5)加减：方中人参为益气固脱的要药，若以阴虚为主，气虚不甚明显的话可将人参换为西洋参或者太子参，若兼见痰浊之象者加贝母、竹茹、沙参之类，若见气滞者加郁金、佛手等。

(6)中成药：生脉饮、参麦注射液等。

2.心脾肾阳俱虚，水气凌心

(1)临床表现：心慌气短，咳嗽喘促，端坐呼吸，不能平卧，形寒肢冷或冷汗出，双下肢重度水肿，面色㿠白，脉微细欲绝或脉促。

(2)治法:温阳利水,泻肺平喘。

(3)方药:真武汤合五苓散、葶苈大枣泻肺汤加减。

(4)方解:方中人参大补元气,附子回阳救逆,两者合用则鼓舞一身之阳气;茯苓、白术健脾利水,猪苓、泽泻、车前子利水消肿,桂枝温阳化气,共奏淡渗利水、健脾助运、温阳化气之功,葶苈子泻肺平喘,白芍、龙骨、牡蛎收敛阳气,使得外越之阳气收纳,上逆之肺气肃降。

(5)加减:若肾虚喘甚可加肉桂、山茱萸温肾纳气;若刻吐稀白痰可加细辛、干姜、五味子以温肺化饮;若发绀明显加泽兰、红花、益母草化瘀行水;若水肿势巨,倚息不得卧者加沉香、椒目以行气逐水。

(6)中成药:芪苈强心胶囊、心脉隆注射液、参附注射液等。

3.正虚喘脱

(1)临床表现:喘促甚剧,张口抬肩,不能平卧,少动则喘剧欲绝,冷汗淋漓,面青唇紫,四肢厥冷,尿少水肿,甚至意识模糊,表情淡漠,舌质紫黯,脉细欲绝。

(2)治法:回阳救逆,益气固脱。

(3)方药:参附龙牡汤合生脉散加减。

(4)方解:方中人参、附子扶阳固脱,用于元气大亏、阳气暴脱,汗出黏冷,四肢不温,上气喘急等;合生脉散以养阴固脱,黄芪补肺固脱,龙骨、牡蛎、五味子收敛固脱,鹿角胶为血肉有情之品补一身之元阳。

(5)加减:紧急时独用重用一味人参,大补元气,若自汗肤冷者可加山茱萸收敛元气。

(6)中成药:生脉饮、心脉隆注射液、参附注射液等。

第三节　先天性心血管病

先天性心血管病是指心脏及大血管在胎儿期由发育异常引起的、在出生时病变即已存在的疾病,简称先心病。先天性心血管病是新生儿最常见的先天性缺陷,其发生率占全部活产婴儿的0.6%～1.4%。在我国,先天性心血管病的发病率为0.7%～0.8%。据估计,我国每年新出生的先天性心血管病患儿约15万人。先天性心血管病种类较多,所造成的全身血流动力学变化及影响也差别较

大。本节对目前常见的可自然存活至成人的部分先天性心血管病作简要介绍。

从发病特点和临床表现来看，先天性心脏病属中医学的“心悸”“怔忡”“虚劳”“肺胀”等范畴。中医学对先天畸形的形成有大量的个案积累，且有一定的独特认识。《素问・奇病论》已经提出：“人生而有病颠疾者……病名为胎病。此得之在母腹中时，其母有所大惊，气上而不下，精气并居，故令子发为颠疾也。”孔颖达疏《左传・昭公元年》云：“内官（聚）不及同姓，其生不殖，美先尽矣，则相生疾”。中国古代医家一直注重对先天畸形、出生缺陷性异常、一切先天异常现象的观察、研究。

一、流行病学

我国关于先天性心脏病的流行病学调查尚缺乏系统的大范围研究资料，目前所开展的流行病学研究多为局部地区的先天性心脏病发病率和患病率的调查，统计无统一标准，存在较大地区差异。检索近 10 年部分文献，我国先天性心脏病报道的患病率为 1.239‰～14.92‰。房间隔缺损占所有先天性心脏病发病率的18.20%～54.50%。室间隔缺损发病率占先天性心脏病的 15.21%。围生期动脉导管未闭发病率占先天性心脏病的 16.07%，多见于女性。肺动脉瓣狭窄占所有先天性心脏病的 8%～10%，约有 50%的肺动脉瓣狭窄合并有其他类型的先天性心脏病。先天性主动脉缩窄发生率在各类先天性心脏病中占 5%～8%。法洛四联症在成人先天性心脏病中占 12%～14%，从整体上说，该病患者的生活质量严重受到疾病的影响。艾森门格综合征的自然病程个体差异较大，患者的生存时间与确诊时的年龄有关。

二、西医发病机制

（一）病因

1.遗传因素

有先天性心脏病的患者，其子女发病率普遍升高。

2.病毒感染

妊娠前 3 个月，母体感染柯萨奇病毒、疱疹病毒、风疹病毒等。

3.药物影响

妊娠早期药物使用不当，如服用黄体酮、华法林、抗惊厥药物等。

4.早产

早产儿多有不同程度和类型的先天性心脏病。

5.高原环境

高原环境中的婴儿易患动脉导管未闭和房间隔缺损。

6.其他因素

酗酒、放射线的接触、早期先兆流产等。

(二)病理解剖

根据胚胎学发病机制和解剖学特点，此处着重对房间隔缺损、室间隔缺损、动脉导管未闭、肺动脉瓣狭窄、先天性主动脉缩窄、法洛四联症、艾森门格综合征进行病理解剖的介绍。

(1)房间隔缺损分为原发孔型和继发孔型，原发孔型占房间隔缺损的15%～20%，缺损位于房间隔的下部，因原发房间隔发育不良或者心内膜垫发育异常导致；继发孔型大的缺损与原发房间隔大部分缺损或完全缺失有关，是介入治疗主要选择的类型。

(2)室间隔缺损可分为3型，其中以膜周型缺损最为常见；其次为漏斗部缺损；最少见的为肌部缺损，其缺损以心尖部最多见。

(3)动脉导管起源于左侧第六原始主动脉弓并连接近端左肺动脉到降主动脉，位于左锁骨下动脉远端，导管的长度一般为5～10 mm，其形状各异。

(4)肺动脉瓣狭窄主要病理变化在肺动脉瓣及其上下，可分为3型。

(5)先天性主动脉缩窄最常见于主动脉峡部，病变处主动脉壁中层增厚，突入主动脉管腔，形成质膜。

(6)法洛四联症包括室间隔大缺损、主动脉根部右移并骑跨、肺动脉口狭窄、右心室壁明显肥厚。

(7)艾森门格综合征除原发的室间隔缺损、房间隔缺损或动脉导管未闭等原有畸形外，可见右心房、右心室均明显增大；肺动脉总干和主要分支扩大，而肺小动脉壁增厚，内腔狭小甚至闭塞。

(三)病理生理

根据发病率的高低，将先天性心脏病分为房间隔缺损、室间隔缺损、动脉导管未闭、肺动脉瓣狭窄、先天性主动脉缩窄、法洛四联症、艾森门格综合征进行病理生理介绍。

(1)房间隔缺损早期为左向右分流，分流程度取决于缺损的大小和心房的相对压力，缺损大小和心室顺应性会随着时间而改变，长期分流可形成肺动脉高压，随着肺动脉压的持续升高，逐渐发展为双向分流，形成艾森门格综合征。

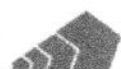

(2)室间隔缺损、动脉导管未闭后期，临床上可出现发绀，均可发展成为艾森门格综合征。

(3)肺动脉瓣狭窄主要表现为右心室的排血受阻，右心室压力增高，最终右心室扩大以致衰竭。

(4)先天性主动脉缩窄主要表现为体循环近端缩窄以上供血范围高血压，缩窄近端主动脉、颅内动脉及肋间动脉等血管易发生动脉瘤，动脉瘤破裂可致死。

(5)法洛四联症后期可出现发绀并继发红细胞增多症，右心室压力增高，其收缩压与左心室和主动脉的收缩压相等，右心房压力亦增高，肺动脉压则降低是其病理生理特征。

(6)当大的膜部室间隔缺损、动脉导管未闭或大的第一孔未闭型房间隔缺损时，肺动脉压增高，且均有继发性相对性肺动脉瓣及三尖瓣关闭不全，此为艾森门格综合征的特点。

三、中医病因、病机

中医学认为本病由先天禀赋不足、调养失当、邪毒内侵及其他诱发因素引起。病机多属气血亏虚，兼血脉瘀滞、阴阳两虚。病变脏腑主要在心、脾、肾。

(一)中医病因

1.先天禀赋不足

先天禀赋不足，心脏成而未全，致发育畸形为该病主因。其病在心，责之于脾、肾。先天禀赋差异，造成个体自胎儿期即存在着不同，且直接影响后天发育。若先天禀赋不足，正气虚弱，则易于感染邪毒而发病。

2.调养失当

后天生长发育阶段调养适宜与否也是影响机体正气强弱的因素。生活无规律、缺乏身体锻炼、饮食不节及偏嗜、营养失调，以及屡染疫毒或久病不愈者，均能使机体正气虚弱，抗邪无力而发病。

3.邪毒内侵

邪毒内侵是本病发病的重要因素。所谓邪毒，主要是指四时不正之气的六淫之邪，也包括具有强烈传染性的疫疠之气。以风邪为首的六淫之邪均可导致本病的发生，其中尤以风热邪毒最常见。邪毒内侵于心，损伤心之血脉，致心气亏虚、血脉不畅，进而发病。

4.其他诱发因素

邪毒内侵于心，劳倦耗气、七情伤气、食滞伤脾、外伤耗损等因素均可诱发本病或使病情加重或致迁延不愈。

(二)中医病机

1.气血亏虚

先天性心脏病患儿出生后即发病，此为先天不足，肾气亏虚之表现，心膜发育不全，异常血流往返于心腔之内，从而出现心脏杂音。因肾藏精，先天之精受之于父母，既是生命之源，又是生长发育之本。先天之精需赖后天之精不断滋养得以充实，后天之精需先天之精蒸化而吸收和传输。先天禀赋不足，加上后天失养，导致心气不足，故出现心悸、气促；心肺不足，形气未充，腠理疏薄，表卫不固，更易受外邪侵袭而出现感冒、咳嗽、发热等；气虚血亏，则心脉不足，故见心悸怔忡，头晕乏力，面黄无华，夜寐不宁，自汗盗汗，脉细弱或结代等；若偏于阴血亏损，则心脉失养，故见心中憺憺大动，心痛，脉细数或结代促，头晕，心烦，口干，盗汗等。

2.血脉瘀滞

心气亏虚，无力鼓动血脉，气为血之帅，气虚无力行血，瘀血内停；阴血亏虚，血液运行滞涩；阳气虚衰，阴寒内盛，血寒而凝滞。瘀血痹阻于心脉，气血运行不畅，则见心悸怔忡，胸痛胸闷，唇甲紫黯、舌黯，脉迟涩或结代等，为瘀血内停之表现，多见于发绀型先天性心脏病。

3.阴阳两虚

肾为先天之本，内寓真阴真阳，心病日久，穷及于肾，心肾亏虚，阴阳俱损，气血留滞，痰湿停聚，故见心悸头晕，神疲乏力，腰酸耳鸣，肢体水肿，脉沉细结代或细涩无力等。

总之，病机多属气血亏虚，兼血脉瘀滞，卫外不固。病变脏腑主要在心、脾、肾。因肾藏精，先天之精受之于父母，既是生命之源，又是生长发育之本。正如《胎产心法·胎不长养过期不产并枯胎论》所言：“胎之能长而旺者，全赖母之脾土输气于子。凡长养万物莫过于土，故胎之生发虽主乎肾肝，而长养实关乎脾土。”先后天脾肾两虚，则各脏腑无以滋养化育，其形态、功能均不成熟，五脏精气未充，全身失于濡养。在疾病中后期，如机体气血阴阳亏虚，与瘀血、痰湿等病理产物相互作用、互为因果，则形成恶性循环，遂使病情迁延不愈，甚至出现进行性加重危及生命。

 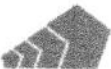

四、临床表现

(一)症状

先天性心脏病的症状随畸形的类别而不同,随畸形的严重程度而轻重不一。常见的症状有心悸、胸痛、咳嗽、咯血、疲劳、头晕、发绀、水肿、昏厥等。婴幼儿还可出现吞咽困难、体重不增、呕吐、易呼吸道感染。其呼吸道症状与肺充血、气管受压、心力衰竭等有关;发绀与下蹲常见于右向左分流的患者,由全身缺氧所致;水肿常见于充血性心力衰竭;先天性心脏病亦可出现消化系统症状。

(二)体征

先天性心脏病有着特异性的血管或心脏杂音,这些杂音多伴震颤。其他常见的体征有胸廓畸形、心脏浊音界增大、心前区抬举性搏动、发育不良、发绀、杵状指(趾)。其发绀、杵状指(趾)见于由右向左分流的患者;心脏增大是引起胸廓畸形的主要原因;先天性心脏病因血供较差,所以多数会有发育不良的表现。

五、实验室检查和辅助检查

(一)心电图检查

一般均有不同程度的右心增大。

(二)胸片检查

年长儿先天性主动脉缩窄可见上纵隔呈双动脉结影或"3"字征,食管吞钡可见主动脉弓处"ε"形主动脉切迹影,肋骨下缘切迹提示侧支循环形成,具有诊断意义。

(三)超声心动图检查

经胸超声心动图是诊断房间隔缺损与室间隔缺损的首选检查方法。彩色多普勒超声可明确肺动脉口狭窄诊断,并估计狭窄程度。除原有畸形表现外,肺动脉扩张及相对性肺动脉瓣及三尖瓣关闭不全支持艾森门格综合征诊断。

(四)MRI 和 CT 检查

MRI 和 CT 可以清晰显示房间隔缺损与室间隔缺损及其空间结构。

(五)心导管检查和心脏造影检查

心导管检查主要是评价肺动脉压力及全肺阻力,评价手术适应证及风险,从而指导药物治疗。左心室造影可确定室间隔缺损的位置,以及与比邻瓣膜、心腔的关系,为介入封堵的前提条件。根据右心室收缩压,肺动脉-右心室连续压力曲线及右心室造影可以确诊肺动脉瓣狭窄，并显示其狭窄的类型、位置及严重程度。主动脉逆行造影是确诊先天性主动脉缩窄的“金标准”。

六、诊断与鉴别诊断

(一)诊断

根据病史、症状、体征、心电图、胸片等检查对常见的先天性心脏病可作出诊断。行CT、心脏导管检查和造影检查，可进一步确诊。其中多普勒超声心动图、磁共振检查是目前有价值且无创的检查方法。

(二)鉴别诊断

根据先天性心脏病患者的病史、体征，心电图、胸片、心脏彩超等检查不难鉴别。

七、西医治疗

(一)保守治疗

1.房间隔缺损

小的房间隔缺损可以自发性闭合，1岁之前诊断房间隔缺损的患儿39%自发性闭合，而1岁之后诊断的，自发闭合率仅为19%。对于继发孔缺损未能自发闭合的患者，缺损口会随着年龄的增长而增大或减小。

2.室间隔缺损

小的室间隔缺损，特别是3 mm以内的，并发症发生率低，自然愈合倾向明显，可超声随访观察。中大型室间隔缺损，内科治疗主要是为了防治感染性心内膜炎、肺部感染、心力衰竭、肺动脉高压等并发症。

3.动脉导管未闭

保守治疗适用于新生儿，通常是出生后即进行评估，可通过体格检查及超声心动图结果判断患儿是否已发展为具有血流动力学改变的动脉导管未闭。对于未发生血流动力学改变的动脉导管未闭，通过严密的超声随访等待自然闭合，若出现导管持续未闭或严重血流动力学改变，则应采取干预措施促进其闭合。保守治疗可以避免不必要的临床干预带来的不良后果，弊端是延迟治疗会导致药物治疗的有效率下降，尤其对于低出生体重或胎龄较小的患儿。

临床研究证明小儿动脉导管未闭的形成与早产儿对前列腺素敏感密切相关，前列腺素合成酶抑制剂可有效抑制环氧酶，减少前列环素合成，治疗动脉导管未闭。常用的治疗药物包括布洛芬、吲哚美辛和对乙酰氨基酚。布洛芬和吲

哚美辛均为非甾体抗炎药，为治疗动脉导管未闭的传统一线药物。自首次报道早产儿通过口服对乙酰氨基酚成功闭合动脉导管以来，研究发现对乙酰氨基酚对于早产儿动脉导管未闭治疗的成功率不亚于布洛芬，胃肠道出血及黄疸等不良反应的发生率更低。

4.艾森门格综合征

内科治疗以对症处理为主，如控制心力衰竭、预防肺部感染等，传统药物治疗包括吸氧、服用地高辛、使用利尿剂和/或抗凝剂。此外，靶向治疗药物（如内皮素受体阻滞剂、磷酸二酯酶抑制剂和前列环素类药物）能降低肺动脉压力和肺血管阻力，改善患者运动耐量、心功能分级，提高患者的生活质量和生存率。

（二）介入治疗

1.房间隔缺损

对于不能自然闭合且有血流动力学意义的缺损需手术干预，包括介入治疗及外科手术。房间隔缺损介入治疗的成功率高、并发症少，对于解剖条件合适的病例可替代外科手术。

（1）Ⅰ类：①年龄≥2 岁，有血流动力学意义（缺损直径≥5 mm）的继发孔型房间隔缺损；②缺损至冠状静脉窦，上、下腔静脉及肺静脉的距离≥5 mm，至房室瓣的距离≥7 mm；③房间隔直径＞所选用封堵器左心房侧的直径；④不合并必须进行外科手术的其他心血管畸形。

（2）Ⅱa 类：①年龄＜2 岁，有血流动力学意义且解剖条件合适的继发孔型房间隔缺损；②前缘残端缺如或不足，但其他边缘良好的具有血流动力学意义的继发孔型房间隔缺损；③具有血流动力学意义的多孔型或筛孔型房间隔缺损。

（3）Ⅱb 类：①心房水平出现短暂性右向左分流且疑似出现栓塞后遗症（卒中或复发性短暂脑缺血发作）的患儿；②缺损较小，但有血栓栓塞风险。

（4）Ⅲ类：①原发孔型、静脉窦型及无顶冠状窦型房间隔缺损；②伴有与房间隔缺损无关的严重心肌疾病或瓣膜疾病；③合并梗阻性肺动脉高压。

2.室间隔缺损

传统的外科治疗创伤大，并发症发生率高，占用医疗资源多，术后对患者有一定不良的心理影响。自首次应用双面伞关闭室间隔缺损以来，已有多种装置应用于经导管室间隔缺损的介入治疗。国内于 2001 年研制出对称型镍钛合金膜周部室间隔缺损封堵器，同年 12 月应用于临床。随着治疗病例的增加和对室间隔缺损解剖学认识的提高，有学者对封堵器进行了改进，先后研制出非对称性、零边、细腰大边等封堵器，使适应证范围进一步扩大，成功率提高，房室传导阻滞和右房室瓣反流并发症的发生率降低。

(1) Ⅰ类:①膜周型室间隔缺损年龄≥3岁,有临床症状或有左心超负荷表现,室间隔缺损上缘距主动脉右冠瓣≥2 mm,无主动脉瓣脱垂及主动脉瓣反流,缺损直径<12 mm;②肌部室间隔缺损年龄≥3岁,有临床症状或有左心超负荷表现,肺体循环血流量比>1.5;③年龄≥3岁,解剖条件合适的外科手术后残余分流或外伤后室间隔缺损,有临床症状或有左心超负荷表现。

(2) Ⅱ类:①膜周型室间隔缺损有临床症状或左心超负荷表现,年龄2～3岁;②室间隔缺损上缘距离主动脉右冠瓣≤2 mm,虽有轻度主动脉瓣脱垂但无明显主动脉瓣反流;③肌部室间隔缺损体重≥5 kg,有临床症状或有左心超负荷表现,肺体循环血流量比>2.0。

(3) Ⅲ类:①双动脉下型室间隔缺损;②伴轻度以上主动脉瓣反流;③合并梗阻性肺动脉高压;④既往无感染性心内膜炎病史且无血流动力学意义的膜周和肌部室间隔缺损。

3.动脉导管未闭

目前因动脉导管未闭介入治疗创伤小、疗效好、恢复快,已逐渐成为治疗动脉导管未闭的首选方案。

(1) Ⅰ类:动脉导管未闭伴有明显左向右分流,并且合并充血性心力衰竭、生长发育迟滞、肺循环多血及左心房或左心室扩大等表现之一者,且患儿体重及解剖条件适宜,推荐行经导管介入封堵术。

(2) Ⅱa类:心腔大小正常的左向右分流的小型动脉导管未闭,如果通过标准的听诊技术可闻及杂音,可行经导管介入封堵术。

(3) Ⅱb类:①通过标准听诊技术不能闻及杂音的"沉默型"动脉导管未闭伴有少量左向右分流(包括外科术后或者介入术后残余分流);②动脉导管未闭合并重度肺动脉高压,动脉导管水平出现以左向右分流为主的双向分流,如果急性肺血管扩张试验阳性,或者试验性封堵后肺动脉收缩压降低20%或4.0 kPa(30 mmHg)以上,且无主动脉压力下降和全身不良反应,可以考虑介入封堵。

(4) Ⅲ类:①依赖于动脉导管的开放维持有效肺循环或体循环的心脏畸形;②动脉导管未闭合并严重肺动脉高压,动脉导管水平出现双向分流或者右向左分流,并且急性肺血管扩张试验阴性。

4.肺动脉瓣狭窄

经皮球囊肺动脉瓣成形术是治疗先天性肺动脉瓣狭窄的首选方法,对于大部分的病例来说,该手术可替代外科开胸手术。

(1)Ⅰ类:①经导管或超声多普勒测量的跨瓣收缩期压差>5.3 kPa(40 mmHg)或者合并右心功能不全的典型先天性肺动脉瓣狭窄;②依赖于动脉导管开放的危重性先天性肺动脉瓣狭窄。

(2)Ⅱa类:①符合上述球囊扩张术指征的瓣及瓣膜发育不良型先天性肺动脉瓣狭窄;②室间隔完整的肺动脉瓣闭锁,如果解剖条件合适,并且排除右心室依赖性冠状动脉循环,可以进行瓣膜打孔球囊扩张术。

(3)Ⅱb类:婴幼儿复杂先天性心脏病伴先天性肺动脉瓣狭窄,包括少数法洛四联症患儿,暂不能进行根治术时,可采用球囊扩张术进行姑息治疗。

(4)Ⅲ类:①室间隔完整的肺动脉瓣闭锁或极重度先天性肺动脉瓣狭窄,合并右心室依赖性冠状动脉循环;②先天性肺动脉瓣狭窄伴有需要外科手术处理的重度三尖瓣反流;③单纯性肺动脉瓣下漏斗部狭窄,但瓣膜正常者。经皮球囊肺动脉瓣成形术术后长期效果一般较好,再狭窄的发生率低,部分再狭窄的患者可以再次进行经皮球囊肺动脉瓣成形术。经皮球囊肺动脉瓣成形术后需要长期随访,包括临床体检、心电图和心脏超声检查等,推荐术后第1、3、6、12个月及以后每年常规随访。

5.先天性主动脉缩窄

根据患者的年龄、缩窄的解剖特点及是否存在其他合并症,可以分别采用经皮腔内血管成形术和球囊扩张式血管内支架置入术等。

(1)经皮腔内血管成形术:治疗原理为球囊扩张使缩窄段血管内膜及中膜局限性撕裂和过度伸展从而使管腔扩大,适用于主动脉局限或长管状缩窄、外科手术后再缩窄。较外科手术死亡率下降,可作为外科治疗时的替代手段。适应证包括:①主动脉局限或长管状缩窄;②球囊血管成形术或外科手术后再缩窄;③患者年龄2天至31岁。术后服用阿司匹林3个月,每天50~100 mg。

(2)球囊扩张式血管内支架置入术:治疗原理为球囊扩张式支架坚硬度高,可有效抵抗缩窄段血管的弹性回缩力,故治疗主动脉缩窄多选择球囊扩张式支架。适应证包括单纯的主动脉峡部缩窄、主动脉弓、峡部发育不良(狭窄段血管直径与横膈处降主动脉直径之比<0.6)、主动脉缩窄行球囊血管成形术后或外科术后再缩窄。

(三)手术治疗

1.房间隔缺损

对于不适宜介入治疗的患者建议外科手术治疗。

2.室间隔缺损

对于已经发生心脏结构和功能异常者，应尽早手术治疗。干下型及累及膜周流出道的室间隔缺损，自然愈合可能性小，且易伴有主动脉瓣脱垂等并发症，应尽早手术治疗。单纯室间隔缺损外科有3种手术方案：常规开胸术、腋下小切口手术、胸腔镜手术。

3.动脉导管未闭

关闭动脉导管常规分为动脉导管结扎术、动脉导管缝扎术和动脉导管夹闭术。

4.肺动脉瓣狭窄

轻度肺动脉瓣狭窄患者临床上无症状，可正常生长发育并适应正常的生活，可不需手术治疗。中度肺动脉瓣狭窄患者一般在20岁左右出现活动后心悸气急状态，如不采取手术治疗，随着年龄的增长必然会导致右心室负荷过重出现右心衰竭症状，从而丧失生活和劳动能力。极重度肺动脉瓣狭窄患者常在幼儿期出现明显症状，如不及时治疗常在幼儿期死亡。20世纪80年代之前，外科手术行肺动脉瓣切开术是治疗该病的唯一手段，该方法是在体外循环下，切开狭窄的瓣环。但随着医学的发展，经皮球囊肺动脉瓣膜成形术已经成为单纯性肺动脉瓣狭窄的首选治疗方法。

(1)手术指征：①患者无症状，心电图也无明显异常改变，右心导管检查示右室收缩压在8.0 kPa(60 mmHg)以上，或跨瓣压力阶差＞5.3 kPa(40 mmHg)，或超声心动图检查示瓣孔在1.0～1.5 cm，属中度狭窄，应考虑手术；②无症状但心电图示右心室肥大或伴有劳损，X线片示心脏有中度增大者；③有症状心电图及X线均有异常改变者，手术年龄以学龄前施行为佳；④症状明显有昏厥发作史属重度狭窄者，应在婴幼儿期施行手术以减轻右心室负荷。

(2)手术方法：①低温下肺动脉瓣直视切开术仅适用于单纯性肺动脉瓣狭窄，且病情较轻而无继发性漏斗部狭窄和其他伴发心内畸形；②体外循环下直视纠治术适合于各类肺动脉口狭窄的治疗。

5.先天性主动脉缩窄

主动脉缩窄处的主动脉管腔横截面积小于正常的50%或压力差≥6.7 kPa(50 mmHg)时，应行外科手术治疗或介入治疗。儿童时期患者建议在5岁以内手术，5岁以上未行手术治疗者，成年后高血压的发病率显著增加。成人手术年龄以不超过20岁为宜。

对于婴幼儿患者，可根据病情采取不同手术方法，例如缩窄部位切除端端吻合术、补片扩大成形术、左锁骨下动脉瓣翻转术等处理方法，且婴幼儿端端吻合术死亡率约2%，5年随访再狭窄需进一步介入处理的比例约4%。但主动脉缩窄矫治术后患儿仍存在血管结构和内皮功能异常，术后有时可有动脉瘤形成，提示术后血管损害仍持续存在。对于儿童及成人患者，端端吻合术预后较好，而左锁骨下动脉翻转术和补片扩大术易导致再次缩窄的发生。对于成人主动脉缩窄患者，缩窄范围长、切除后无法行端端吻合者可行缩窄段切除人造血管移植术。

6.法洛四联症

本病目前主要需行外科手术治疗，分为姑息性和根治性两种。婴幼儿时期手术治疗预后较好，一期根治性手术是治疗首选。不具备一期根治术条件的重症患儿，可行“镶嵌治疗”，即球囊瓣膜扩张术治疗狭窄瓣膜，支架植入肺动脉主干或分支狭窄的部分，改善右心室及肺动脉发育，然后择期进行根治性手术。未经手术而存活至成年的本症患者，唯一可选择的治疗方法为手术纠正畸形，手术危险性较儿童期手术为大，但仍应争取手术治疗。近年来，随着先天性心血管病介入治疗技术的迅速发展，目前介入治疗已成为先天性心血管病治疗的重要手段，导管介入与外科手术相结合治疗法洛四联症，大大增加了患者的救治机会。

7.艾森门格综合征

对于原发病一般不宜再进行手术治疗，动脉导管未闭者可先试行阻断动脉导管的血流以观察肺动脉压，如下降则可行切断缝合术，如压力上升则不宜手术。目前唯一有效的治疗方法是进行心肺联合移植或肺移植的同时修补心脏缺损。

八、中医治疗

（一）辨证要点

1.辨虚实

神疲乏力、心悸气短、盗汗颧红等属虚；痰饮内停、血脉瘀阻属实；此病多虚实夹杂，危重时可出现大汗淋漓、四肢厥冷心阳欲脱之症。

2.辨脏腑

本病病位虽在心，亦可兼见其他脏腑病变。如咳嗽、咳痰、气短者，病变兼肺；如面色萎黄、神疲乏力、食少便溏者，病变兼脾；腰酸尿少，全身水肿者，病变兼肾。

(二)分型论治

1.心肺气虚,血瘀痰阻

(1)临床表现:心悸,胸闷气短,动则加剧,咳嗽,咳吐白痰,或咯血痰,神疲乏力。舌黯红,苔薄,脉结代。

(2)治法:补益心肺,活血化痰。

(3)方药:养心汤加减。

(4)方解:党参、黄芪、炙甘草健脾益肺,当归、川芎补血养心,酸枣仁、柏子仁、远志、五味子宁心安神,茯苓醒脾化湿。

(5)加减:两颧黯红,唇甲发绀者,加桃仁 10 g、红花 10 g、益母草 10 g 以加强活血化瘀;咳吐白痰,喘憋不得卧者,加葶苈子 10 g、桑白皮 10 g 以泻肺化饮。

2.气阴两虚,心血内瘀

(1)临床表现:心悸怔忡,稍活动即加剧,神疲乏力,头晕,盗汗,颧红,心烦失眠。舌质偏红,脉结代或细数。

(2)治法:益气敛阴,活血养心。

(3)方药:生脉饮合炙甘草汤加减。

(4)方解:人参、炙甘草补益心气,酸枣仁、大枣补益心脾,五味子敛肺止汗、生津止渴,生地黄、麦冬滋阴降火,丹参、阿胶、桂枝、生姜滋阴养血、温通心脉。

(5)加减:阴虚内热、烦热盗汗、心悸明显者,加黄连 3 g、知母 12 g 以清虚热;伴足肿者,加黄芪 20 g、白术 10 g、防己 10 g 以健脾益气行水。

3.心肾阳虚,血瘀饮停

(1)临床表现:心悸、胸闷、喘急,咳嗽、咳白泡沫痰,畏寒肢冷,腰酸尿少,面色苍白或青紫,全身水肿。舌黯淡,苔白,脉沉细或结代。

(2)治法:温补阳气,化瘀逐饮。

(3)方药:真武汤合四物汤加减。

(4)方解:附子、干姜温肾助阳,白术、茯苓益气健脾、利水渗湿,当归、白芍补血柔肝、敛阴和营,川芎、泽兰活血理气。

(5)加减:神疲乏力者,加黄芪 20 g、党参 20 g 以补气温阳;腹胀、纳少、恶心者,加大腹皮 10 g、陈皮 10 g、半夏 9 g 以健脾行气,消胀健胃。

4.阴阳俱虚,心阳欲脱

(1)临床表现:心悸憋喘,面色青灰,尿少肢肿,烦躁不安,张口抬肩,大汗淋漓,四肢厥冷。舌质淡黯,苔白或苔少,脉沉细欲绝。

(2)治法:补气回阳,益阴固脱。

(3)方药:参附龙牡汤加减。

(4)方解:人参大补元气,附子温阳救逆,白芍、甘草和营护阴,生龙骨、牡蛎潜阳敛汗,麦冬、五味子、山茱萸滋阴补肾。

(5)加减:喘急哮鸣,不能平卧者,加黑锡丹,以镇纳浮阳。

由于先天性心脏病未及时发现与积极干预治疗,疾病迁延日久可由心脏累及全身各脏器,发展到末期多以急性、慢性心力衰竭表现为主。

第三章

呼吸内科疾病

第一节 肺 炎

肺炎是指终末气道肺泡和肺间质的炎症，可由微生物理化因素免疫损伤过敏及药物所致。细菌性肺炎是最常见的肺炎，也是最常见的感染性疾病之一。日常所讲的肺炎主要是指细菌性感染引起的肺炎。在抗生素应用以前细菌性肺炎对儿童及老年人的健康威胁极大，抗生素的出现及发展曾一度使肺炎病死率明显下降，但近年来尽管应用强有力的抗生素和有效的疫苗，但肺炎总的病死率不再降低甚至有所上升。发病率与病死率增高的原因与社会人口老龄化、吸烟、伴有基础疾病和免疫功能低下有关，亦与病原体变迁、医院获得性肺炎发病率增加、病原学诊断困难、不合理使用抗菌药物导致细菌耐药性增加有关。

中医学认为肺炎是肺系的外感热病，起病急骤，传变迅速，以发热、恶寒、咳嗽、胸痛、口渴、汗出为主症，属于中医学“风温肺热病”“风温”“肺热病”“咳嗽”等范畴。中医对咳嗽的认识由来已久。从发病学来分析，鼻为肺窍，肺主卫外，肺气亏虚，易遭外邪侵袭，出现鼻窍不利，中医学认为“肺主咳”，如《素问・阴阳应象大论》曰：“肺……在变动为咳”；《素问・宣明五气》说：“五气所病……肺为咳”；《景岳全书・咳嗽》认为：“咳证虽多，无非肺病”；又如《医学三字经・咳嗽》曰：“肺为气之主，诸气上逆于肺则呛而咳，是咳嗽不止于肺，而亦不离于肺也。”说明咳嗽发生的主要脏腑是肺。《素问・咳论》指出“五脏六腑皆令人咳，非独肺也”；并指出咳嗽的病变在肺而涉及五脏六腑，强调脏腑功能失调，影响及肺均致久咳。《河间六书・咳嗽论》所云“寒、暑、燥、湿、风、火六气，皆令人咳嗽”，《景岳全书》把咳嗽明确地分为外感内伤两大类：“咳嗽之要，只惟二证，何为二证？一曰外感，一曰内伤，而尽之矣”。而其发病多由肺失正常的宣发肃降功能引起。

《医约·咳嗽》言:“咳嗽毋论内外寒热,凡形气俱实者,宜散宜清,宜降痰,宜顺气。凡形气病气俱虚者,宜补宜调,或补中稍佐发散清火。”说明咳嗽不离乎肺,不止于肺,治宜辨别虚实,切忌大补而不发散,不清火。

中医辨证论治本病具有不可替代的优势和特点,在辨证审因的基础上随机活变,综合运用各法,才是取得可靠疗效的关键。

一、病因、病机

(一)中医

本病的发生常为体质虚弱,冒雨受寒,感受六淫之邪或患病者相互染疫而发病,也有外邪伏肺择机发病者。六淫之邪是本病的主要发病基础。病理表现为正虚邪盛或邪气亢盛。

1.风热犯肺

《素问·太阴阳明论》曰:“伤于风者,上先受之。”风热之邪从口鼻而入,内迫于肺,肺失宣降,故咳嗽、咳声重浊或喘鸣。热灼肺津可见咳痰黄黏,或痰稠黄绿,口干苦、便干。风热之邪炎上,则见咽痛。风热客表,营卫失和,故发热、汗出、恶风。舌边尖红,苔黄,脉浮数为风热客表之象。肺主气,司呼吸,上连气道喉咙,开窍于鼻,外合皮毛,为五脏六腑之华盖,其气灌百脉而通他脏。

2.风燥伤肺

外感风燥之邪或风寒风热之邪化燥,致肺失清润,故见干咳作呛。燥热灼津则咽喉口鼻干燥,痰黏不易咯吐。苔薄白或薄黄,质红、干而少津,脉浮数,属风燥伤肺之象。

3.湿邪寒化

湿为阴邪、损伤阳气、湿性黏滞、重着下行、湿邪遇虚寒体质易寒化,表现为痰稠易咳。湿邪入里化热致痰白黄脓。痰湿郁肺,肺失清肃,则咳声重浊。热灼津液则口干。痰湿堵塞气机则时有胸闷痛。阻塞鼻窍则涕多。舌体偏胖,质淡略黯,舌苔白腻,脉滑为痰湿蕴肺之象。

4.湿邪化热

湿邪遇热盛体质易热化,表现为高热不退。湿性黏滞则汗出而热不解。湿邪阻肺,肺失宣降则咳嗽气急,鼻煽气粗,痰黄稠或铁锈色痰。痰湿阻塞气机则胸痛。热重于湿则口渴烦躁、小便黄赤、大便干燥。舌红,苔黄,脉滑数或洪数属湿邪化热之象。湿邪化热之危象可见热毒内陷,患者烦躁不安,神昏谵语,昏迷,更有甚者出现阳气欲脱。患者可见体温骤降,冷汗如油,面色苍白,肢冷唇青,气急鼻煽，脉微细欲绝。

总之，本病病位在肺，多为新病，以实证为主，以邪犯于肺、肺失宣降、肺气上逆为其基本病机。

（二）西医

正常的呼吸道免疫防御机制（支气管内黏液-纤毛运载系统、肺泡巨噬细胞等细胞防御的完整性等）使气管隆凸以下的呼吸道保持无菌。是否发生肺炎取决于两个因素：病原体和宿主。如果病原体数量多，毒力强和/或宿主呼吸道局部和全身免疫防御系统损害，即可发生肺炎。病原体可通过空气吸入、血行播散、邻近感染部位蔓延、上呼吸道定植菌的误吸引起肺炎。病原体直接抵达下呼吸道后，滋生繁殖，引起肺泡毛细血管充血、水肿，肺泡内纤维蛋白渗出及细胞浸润。除了金黄色葡萄球菌、铜绿假单胞菌和肺炎克雷伯杆菌等可引起肺组织的坏死性病变易形成空洞外，肺炎治愈后多不遗留瘢痕，肺的结构与功能均可恢复。

由于病原学检查阳性率低，培养结果滞后，病因分类在临床上应用较为困难，目前多按肺炎的获得环境分成社区获得性肺炎和医院获得性肺炎两类。

二、临床表现

（一）症状

本病起病急骤，常有劳累、受凉、饮食不节等诱因。

1.寒战、高热

多数患者有发热，表现为突然寒战、高热，体温为 39～40 ℃，呈稽留热型，使用药物（抗生素、中药等）后热型不典型，年老体弱者仅有低热或不发热。

2.咳嗽、咳痰

早期为刺激性干咳，伴少许白色黏液痰，1 天后，可咳出铁锈色痰、脓性痰或黄绿痰等，少数患者有血丝痰，消散期痰量增多，痰黄而稀薄，后逐渐减少。

3.胸痛、呼吸困难

部分患者伴有剧烈胸痛，呈针刺样，随咳嗽或深呼吸而加重，可向肩部或腹部放射。若病变范围大，致通气不足、气体交换障碍，则会出现发绀、胸痛、呼吸困难。

4.其他症状

发热时可伴有头痛、全身肌肉酸痛、食欲减退、乏力等。少数有恶心、呕吐、腹胀或腹泻等胃肠道症状，重症时可出现呼吸频率增快，鼻翼翕动，更甚者出现神志模糊、烦躁、嗜睡、昏迷等。严重菌毒血症者可出现周围循环衰竭。

(二)体征

早期肺部体征无明显异常,肺实变时可有叩诊呈浊音,语颤增强和支气管呼吸音,也可闻及湿性啰音。并发胸腔积液者,患侧胸部叩诊呈浊音,语颤减弱,呼吸音减弱。

三、辅助检查

(一)血常规检查

中度、重度细菌性肺炎可出现血白细胞计数增多、中性粒细胞比例升高和核左移现象,伴菌血症者白细胞总数大多超过 $10\times10^{9}/L$,部分患者白细胞计数减少。非典型病原体(支原体和衣原体)所致肺炎白细胞很少升高,军团菌肺炎白细胞计数多数正常范围。

(二)C 反应蛋白检测

C 反应蛋白是一种机体对感染或非感染性炎症刺激的急性期蛋白,是细菌性感染很敏感的生物反应标志物,感染后数小时即见升高,在肺炎患者大多超过 100 mg/L。病毒性肺炎 C 反应蛋白通常较低。抗菌药物治疗后 C 反应蛋白迅速下降,持续高水平或高度继续升高提示抗菌治疗失败或出现感染性并发症(静脉炎、二重感染、肺炎旁渗液等)。

(三)降钙素原检测

降钙素原是降钙素的前肽物,可用于诊断细菌性感染。肺炎患者监测降钙素原水平可以知道临床抗菌治疗,减少不必要的抗菌药物使用和早期停药。

(四)血生化检查

血清电解质、肝肾功能是住院或 ICU 患者的基本检测项目。低钠血症和低磷血症是军团菌肺炎诊断的重要参考。尿素氮是社区获得性肺炎严重程度的评价参数之一,肝肾功能是选择抗菌药物的基本考虑因素。

(五)影像学检查

1.肺炎链球菌肺炎

早期胸部 X 线仅见肺纹理增粗或受累的肺段、肺叶稍模糊。随着病情进展,肺泡内充满炎性渗出物,表现为大片炎症浸润阴影或实变影,在实变阴影中可见支气管充气征,肋膈角可有少量胸腔积液。在消散期,X 线显示炎性浸润逐渐吸收，可有片状区域吸收较快，呈现“假空洞”征，多数病例在起病3周后才完全消散。老年患者肺炎病灶消散较慢，容易出现吸收不完全而成为机化性肺炎。

2.葡萄球菌肺炎

胸部X线显示肺段或肺叶实变，可形成空洞，或呈小叶状浸润，其中有单个或多发的液囊腔。另一特征是X线阴影的易变性，表现为一处炎性浸润消失而在另一处出现新的病灶，或很小的单一病灶发展为大片阴影。治疗有效时，病变消散，阴影密度逐渐减低，2周后病变完全消失，偶尔可遗留少许条索状阴影或肺纹理增多等。

3.肺炎支原体肺炎

X线显示肺部多种形态的浸润影，呈节段性分布，以肺下野为多见，有的从肺门附近向外伸展。病变常经3周后自行消散。部分患者出现少量胸腔积液。肺炎支原体肺炎的X线胸片表现以单侧、下叶肺泡渗出为主。可有少量到中量的胸腔积液，多在疾病的早期出现。

4.肺炎衣原体肺炎

常可发展成双侧，表现为肺间质和肺泡渗出混合存在，病变可持续几周。原发感染的患者胸片表现多为肺泡渗出，再感染者则为肺泡渗出和间质病变混合型。

5.病毒性肺炎

胸部X线检查可见肺纹理增多，小片状浸润或广泛浸润，病情严重者显示双肺弥漫性结节性浸润，但大叶实变及胸腔积液者均不多见。病毒性肺炎的致病源不同，其X线征象亦有不同的特征。念珠菌肺炎的胸部X线显示双下肺纹理增多，纤维条索影伴散在的大小不等、形状不一的结节状阴影，呈支气管肺炎表现；或融合的均匀大片浸润，自肺门向周边扩展，可形成空洞。双肺或多肺叶病变，病灶可有变化，但肺尖较少受累。偶可并发渗出性胸膜炎。

6.侵袭性肺曲霉病

影像学特征性表现为X线胸片以胸膜为基底的多发的楔形阴影或空洞；胸部CT早期为晕轮征，即肺结节影（水肿或出血）周围环绕低密度影（缺血），后期为新月体征。部分患者可有中枢神经系统感染，出现中枢神经系统的症状和体征。曲菌球X线胸片显示在原有的慢性空洞内有一团球影，随体位改变而在空腔内移动。

7.变应性支气管肺曲霉病

典型X线胸片为上叶短暂性实变或不张，可发生于双侧。中央支气管扩张

征象如“戒指征”和“轨道征”。

(六)确定病原体

由于人类上呼吸道黏膜表面及其分泌物含有许多微生物,即所谓的正常菌群,因此,途经口咽部的下呼吸道分泌物或痰极易受到污染,影响致病菌的分离和判断。同时应用抗生素后可影响细菌培养结果。因此,在采集呼吸道培养标本时尽可能在抗生素应用前采集,避免污染,及时送检,其结果才能起到指导治疗的作用。

四、诊断与鉴别诊断

(一)诊断

1.社区获得性肺炎

诊断依据:①新出现或进展性肺部浸润性病变;②发热≥38 ℃;③新出现的咳嗽、咳痰,或原有呼吸道疾病症状加重,并出现脓性痰,伴或不伴胸痛;④肺实变体征和/或湿性啰音;⑤白细胞计数$>10\times10^9$/L或$<4\times10^9$/L,伴或不伴核左移。以上①+②~⑤项中任何1项,并排除肺结核、肺部肿瘤、非感染性肺间质病、肺水肿、肺不张、肺栓塞、肺嗜酸性粒细胞浸润症、肺血管炎等,社区获得性肺炎的临床诊断即可确立。

2.医院获得性肺炎

医院获得性肺炎亦称医院内肺炎,是指患者入院时不存在,也不处于潜伏期,而于入院48小时后在医院(包括老年护理院、康复院等)内发生的肺炎。医院获得性肺炎还包括呼吸机相关性肺炎和卫生保健相关性肺炎。其临床诊断依据是X线检查出现新的或进展的肺部浸润影加上下列3个临床征候中的2个或3个可以诊断为肺炎:①发热超过38 ℃;②血白细胞计数增多或减少;③脓性气道分泌物。但医院获得性肺炎的临床表现、实验室和影像学检查特异性低,应注意与肺不张、心力衰竭、肺水肿、基础疾病肺侵犯、药物性肺损伤、肺栓塞和急性呼吸窘迫综合征等相鉴别。无感染高危因素患者的常见病原体依次为肺炎链球菌、流感嗜血杆菌、金黄色葡萄球菌、大肠埃希菌、肺炎克雷伯杆菌、不动杆菌属等;有感染高危因素患者为铜绿假单胞菌、肠杆菌属、肺炎克雷伯杆菌等,金黄色葡萄球菌的感染有明显增加的趋势。

肺炎的诊断应首先确定肺炎诊断,评估严重程度,并快速积极明确病原体。

美国感染疾病学会/美国胸科学会曾发表了成人社区获得性肺炎处理的共识,其重症肺炎标准:①需要有创机械通气;②感染性休克需要血管收缩剂治疗。

次要标准：①呼吸频率≥30次/分；②氧合指数（PaO_2/FiO_2）≤250；③多肺段浸润；④意识模糊/定向障碍；⑤氮质血症（BUN≥20 mg/dL）；⑥感染引起的白细胞计数减少（白细胞数<4 000个/立方米）；⑦血小板减少（血小板数<100 000个/立方米）；⑧低体温（深部体温<36 ℃）；低血压需进行积极的液体复苏。符合1项主要标准或3项次要标准以上者可诊断为重症肺炎。

（二）鉴别诊断

1.西医

本病需与肺结核、肺癌、急性肺脓肿、肺血栓栓塞症、非感染性肺间质病、肺不张、肺嗜酸性粒细胞浸润症、肺血管炎等相鉴别。

2.中医

主要是与哮病、肺胀、肺痈、肺痨等疾病相鉴别。

五、治疗

（一）一般措施

（1）加强体育锻炼，增强抗病能力，可坚持打太极拳、做八段锦、做床上八段锦等；适时增添衣被，防止六淫之邪侵入。

（2）要及时治疗可能诱发本病的隐性疾病，如鼻后滴流综合征、慢性咽喉炎、慢性扁桃体炎等。

（3）积极预防感冒等病的发生；预防本病的复发，要防早、防小。

（7）戒除烟、酒等不良嗜好。饮食宜清淡，忌食辛辣、煎炒、酸咸、甜腻及海腥发物。

（二）中医治疗

近年来国内中医界肺炎的中医病因、病机进行了深入而有意义的研究。传统中医学理论认为，本病的发生常由体质虚弱、感受六淫之邪或患病者相互染疫所致，也有外邪伏肺择机发病者。本病属于正虚邪盛或邪气亢盛的病理状态。中医学有“急则治其标，缓则治其本”之说。肺炎急发先去邪，后期若素体虚弱者可治本。因此，本阶段应当采用“祛邪化痰，止咳平喘”的治疗原则。

1.辨证论治

（1）风热犯肺。

主症：发热畏寒，头痛咽干，咳声重浊，咳痰黄黏，痰居胸中，胸闷不适，或咽痛或便干，或大便稀薄，或痰中带血，舌边尖红，苔黄，脉浮数。

治法：清热利咽、化痰止咳。

方药：曲氏肺咳方。炙麻黄、杏仁、法半夏、橘红、茯苓、瓜蒌皮、浙贝母、木蝴蝶、蝉蜕、金荞麦、生石膏、甘草各 10 g。全方功可清热利咽、宣肺化痰。咽痛者加射干 10 g；便干者去瓜蒌皮，加瓜蒌仁 30 g；大便稀薄者加葛根 30 g；痰中带血者加仙鹤草 30 g；高热不退者加柴胡、黄芩各 10 g。

(2)痰湿蕴肺。

主症：发热咳嗽，咳声重浊，痰白黄脓，痰稠易咳，痰居胸中，时胸闷痛，涕多略口干，或痰稠黄绿，或发热，或咽痛，或口干苦、便干。舌体偏胖，质淡略黯，舌苔白腻，脉滑。

治法：清热祛湿、宣肺化痰。

方药：曲氏湿邪肺咳方。辛夷、紫苏叶、法半夏、杏仁、苏子、枳壳、五味子、柴胡、白芍、三七(冲服)、甘草各 10 g，瓜蒌皮 20 g，鱼腥草、金荞麦各 30 g，黄芩 15 g。全方功可清热祛湿、宣肺化痰。痰稠黄绿者加败酱草、浙贝母各 10 g；发热者加柴胡 20 g；咽痛者加射干 10 g；口干苦、便干者加桑白皮 10 g。

(3)痰热壅肺。

主症：高热不退，汗出而不解，咳嗽气急，鼻煽气粗，咳痰黄稠或咯铁锈色痰，胸痛，口渴烦躁，小便黄赤，大便干燥。舌红，苔黄，脉滑数或洪数。

治法：清宣肺热，化痰降逆。

方药：高氏清气化毒饮和三拗汤加减。前胡、桔梗、玄参、黄连、黄芩、桑白皮、杏仁、瓜蒌皮、连翘、法半夏、炙麻黄、甘草各 10 g。诸药合用，功可清宣肺热，化痰降逆。痰热甚者加金荞麦 30 g；高热不退者加生石膏 15 g，知母 10 g。

(4)热毒内陷。

主症：高热不退，咳嗽气促，痰中带血，烦躁不安，神昏谵语，口渴。舌质红绛，苔焦黄而干，脉细数。

治法：清营开窍，解毒化痰。

方药：清营汤加减。水牛角 40 g，生地黄 20 g，玄参、麦冬、丹参、金银花、连翘、竹叶各 10 g，黄连 5 g。全方功可清营开窍，解毒化痰。烦躁谵语者加服紫雪丹；昏迷者加服安宫牛黄丸鼻饲。

(5)阳气欲脱。

主症：体温骤降，冷汗如油，面色苍白，肢冷唇青，气急鼻煽。舌质黯，脉微细欲绝。

治法：回阳救逆，益气敛阴。

方药：参附汤合生脉散加减。附子(先煎)、人参、麦冬、五味子各10 g，龙骨、牡蛎各15 g。诸药合用，功可回阳救逆，益气敛阴。惊厥抽搐者加羚羊角粉0.6 g，钩藤10 g。

2.特色专方

(1)加减柴胡枳桔汤：柴胡12 g，黄芩15 g，炒枳壳10 g，桔梗10 g，连翘10 g，荆芥10 g，浙贝母15 g，川芎20 g，焦神曲15 g。每天1剂，加水400 mL，浸泡40分钟，头煎煮沸8分钟，二煎煮沸10分钟，两煎相混，分3次温服。疗程为7天。柴胡枳桔汤出自《重订通俗伤寒论》，是小柴胡汤的变方。原书为“邪郁腠理，逆于上焦，少阳经病偏于半表证也，法当和解兼表，柴胡枳桔汤主之”。临床上，有学者对柴胡枳桔汤进行了加减，仍以柴胡、黄芩为主药，两药一清一散，疏解少阳之邪，燮理枢机之变。桔梗宣利肺气、开发上焦，炒枳壳下气除痞、宽胸行气，两者一升一降，配合柴胡、黄芩疏利枢机，使气机得以升降自如。佐以连翘散郁火、消壅结，荆芥“善治皮里膜外之风邪”，两味一温一凉共行清热透邪之功；浙贝母凉润，消痰散结，对肺经燥痰疗效尤佳；川芎活血祛风，配柴胡助清阳之气，配浙贝母行活血化痰之力。使以焦神曲健脾和中，一助浙贝母化痰，二助荆芥发散，三助炒枳壳下气消积。诸药合用，共行和解疏表、化痰利咽、宽胸畅膈之功，可使枢机运转正常，肺气肃降得当，上逆之气得平，咳嗽自止。

(2)川麦冬花雪梨膏：取川贝母、细百合、款冬花各15 g，麦冬25 g，雪梨1 000 g，冰糖适量。将雪梨去核，用榨汁机榨成汁备用。将川贝母、细百合、款冬花、麦冬一起入锅加适量的清水煎煮2小时，滤出药汁。然后，在锅中再加入适量的清水，继续煎煮2小时，去渣取汁。将两次所得的药汁和梨汁、冰糖合在一起，用小火加热煎至呈膏状即成，可每次服15 g，每天服2次，用温开水冲服或调入稀粥中服用。此方具有清肺润喉、生津利咽的功效，适合有口干、唇干、鼻干、咽干、大便干、皮肤干、乏力、头晕、失眠、长痤疮等肺燥症状的干咳患者使用。

(3)加味杏苏饮：半夏15 g、橘红15 g、茯苓15 g、甘草12 g、葛根12 g、紫苏12 g、前胡15 g、杏仁15 g、枳壳15 g、桔梗15 g、百合20 g、北五味12 g、紫菀20 g、款冬花20 g、冰糖30 g(后溶入)。用法：水煎2次，取汁400 mL，溶入冰糖，分2次早晚服，每天1剂。处方为成人量，儿童要酌减为成人量的1/6～1/2即可。加减法：干咳无痰半夏减为10 g，加桑叶15 g、贝母15 g，喉痒加牛蒡子20 g、蝉蜕15 g；痰清稀流涕加麻黄9 g；痰黄或白而黏稠不易咳出加黄芩20 g、桑皮20 g。服药7天结束判定疗效。

(4)仿宣白承气汤：生石膏(先煎)30 g，生大黄(后下)10 g，杏仁10 g，全瓜蒌

12 g，黄芩 12 g，桃仁泥 10 g，枳壳 8 g，枳实 9 g，生甘草 6 g，水煎服，分 2 次早晚服，每天 1 剂。本方功效为清热通腑，宣肺化痰，主治痰热壅肺，腑中热结的风温型肺炎。

(5)甘露消毒丹加减方：生石膏(先煎)30 g，杏仁 10 g，茵陈 15 g，虎杖 15 g，白豆蔻 6 g，滑石 20 g，法半夏 10 g，僵蚕 10 g，蝉蜕 6 g，苍术 6 g，姜黄 10 g，石菖蒲 10 g，柴胡 12 g，黄芩 10 g，水煎服，分 2 次早晚服，每天 1 剂。本方功效清化湿热、宣畅气机，主治湿热蕴毒、邪伏膜原、邪阻少阳的传染性非典型肺炎，为邓铁涛诊治经验。

(6)麻杏石甘加味方：麻黄 9 g，杏仁 12 g，生石膏(先煎)30 g，生甘草 6 g，黄芩 12 g，生地黄 24 g，板蓝根 15 g，忍冬藤 12 g，水煎服，分 2 次，每天1 剂。功效宣肺清热、止嗽养阴，主治病毒性肺炎。痰多去生地黄，加川贝、黛蛤散；便燥结，加大黄、瓜蒌仁；咽痛加玄参、桔梗；胸痛加枳壳、橘络。

3.中药成药

(1)通宣理肺丸：功效为解表散寒、宣肺止嗽，用于风寒袭肺证。主要成分为半夏、陈皮、茯苓、甘草、黄芩、桔梗、麻黄、前胡、枳壳、紫苏叶、麻黄碱。通宣理肺丸的用法：口服，每次 6 g，每天 2～3 次。

(2)羚羊清肺丸：由羚羊角粉、浙贝母、大青叶、桑白皮、金银花、杏仁、枇杷叶、黄芩、前胡共 9 味中药组成，具有疏风清热、宣肺止咳的功效，可用于治疗风热咳嗽。风热咳嗽是由风热之邪侵犯人的肺脏，肺失肃降所致。此类咳嗽患者可出现咳嗽痰多、咳声粗亢、痰稠色黄、咳痰不爽、流黄涕、发热怕风、头痛出汗、咽干口渴、面红唇赤、烦躁纳呆、大便秘结、小便色黄、舌红苔薄黄、脉浮数等症状。羚羊清肺丸的用法：每天服 3 次，每次服 1 丸，用温开水送服。

(3)蜜炼川贝枇杷膏：由北沙参、薄荷脑、陈皮、川贝母、桔梗、款冬花、枇杷叶、水半夏、五味子、杏仁共 10 味中药组成，具有清热润肺、止咳平喘、理气化痰的功效，可用于治疗肺燥咳嗽。肺燥咳嗽是由风燥伤及人的肺脏，肺失清润所致。此类咳嗽患者可出现连声呛咳、痰少而黏或痰中带血、咽痒、咽痛、鼻唇干燥、鼻塞、恶寒或发热、舌红少津、苔黄、脉数等症状。蜜炼川贝枇杷膏的用法：每天服 2 次，每次服 5～10 mL。

(4)急支糖浆：由鱼腥草、金荞麦、四季青、麻黄、前胡、枳壳、甘草共7 味中药组成，具有清热化痰，宣肺止咳的功效，可用于治疗肺热咳嗽。肺热咳嗽是由热毒侵犯人的肺脏，肺脏受到热毒灼烧所致。此类咳嗽患者可出现反复咳嗽、咳黄痰或伴有喘息、口干、咽痛、便秘、尿赤、身热、舌质红、苔薄黄或黄腻、脉滑数或细数等症状。急支糖浆的用法：每天服3次，每次服10～20 mL。

(5)二陈丸：由陈皮、半夏、茯苓、甘草共4味中药组成，具有燥湿化痰、理气和胃的功效，可用于治疗痰湿咳嗽。痰湿咳嗽是由痰浊内生、痰湿渍肺，肺失宣肃所致。此类咳嗽患者可出现咳声重浊、痰多、色白、黏稠、头晕身重、困倦乏力、胸闷纳呆、便溏、舌淡、苔白腻、脉滑等症状。二陈丸的用法：每天服2次，每次服1丸。

4.针灸治疗

(1)体针：取肺俞、膈俞、尺泽、鱼际、太渊、内关。配穴为大椎、曲池、合谷、孔最、委中、太溪、三阴交、十二井、膏肓俞。病情进展期，每天针2次，泻法，留针30分钟。恢复期，每天针1次，平补平泻。

(2)灸法。主穴：大椎、肺俞、定喘、膻中、合谷、曲池。早期配穴：风寒加列缺、外关；风热加尺泽、孔最；湿热加丰隆、阴陵泉。中期配穴：阳明腑实加上巨虚、陷谷；高热惊厥加人中、十宣。后期配穴：气虚加足三里、百会；胃阴虚加章门、三阴交。雀啄灸，每次选3～5穴，每穴灸10～15分钟，每天1～2次。

5.其他特色疗法

(1)鼻腔冲洗疗法：用双黄连冻干粉针1.8 g加入0.9%氯化钠注射液500 mL鼻腔冲洗，每天1次，30～90天为1个疗程。治疗急性、慢性鼻窦炎效佳。主症：鼻涕倒流，痰色白黏，每天10口以上，或打呼噜，或张口睡，或口干鼻臭，舌淡红，苔白腻，脉滑。

(2)穴位注射。主穴：肺俞、风门。配穴：大椎、肺热、曲池、肺热穴(第三胸椎棘突旁开0.5寸)。青霉素注射液和注射用水任选其中一种。如用青霉素应先做过敏试验，证明皮试是阴性者，先取主穴，每次选一穴。以5号注射针头刺入穴位，得气后(肺俞、风门等背部穴位切忌过深)两侧各注入0.5 mL青霉素水剂(内含青霉素2万～4万U)或1 mL注射用水。过1小时后，再选一备用穴，两侧各注入与上述同等量的青霉素水剂或2 mL注射用水(如为大椎穴，则注入1 mL注射用水)。每天2次，连续治疗。待体温正常，症状减轻后，改为每天1次，直至痊愈。

(3)穴位激光照射。主穴：肺俞、天突、膻中。配穴：咳喘加定喘，虚弱加身柱、痰多加丰隆。以主穴为主，每次根据病情选2～5穴。用氦氖激光器治疗，波长623.8 nm，功率1.5 mW，将光导纤维直接作用于穴位，纤维光束治疗功率≥1 mW。每穴照射3分钟，每天1～2次，8～10天为1个疗程。

(4)针罐。主穴：中府、巨骨、肺俞、风门。配穴：高热加大椎、曲池；胸痛加内

关；腹胀加足三里。主穴先以 1 寸毫针，平补平泻施捻转手法约 1 分钟，再用大号火罐在双侧肺俞、风门两穴拔罐，将针罩在罐内，停留 10～15 分钟，以皮肤高肿、红紫或针眼渗出少量水液为佳。配穴仅针刺，用泻法。一般每天针 1 次，重者每天 2 次。

(5)拔罐法：取风门、肺俞、膏肓、肺部湿啰音处，按拔火罐常规操作法，每天治疗 1 次，用于肺炎恢复期病灶吸收不良者。

(6)雾化吸入疗法：通过超声雾化器将中药药液雾化吸入呼吸道而达到治疗目的，分别有鱼腥草注射液 8 mL＋生理盐水 10 mL 或双黄连冻干粉针 600 mg＋生理盐水 10 mL 雾化吸入，每天 2～3 次，适用于各期肺炎。

(7)灌肠疗法。①麻杏石甘汤灌肠液：麻黄 10 g，石膏 50 g，杏仁 5 g，甘草 5 g。水煎取汁灌肠，药温 30 ℃左右，每天 1～3 次。②肺炎 1 号灌肠液：石膏、白芍、金银花各 20 g，黄芩、连翘、牡丹皮、赤芍各 15 g，桔梗 10 g，荆芥 12 g，鱼腥草 40 g，大黄 5 g，水煎取汁灌肠，每天 1～3 次。临床上还可结合辨证分别选用麻杏苡甘汤、射干麻黄汤、沙参麦冬汤等保留灌肠。尤其适用于中药口服困难者。

(三)西医治疗

肺炎治疗的最主要环节是抗感染。细菌性肺炎的治疗包括针对病原体治疗和经验性治疗。前者根据痰培养和药物敏感试验结果，选择体外试验敏感的抗菌药物；后者主要根据本地区肺炎病原体流行病学资料，选择可能覆盖病原体的抗菌药物。此外，还需考虑患者的年龄、基础疾病、疾病严重程度、是否有误吸等因素。由于临床上很难快速确定病原体，故大多先行经验性治疗，然后再根据药敏结果调整。

1.青壮年和无基础疾病的社区获得性肺炎

选用青霉素类、第一代头孢菌素类等抗生素，因我国肺炎链球菌对大环内酯类抗菌药物耐药率高，故对该菌所致的肺炎不单独使用大环内酯类抗菌药物治疗，对耐药肺炎链球菌可使用对呼吸道感染有特效的氟喹诺酮类(莫西沙星、吉米沙星和左氧氟沙星)。

2.老年人、有基础疾病或需要住院的社区获得性肺炎

选用氟喹诺酮类、第二/三代头孢菌素、β-内酰胺类/β-内酰胺酶抑制剂或厄他培南，可联合大环内酯类。

3.医院获得性肺炎

选用第二/三代头孢菌素、β-内酰胺类/β-内酰胺酶抑制剂、氟喹诺酮类或碳青霉烯类。

4.重症肺炎

首选广谱的强力抗菌药物，足量、联合用药。初始经验性治疗不足或不合理，而后根据病原学结果调整抗菌药物，其病死率均高于初始治疗正确者。重症社区获得性肺炎选用β-内酰胺类联合大环内酯类或氟喹诺酮类；青霉素过敏者用氟喹诺酮类和氨曲南。医院获得性肺炎可用氟喹诺酮类或氨基糖苷类联合抗假单胞菌β-内酰胺类、广谱青霉素/β-内酰胺酶抑制剂、碳青霉烯类的任何一种，必要时可联合万古霉素、替考拉宁或利奈唑胺。

肺炎抗菌药物疗程至少5天，大多数患者需要7～10天或更长疗程，如体温正常48～72小时，无肺炎任何一项临床不稳定征象可停用抗菌药物。肺炎临床稳定标准：①体温≤37.8 ℃；②心率≤100次/分；③呼吸频率≤24次/分；④收缩压≥12.0 kPa(90 mmHg)；⑤呼吸室内空气条件下动脉血氧饱和度≥90%或PaO_2≥8.0 kPa(60 mmHg)；⑥能够经口进食；⑦精神状态正常。

抗菌药物治疗后48～72小时应对病情进行评价，如72小时后症状无改善，其可能原因：①药物未能覆盖致病菌或细菌耐药。②特殊病原体感染(如结核分枝杆菌、真菌、病毒等)。③出现并发症或存在影响疗效的宿主因素(如免疫抑制)。④非感染性疾病误诊为肺炎。⑤药物热。需仔细分析，做必要的检查，进行相应处理。

第二节　支气管扩张症

支气管扩张症多见于儿童和青年，大多继发于急性、慢性呼吸道感染和支气管阻塞，反复发生支气管炎症，致使支气管壁结构破坏，引起支气管异常和持久性扩张。临床主要表现为慢性咳嗽、咳大量脓痰和/或反复咯血。本病过去发病率较高，仅次于肺结核。自抗生素和疫苗问世以来，本病的发病率已有明显下降，并且典型病例亦明显减少。

根据本病的临床表现及发病的不同程度和阶段，一般将其归类于中医学“肺痈”“咯血”“咳嗽”范畴，属于难治性咳喘疾病之一。肺痈是指由于热毒瘀结于肺，以致肺叶生疮，肉败血腐，形成脓疡，以发热咯吐腥臭浊痰，甚则咯吐脓血痰为主要临床表现的一种病证。《黄帝内经》无肺痈之名，《金匮要略·肺痿肺痈咳

嗽上气病》篇云："咳而胸满，振寒，脉数，咽干不渴，时出浊唾腥臭，久久吐脓如米粥者，为肺痈。""风伤皮毛，热伤血脉；风舍于肺，其人则咳，口干喘满，咽燥不渴，多唾浊沫，时时振寒。热之所过，血为之凝滞，蓄结痈脓，吐如米粥，始萌可救。"即指肺痈发作时的证治，首创"肺痈"之名，对该病从临床特点到治疗方法都有详尽论述，实为本病治疗提供了理论依据。

支气管扩张症目前仍为临床上较为难治的疾病，这不仅因为它病程长、病情缠绵，而且病理变化错综复杂。虽然各家对该病的认识有所差异，但对其基本的病理特点认识大致一致：该病为本虚标实，肺脾气虚为本，痰、热、瘀为标，"痰热"是其辨证论治的一个主要矛盾。急则治标，缓则治本，中医对本病的分期治疗是个很好的思路，其中尤其要强调缓解期的持续治疗。通过缓解期的治疗，控制疾病反复发作，防止进一步恶化，是其最终的治疗目标，而这也是中医治疗本病的优势所在。

一、病因、病机

(一)中医

根据支气管扩张发病过程的不同阶段，病因可分为外因和内因 2 个方面。外因指外感风、湿、燥、火之邪，内因多指素体亏损、饮食不当及七情内伤。而其发病机制主要强调火、痰、气、虚、瘀等五大环节。火有虚实之分，实火多为肺热、肝火、胃火。虚火多为阴虚肺热、肾阴亏损、虚火上炎。痰主要指痰热内蕴或阳虚水泛。瘀指血瘀，病久必虚，虚久必瘀；或者痰浊阻络，导致血瘀。气有肝失疏泄致气逆犯肺，肺气失宣，胃气上逆及冲气不调。虚有肝肾阴虚，肺胃不足，也有脾胃气虚之证。各病理之间可以相互转化，相互影响，相互错杂。有学者认为本病病机为痰瘀阻肺，郁而化热；有学者认为"气有余便是火"，素体肝旺，易气郁化火，因此痰、瘀、气皆易化火。加之肝肾阴虚也可为虚火。火邪甚则易伤阴血，故支气管扩张患者多数表现为痰热壅盛或阴虚火旺。总之，本病初期属实，以邪热旺盛多见，病浅易治；日久不愈则易反复发作，耗损气血，本虚标实，邪深难治，缠绵难愈。

本病由内外合邪而成，主要是肺内热毒蕴结，血败肉腐而成痈。急性感染期因外邪侵犯肺卫，若不能及时清解，痰热蕴肺，肺失清肃，进而气分之热毒浸淫及血分，伤及血脉，血为之凝滞，热壅血瘀，酿成脓痈。痰热与瘀血壅阻肺络，肉腐血败，脓血排出，痰瘀热毒得以外泄，正气得以恢复，则病情得以好转、缓解。若迁延不愈，易造成肺损伤而难以修复。一旦损伤形成，患者四季咳嗽，时轻时重，咳吐脓性痰液，状如米粥，气味腥秽，严重时咳吐脓血，甚至大咯血，病势危急。久病也可出现短气，气喘，丧失劳动能力。

（二）西医

支气管扩张是由大小支气管的肌肉各弹性成分的破坏导致其异常扩张，这种扩张通常伴有慢性细菌感染。本病的发病因素较多，主要病因是支气管-肺组织感染和支气管阻塞。两者相互影响，最终导致支气管壁结构破坏而发生支气管扩张。支气管扩张的感染因素有病毒感染、细菌感染、真菌和支原体感染。支气管阻塞的因素有肺脏疾病、遗传性缺陷、先天性解剖学缺陷、免疫缺陷。

在所有类型的支气管扩张中，在含软骨的近段支气管部分都存在着异常扩张。主要原因是炎症，这是由聚集到肺部的中性粒细胞释放的弹性蛋白酶、胶原酶及其他物质介质导致的，而中性粒细胞聚集很大程度上是由巨噬细胞和气道路上皮细胞释放细胞因子（白细胞介素 8 和白三烯 B_4）引起的。由于炎症最初原因不同，最终导致大小支气管的肌肉各弹性成分的破坏，周围未损害的肺组织的收缩力将受损支气管牵张从而直接造成影像学上特征性的扩张改变，引起肌性成分的收缩，造成其增生和肥厚。在病程较长的支气管扩张中，支气管周围的肺组织也会受到炎症破坏，从而导致弥漫支气管周围纤维化，同时造成鳞状上皮化生，也可造成远端支气管或细支气管的减少，改变正常状态下支气管的树枝状结构。

二、临床表现

（一）症状

本病多数患者在儿童时期患过百日咳、麻疹或支气管肺炎。约 1/3 病例有反复发作的急性呼吸道感染的病史。其典型的症状为慢性咳嗽伴大量脓痰、反复咯血、发热及其他症状。

1.慢性咳嗽伴大量脓痰

50％～90％的患者具有此典型症状，多在患者体位改变时（如晨起或入夜卧床时）咳嗽加重，痰液较多。早期较轻可完全无症状，随着病情进一步发展和合并感染，则咳嗽加重，痰量增多；其严重度可用痰量估计：轻度，＜10 mL/d；中度，10～150 mL/d；重度，＞150 mL/d。感染时痰液收集于玻璃瓶中静置后常可分 3 层，上层为泡沫状痰液，中层为混浊黏液，底层为脓性坏死组织。如痰有恶臭味，提示合并有厌氧菌感染。

2.反复咯血

反复咯血为本病的特点，占 50%～75%，咯血量多少不等，可为痰中带血丝到大咯血。少量咯血，24 小时咯血量<100 mL；中量咯血，24 小时咯血量 100～500 mL；大量咯血，24 小时咯血量>500 mL 或一次咯血量>100 mL。咯血量与病变范围和程度不一定成正比。部分患者以咯血为主要症状，咳嗽、咳痰不明显，患者一般情况较好，这一类型称“干性支气管扩张”，其支气管扩张多位于引流良好的部位且不易感染。

3.发热

患者反复感染可引起全身中毒症状。早期可不发热，当分泌物引流不畅致炎症迁延，引起肺炎、肺脓肿、胸膜炎或脓胸时，患者可出现高热、咳嗽加剧、痰量增多、胸闷、胸痛等。

4.其他症状

随着病情的迁延或加重，患者有食欲减退、消瘦、乏力、气短、贫血等症状。重症支气管扩张患者由于支气管周围肺组织化脓性炎症和广泛的肺组织纤维化，可并发阻塞性肺气肿、肺心病，继而出现相应症状。另外，由于支气管持续的炎症反应，部分患者可出现可逆性的气流阻塞和气道高反应性，表现为喘息、呼吸困难和发绀。儿童可致生长发育受限和营养不良，少数患者可有继发性淀粉样变。先天性支气管扩张少见。如卡塔格内(Kartagener)综合征，表现为囊状支气管扩张、心脏右位、鼻窦炎和胰腺囊性纤维病变。

(二)体征

早期或干性支气管扩张可无明显体征，病变重或继发感染时，在病变部位可闻及持续性湿啰音，部分排痰后湿啰音可暂时消失。约 1/3 患者可出现杵状指(趾)。部分患者后期并发肺气肿、肺心病，并会出现相应体征。

三、辅助检查

(一)影像学检查

1.胸部 X 线检查

疑诊支气管扩张症时应首先进行胸部 X 线检查。绝大多数支气管扩张症患者可表现为灶性肺炎、散在不规则高密度影、线性或盘状不张，也可有特征性的气道扩张和增厚，表现为类环形阴影或轨道征。胸部 X 线检查同时还可确定肺部并发症(如肺源性心脏病等)，并与其他疾病进行鉴别。

2.胸部高分辨率CT扫描检查

胸部高分辨率CT扫描可确诊支气管扩张症，但对轻度及早期支气管扩张症的诊断作用尚有争议。支气管扩张症的高分辨率CT主要表现为支气管内径与其伴行动脉直径比例的变化，正常值为0.62±0.13，老年人及吸烟者可能差异较大。此外，还可见到支气管呈柱状及囊状改变，气道壁增厚（支气管内径<80%外径）、黏液阻塞、树枝发芽征及马赛克征。当CT扫描层面与支气管平行时，扩张的支气管呈“双轨征”或“串珠”状改变；当扫描层面与支气管垂直时，扩张的支气管呈环形或厚壁环形透亮影，与伴行的肺动脉形成“印戒征”；当多个囊状扩张的支气管彼此相邻时，则表现为“蜂窝”状改变；当远端支气管较近段扩张更明显且与扫描平面平行时，则呈杵状改变。根据CT所见支气管扩张症可分为4型，即柱状型、囊状型、静脉曲张型及混合型。支气管扩张症患者CT表现为肺动脉扩张时，提示肺动脉高压，是预后不良的重要预测因素。高分辨率CT检查通常不能区分已知原因的支气管扩张和不明原因的支气管扩张。但当存在某些特殊病因时，支气管扩张的分布和CT表现可能会对病因有提示作用，如变应性支气管肺曲霉病的支气管扩张通常位于肺上部和中心部位，远端支气管通常正常。支气管扩张症患者通常无须定期复查高分辨率CT，但体液免疫功能缺陷的支气管扩张症患者应定期复查，以评价疾病的进展程度。

3.支气管碘油造影检查

支气管碘油造影是经导管或支气管镜在气道表面滴注不透光的碘脂质造影剂，直接显示扩张的支气管，但由于此项检查为创伤性检查，现已逐渐被胸部高分辨率CT取代，极少应用于临床。

（二）实验室检查

（1）血炎性标志物：血常规白细胞和中性粒细胞计数、红细胞沉降率、C反应蛋白可反映疾病活动性及感染导致的急性加重，当细菌感染所致的急性加重时，白细胞计数和分类升高。

（2）血清免疫球蛋白（IgG、IgA、IgM）和血清蛋白电泳：支气管扩张症患者气道感染时各种免疫球蛋白均可升高，合并免疫功能缺陷时则可出现免疫球蛋白缺乏。

（3）根据临床表现，可选择性进行血清IgE测定、烟曲霉皮试、曲霉沉淀素检查，以除外变应性支气管肺曲霉病。

（4）血气分析：可用于评估患者肺功能受损状态，判断是否合并低氧血症和/或高碳酸血症。

(5)微生物学检查:支气管扩张症患者均应行下呼吸道微生物学检查,应留取深部痰标本或通过雾化吸入获得痰标本:标本应在留取后1小时内送至微生物室,如患者之前的培养结果均为阴性,应至少在不同日留取3次的标本,以提高阳性率;急性加重时应在使用抗菌药物前留取痰标本,痰培养及药敏试验对抗菌药物的选择具有重要的指导意义。

(6)必要时可检测类风湿因子、抗核抗体、抗中性粒细胞胞质抗体。

(三)支气管镜检查

支气管镜下表现多无特异性,较难看到解剖结构的异常和黏膜炎症表现。以单叶病变为主的儿童支气管扩张症患者及成人病变局限者可行支气管镜检查,除外异物堵塞;多次痰培养阴性及治疗反应不佳者,可经支气管镜保护性毛刷或支气管肺泡灌洗获取下呼吸道分泌物;高分辨率CT提示非结核性杆菌感染而痰培养阴性时,应考虑支气管镜检查;支气管镜标本细胞学检查发现含脂质的巨噬细胞提示存在胃内容物误吸。

(四)肺功能检查

对所有患者均建议行肺通气功能检查(第1秒用力呼气容积、用力肺活量、呼气峰流速),至少每年复查1次,免疫功能缺陷或原发性纤毛运动障碍者每年至少复查4次;支气管扩张症患者肺功能表现为阻塞性通气功能障碍较为多见(>80%患者),可出现支气管激发试验阳性、弥散功能进行性下降及舒张试验阳性等表现。

四、诊断与鉴别诊断

(一)诊断

1.症状

反复咯血;慢性咳嗽,咳脓性痰,在变换体位时易咳出。部分患者曾患过百日咳、麻疹、肺结核或多次发生肺炎。

2.体征

可有肺部固定性湿啰音,感染时尤为明显,部分患者有杵状指(趾)。

3.X线检查

X线检查病变多见于下叶。早期轻症患者胸部平片示一侧或两侧下肺纹理局部增多、增粗,排列紊乱。典型的X线表现为粗乱肺纹中有多个不规则的环状透亮阴影或沿支气管的卷发状阴影,感染时阴影内出现液平,体层摄片还可发现不张肺内支气管扩张和变形的支气管充气征。

4.胸部CT检查

胸部CT检查显示管壁增厚的柱状扩张，或成串成簇的囊样改变，典型表现为“轨道征”或“戒指征”或“葡萄征”。

5.支气管造影检查

支气管造影检查能确诊，并可明确支气管扩张的部位、性质和范围，以及病变严重的程度。对治疗，尤其对考虑外科手术和切除范围提供重要参考依据。通过纤维支气管镜检查，或做局部支气管造影，可以明确出血、扩张或阻塞部位，还可进行局部灌洗，取冲洗液做涂片革兰氏染色、细胞学检查或细菌培养等，对诊断和治疗也有帮助。

(二)鉴别诊断

1.西医

本病应与慢性支气管炎、肺脓肿、肺结核、先天性肺囊肿、支气管肺癌和弥漫性泛细支气管炎等部位的疾病相鉴别。

2.中医

主要与肺痨、喘证、肺胀、咳嗽、呕血等疾病相鉴别。

五、治疗

(一)一般措施

(1)加强体育锻炼，增强抗病能力，可坚持跑步、打太极拳等，适时增添衣被，防止外邪侵入。

(2)要积极治疗基础疾病，如肺结核、肺炎、鼻旁窦炎、儿童腺样体肥大等。

(3)预防感冒发生；预防复发，要防早、防小(指幼年阶段已有此病，应及时综合防治)。

(4)戒除烟酒等不良嗜好。减少辛辣刺激食物的摄入。

(二)中医治疗

关于肺痈的病因、病机，近年来中医界进行了深入而有意义的研究。本病的发生，虽病位在肺，但是不可忽视肺以外因素的影响。如肺系(鼻、咽、喉、鼻窍)、肝、肾、胃等部位的疾病。依临床表现可分为急性期和迁延期2个阶段，急性期以咳大量脓性痰、咯血为主要症状，或伴发热、胸痛、喘促等表现。迁延期的主要临床表现为咳嗽、咳脓痰，以及机体正气不足的一系列症状。宜分期进行辨证施治。急性期以祛邪为主，急则治其标，采用清热解毒、化瘀排脓，邪去正安。迁延期正虚邪恋，虚实夹杂，宜以清热排脓为主，佐以扶正。

辨证首先区分急性期和迁延期；其次掌握肺、脾、肾、胃的相互关系，掌握肺与肺系的相互影响；再次辨虚实，实证多为痰浊、痰热、痰瘀，虚证多为肺虚、脾虚、肾虚。

1.急性期的辨证论治

(1)痰热伤肺。

主症：咳嗽、咳大量脓样黄白色稠痰，其气味或腥臭；咯血或痰中带血，口干，口渴，可伴发热恶寒，胸痛，大便结，小便黄。

治法：清肺泻火，凉血止血。

方药：清肺止血汤加减。生地黄 15 g，牡丹皮 15 g，仙鹤草 30 g，苇茎 15 g，鱼腥草 30 g，桑白皮 15 g，杏仁 12 g，桔梗 15 g。本方以生地黄、牡丹皮、仙鹤草清热凉血止血，佐以苇茎、鱼腥草清肺泻火；桑白皮、杏仁、桔梗宣肺涤痰。全方合用可收清泻肺热，凉血止血之效。热盛加黄连 12 g、黄芩 15 g 以清肺泻热；痰多加瓜蒌 20 g，胆南星 12 g、冬瓜仁 20 g 以清热化痰；大便秘结不通加大黄 10 g 泻热通腑；血色瘀黯、缠绵不止加三七末 1.5 g 止血。

(2)肝火犯肺。

主症：咳嗽、咳黄色脓痰、咯血、烦躁易怒、胸胁疼痛、口干、口苦、舌质红、舌苔薄黄干、脉弦数。

治法：清肝泻火止血。

方药：清肝止血汤加减。生地黄 15 g，牡丹皮 15 g，龙胆草 15 g，栀子 12 g，桑白皮 15 g，杏仁 15 g，生蒲黄 10 g，仙鹤草 30 g。龙胆草、栀子以清肝泻火为主药；生地黄、牡丹皮、生蒲黄、仙鹤草凉血止血，佐以桑白皮、杏仁宣肺化痰。全方合用可收清泻肝火，凉血之效。胸胁痛明显者加柴胡 12 g、桃仁 10 g 疏肝理气化瘀以止痛；痰多加浙贝母 15 g、瓜蒌皮 15 g 清热涤痰。

(3)相火灼金。

主症：咳嗽、咳痰或干咳无痰、痰中带血或反复咯血、口干咽燥、潮热盗汗、面赤颧红、舌质红少苔或无苔、脉细数。

治法：滋阴清热、凉血止血。

方药：滋阴止血汤加减。生地黄 15 g，牡丹皮 15 g，玄参 15 g，黄柏 12 g，知母 12 g，仙鹤草 30 g，川贝末 3 g(冲服)，阿胶 12 g(烊化)。生地黄、玄参、牡丹皮、仙鹤草，滋养肾阴，凉血止血；佐以知母、黄柏清热养阴；川贝母、阿胶清热养阴并助止血。全方合用可收滋阴泻火，凉血止血之效；痰多加枇杷叶 12 g、天花粉 15 g 加强清热化痰；反复咯血，加生蒲黄 15 g、白茅根 15 g 养阴止血；舌涸津伤以生藕汁代茶徐徐咽下，有清热生津止血之效。

(4)气不摄血。

主症：痰中带血或咳吐脓血。面色无华，神疲乏力，头晕目眩，耳鸣心悸，或肢冷畏寒，冷汗淋漓。舌质淡，脉虚细或虚数或芤。

治法：益气温阳摄血。

方药：拯阳理劳汤加减。人参 6 g(另炖兑服)，黄芪 20 g，白术 10 g，当归 10 g，陈皮 10 g，肉桂 3 g，仙鹤草 30 g，白及 10 g，阿胶珠 10 g，三七末 3 g(冲服)，甘草 6 g。人参、黄芪、白术、肉桂、甘草益气温阳；仙鹤草、白及、阿胶珠、三七粉止血；当归、陈皮行气活血，使止血而不留瘀。全方合用可收益气摄血，收敛之效。无寒象者去肉桂。

(5)气阴亏虚。

主症：呛咳少痰，痰中带血，气短神倦，自汗，口燥咽干，或有潮热，手足心热，脉细数无力。

治法：益气救阴，敛肺止血。

方药：生脉散加减。人参 10 g(另炖)，麦冬 20 g，五味子 9 g。人参大补元气，麦冬养阴润肺，益气生津，五味子敛肺生津，聚耗散之气。全方合用可收益气养阴之效。若病情急危，应急用生脉注射液 30 mL 加入 50%葡萄糖液 20 mL 静脉推注。病情危重者，可加用生脉注射液加入 10%葡萄糖注射液中静脉滴注。以敛阴固脱。

(6)血脱亡阳。

主症：面色苍白，四肢厥冷，大汗淋漓，甚至昏蒙，鼻息微弱，舌质淡，脉数细无力。

治法：益气回阳固脱。

方药：独参汤或参附汤。吉林参 30 g(另炖)，或加制附子 15 g。吉林参大补元气，益气固脱，此时可谓“有形之血不能速生，而无形之气所当急固”，用于气随血脱之危症；制附子温肾壮阳，祛寒救逆。全方合用可收益气回阳固脱之效。若病情急危，应急用生脉注射液、参附注射液各 10～30 mL，分别加入 50%葡萄糖注射液 20 mL 中静脉推注，或加入 10%葡萄糖注射液中静脉滴注。

2.迁延期的辨证论治

(1)痰浊阻肺。

主症：长期反复咳嗽、咳大量脓痰、痰色虽黄白黏稠，但易咯出，尤以午间或

变换体位后咳痰更多;气促、气紧,痰咯出后咳喘可以减轻,舌质红,苔白厚腻,脉滑。

治法:祛痰止咳平喘。

方药:支扩涤痰汤。鱼腥草 30 g,前胡 12 g,杏仁 12 g,浙贝母 12 g,冬瓜仁 15 g,薏苡仁 15 g,炙麻黄 9 g,桔梗 15 g,法半夏 12 g,瓜蒌仁 12 g。本方中杏仁、冬瓜仁、薏苡仁、桔梗涤痰宣肺,佐以鱼腥草、前胡、浙贝母清肺化痰;炙麻黄、法半夏宣肺化痰平喘。全方合用可收涤痰平喘之效。若湿痰化热加黄连 6 g、黄芩 15 g、青天葵 15 g 以加强清解肺热;痰黄稠难咯出加桑白皮 12 g、苇茎 15 g、煅礞石 8 g 宣肺化痰。

(2)肺脾两虚。

主症:反复咳嗽,咳痰量多,痰稀白或带泡沫,气短、少气懒言,胃纳不佳,形体消瘦,易患伤风感冒,舌质淡红,舌苔白润,脉细弱。

治法:益气健脾,祛痰止咳。

方药:三六汤。党参 30 g,茯苓 12 g,白术 12 g,黄芪 30 g,法半夏 12 g,陈皮 9 g,白芥子 9 g,莱菔子 12 g,紫苏子 12 g,炙甘草 6 g。本方以党参、茯苓、白术、加黄芪培土生金,补益肺气,佐以白芥子、莱菔子、苏子蠲除顽痰、顺气降逆。全方合用可收益气健脾,燥湿化痰之效。喘重加厚朴 12 g、白果 10 g 以宽胸下气;兼伤风感冒,加防风 10 g、荆芥穗 10 g、柴胡 12 g 以疏解风邪。

(3)痰伏肺系。

主症:反复咳嗽,易感,咳痰黄稠或黄绿,尤以凌晨或卧位时痰多,可伴有鼻塞,鼻后滴流,喉鸣,咽痛或咽部异物感,舌红苔黄或白,脉滑或沉。

治法:清热化痰,宣肺利窍。

方药:清气化痰丸合苍耳子散。黄芩 12 g,胆南星 6 g,瓜蒌仁 15 g,陈皮 12 g,枳实 6 g,法半夏 12 g,茯苓 9 g,苍耳子 6 g,辛夷 6 g,白芷 15 g。本方以黄芩、胆南星、瓜蒌仁、法半夏清热化痰,陈皮、茯苓、枳实健脾理气,苍耳子、辛夷、白芷通窍排脓。咽痛可加木蝴蝶、玄参以利咽,痰稠可加苇茎、鱼腥草以加强清化痰热。

3.特色专方

(1)支扩稳定方:桔梗 10 g、麦冬 15 g、黄芪 20 g、茯苓 15 g、薏苡仁 30 g、金荞麦 30 g、紫草 15 g、白及 10 g 等。肺脾气虚证者加用党参、陈皮、白术等,气阴两虚证者加用南沙参、北沙参、生地黄等,痰热重者酌加蒲公英、黄芩、紫花地丁等。

(2)洪广祥益气护卫汤:由生黄芪 30 g、防风 10～15 g、白术 10～15 g、桂枝 10 g、白芍 10 g、大枣 6 枚、生姜 3 片、炙甘草 6 g、仙茅 10 g、淫羊藿 10～15 g 等组成,诸药共奏温阳益气、调和营卫、振奋真元之功效。若阳虚明显者,可将仙茅、淫羊藿易为补骨脂 10～15 g、胡芦巴 10～15 g,名为温阳护卫汤。本方适用于卫阳(气)虚弱型支气管扩张症,患者常见形寒肢冷、自汗畏风、不耐风寒、易伤风感冒等表现。

(3)白鹤汤:白及、生栀子、生地黄、杏仁、川贝各 10 g,黄芩 15 g,仙鹤草、桑白皮、地骨皮、花蕊石、黛蛤散(布包)各 30 g,生甘草 3 g,鲜藕汁 30～60 mL 另服。若烦躁口干者加生石膏 60 g,知母 10 g,鲜芦根 30 g;中脘饱闷,大便秘结者加生大黄或全瓜蒌以通腑泄热,热去血止;若阴虚火旺,手足心烦热,口干不欲饮者加鳖甲、白薇;咳大量脓痰加鱼腥草 60 g。每天 1 剂,水煎 2 次,分 3 次饭前服,7 天为 1 个疗程,一般治疗 3 个疗程。

(4)支气管扩张咯血方:黄芩 20 g,栀子 15 g,生地黄 30 g,白茅根 30 g,三七粉 5 g(冲服)。每天 1 剂,水煎早晚分服。疗程一般为 2 周,最短者 1 周,视病情而定。辨证加味:燥热伤肺型,酌加桑叶、金银花、沙参、麦冬、杏仁;痰热郁肺型,酌加桑白皮、生大黄、鱼腥草、川贝、瓜蒌;肝火犯肺型,酌加柴胡、龙胆草、郁金、牡丹皮;阴虚肺热型,酌加沙参、麦冬、玄参、阿胶、黄芪、当归。

(5)当归补血补络补管汤加味:当归、黄芪、生龙骨、生牡蛎、鱼腥草各 30 g,三七粉 5 g(冲服)、生赭石 20 g,山茱萸、黄芩各 10 g。每天 1 剂,水煎分 3 次服,每次 200 mL。

(6)化瘀益气方:药物组成包括茜草 60 g,丹参 60 g,桃仁 30 g,三七 25 g,党参 100 g,麦冬 100 g,生地黄 100 g,百合 100 g,陈皮 100 g,诃子 100 g,海蛤壳 100 g,半夏 60 g,五味子 30 g,枸杞子 80 g,煅花蕊石 120 g,川贝母 50 g,青黛 30 g,阿胶 150 g,竹沥 60 mL,冰糖 500 g,蜂蜜 500 g。将上方前 14 味水煎 2 次混合后浓缩至 2 500 mL,加入川贝母、三七、青黛、阿胶、竹沥,再煎 30 分钟,加入冰糖和蜂蜜收膏约 300 mL 即成。每次 20 mL,每天 3 次徐徐服用,用以治疗支气管扩张症急性发作期,坚持服药,效果较好。

(7)加味鱼旱蛋方:鲜鱼腥草 200 g、墨旱莲 100 g、鸡蛋 4 个,重度咯血者加仙鹤草 50 g、白及 25 g、白茅根 25 g、生地黄 15 g;发热者加金银花 15 g、黄芩 15 g;兼咳嗽者加苏子 15 g、百部 15 g、尖贝 12 g;肝火盛者加牡丹皮 15 g、白芍 12 g、郁金 12 g。先将鲜鱼腥草、鸡蛋洗净,连根叶和鸡蛋放入锅内煮半小时后,将蛋取出,用筷将蛋壳打破,再放入锅内煮半小时,将药汁倒入碗内,每天多次,

每次100 mL加适量红糖同服，1 周为 1 个疗程。鸡蛋去壳后分早、晚各服 1 次，每次 2 个。

(8)五白汤：白毛夏枯草 20 g，白芍 12 g，白及 15 g，白蔹、白薇各 9 g。每天 1 剂，加水 550 mL，煎至 250 mL，渣加水 350 mL，煎至 150 mL，分 2 次饱腹服。

(9)加味黄连温胆汤：川黄连 6 g、法半夏 8 g、枳实 10 g、陈皮 10 g、竹茹10 g、茯苓 15 g、金荞麦 20 g、白及 10 g、生甘草 10 g。脓痰为主者加薏苡仁 15 g、冬瓜仁 30 g、苇茎 30 g、桔梗 10 g、桃仁 6 g；咯血为主者加云南白药 1 g(另行冲服)；胸痛者加郁金 10 g；伴发热者加黄芩 10 g、金银花 10 g；每天 1 剂，10 天为 1 个疗程。

4.中药成药

(1)紫地宁血散：每次 4 g，每天 3 次，治疗支气管扩张症急性期引起的咯血。

(2)化州橘红精：每次 30 mL，每天 3 次，治疗支气管扩张症迁延期引起的痰浊阻肺。

(3)金水宝胶囊：每次 3 粒，每天 3 次，治疗支气管扩张症迁延期引起的肺脾两虚证。

5.针灸疗法

取穴孔最、尺泽、内关、外关、膈俞、膻中。手法：辨虚实而采用补法或泻法。

6.其他特色疗法

(1)雾化吸入疗法：雾化吸入治疗法，柴氏用白及、五倍子液作雾化吸入治疗 46 例，总有效率为 90%，止血时间最长为 48 小时，陈氏用双麻贝雾化剂治疗支气管扩张症的痰阻气道证，有效率达 91.2%。

(2)穴位注射疗法：①鱼腥草注射液。4 mL，双孔最穴注射，每穴 2 mL，咯血时每天注射 2 次，3 次为 1 个疗程，咯血停止后每天注射 1 次，剂量同上，巩固治疗 2～3 天。②胎盘注射液。4 mL，双肺俞穴注射，每穴 2 mL，每天 1 次，15 天为 1 个疗程。③核酪注射液。主穴取肺俞、肾俞，配太溪、三阴交、尺泽。④黄芪注射液。主穴取肺俞、脾俞，配足三里、大椎；益气健脾，适用于气虚痰湿型。⑤丹参注射液。主穴取膈俞、肺俞，配血海、太渊。每组均双侧，每次取 2 穴穴注，余针刺，隔天 1 次，10 次为 1 个疗程。1 个疗程结束后休息 1 周，再进行第 2 疗程，连续治疗 6 个月。适用于气滞血瘀型。

(3)自血疗法：选择肺俞、脾俞、丰隆、足三里 4 组穴位，每次选取 2 组穴位，抽取静脉血 4 mL，分注于 2 组共 4 个穴位。每周 2 次，疗程 12 周。

(4)外敷疗法：咯血贴由肉桂末 3 g、冰片 3 g、硫磺末 6 g、大蒜粉 9 g 组成。

上药研匀后以蜂蜜适量调成膏状。如无大蒜粉，可用新鲜大蒜瓣去皮，约 9 g，捣碎成泥状，兑入上药末，调匀，分成 2 等份置于透气医用胶黏带或医用胶布中间。洗足后，敷贴双侧涌泉穴。成人男性一般贴 6～8 小时，成人女性贴 4～6 小时，儿童贴 3 小时后揭去。该剂 2 次为 1 个疗程，一般使用 1～2 个疗程获效。

(5)局部灌注疗法：以利多卡因 20 mL 加阿托品 0.5 mg 雾化吸入局部麻醉，患者取仰卧位，将支气管镜经鼻腔插入至气管，边入镜边反复抽吸支气管内分泌物后，将插入端固定在支气管扩张处，每次用无菌生理盐水 20 mL 注入，随即负压吸净灌洗液，可重复操作 5 次，然后将黄芩液 5 mL 注入。对于双侧支气管扩张患者可每侧各注药 5 mL，5 天 1 次，2 次为1 个疗程。2 组各行 1 个疗程治疗。

(6)鼻腔冲洗法：0.9%氯化钠注射液 500 mL，加入双黄连冻干粉针剂 1.8～2.4 g，每天 1 次鼻腔冲洗，2～4 周为 1 个疗程。适用于支气管扩张症同时伴有鼻旁窦炎患者。可以有效控制鼻旁窦炎，减少下呼吸道感染的机会。对控制气道慢性炎症，减少抗生素的使用也有积极作用。

临床上可视情选用上述方法 1～2 种，并配合方药内服及饮食调护等综合疗法，常可获得较好疗效。

(三)西医治疗

支气管扩张症的治疗主要是控制感染和促进痰液引流，必要时应考虑外科手术切除。支气管扩张是解剖上的破坏性改变，是不可逆的，因此药物治疗的目标是控制症状及延缓疾病的进展。支气管扩张症通常继发于其他疾病，所以应对原发病及时进行治疗，对合并的鼻窦炎等应进行彻底治疗。此外，应加强支持治疗、合理安排休息、避免受凉、劝导戒烟、预防呼吸道感染。

1.内科治疗

(1)控制感染：控制感染是支气管扩张症急性感染期的主要治疗措施。根据病情，参照细菌培养及药物敏感试验结果选用抗菌药物，在痰培养结果出来前或痰培养为阴性时，抗生素可选用下列经验性方案。轻症者可选用口服氨苄西林或阿莫西林 0.5 g，每天 4 次，或第一、二代头孢菌素；存在铜绿假单胞菌感染时，可选择口服喹诺酮类；重症患者常需静脉联合用药。如有厌氧菌混合感染，加用甲硝唑、替硝唑或克林霉素。

(2)抗炎症治疗：慢性气道炎症是支气管扩张很重要的一个致病机制。抗炎症治疗有可能减轻气道炎症，帮助受损气道黏膜和纤毛功能的修复。目前，对于小剂量大环内酯类药物的抗炎症作用研究较多，该类药物尤其对于弥漫性泛细支气管炎和支气管扩张有一定的效果，可以减轻气道黏液分泌，破坏铜绿假单胞菌的生物膜,减少发作次数。其中红霉素、罗红霉素、克拉霉素和阿奇霉素等对支气管扩张均有一定的效果。

(3)保持呼吸道通畅。

体位引流:按病变部位采取合适体位,使病变部位处于高位引流,利用重力作用将痰引流至肺门处,再行咳出,排出积痰,减轻继发感染及中毒症状;每天2～4次,每次15～30分钟。体位引流时,间歇做深呼吸后用力咳痰,轻拍患部;痰液黏稠不易引流者,可先雾化吸入稀释痰液,易于引流;对痰量较多的患者,要防止痰量过多涌出而发生窒息。

稀释脓性痰,以利痰排出:①祛痰剂,可口服溴己新8～16 mg,每天3次,或盐酸氨溴索片30 mg口服,每天3次;②生理盐水、盐酸氨溴索注射液,超声雾化吸入可稀释痰液;③出现支气管痉挛,影响痰液排出时,在不咯血情况下,可应用支气管舒张药,如口服氨茶碱0.1 g,每天2～3次或其他缓释茶碱制剂。必要时可加用支气管舒张药喷雾吸入。

支气管镜吸痰:如体位引流痰液仍难排出,可经支气管镜吸痰,在镜下用生理盐水冲洗稀释痰液,并进行肺泡灌洗治疗。

2.外科治疗

如果支气管扩张为局限性,且经充分的内科治疗仍顽固反复发作者,全身情况良好,又无心、肝和肾脏器质性疾病,可选择手术治疗。对于出血部位不明显的大咯血的患者、不能耐受肺切除术的患者、不愿接受手术治疗的患者,可以进行支气管动脉栓塞术。对于终末期支气管扩张的患者和并发呼吸衰竭的患者可以考虑肺移植。

如病变较轻,且症状不明显,或病变较广泛累及双侧肺,或伴有严重呼吸功能损害者,则不宜手术治疗。

第三节　急性上呼吸道感染

急性上呼吸道感染是鼻腔、咽或喉部急性炎症的总称,简称上感。常见病原体为病毒,仅少数为细菌。该病患者不分年龄、性别、职业和地区,某些病种具有传染性,甚至可以引起严重的并发症。该病全年皆可发病,冬春季节好发。主要通过含有病毒的飞沫传播，亦可通过被污染的手及用具传染。多数为散发性，气候突变时则易引起局部或大范围的流行。病毒表面抗原发生变异，则可产生新的亚型，且不同亚型之间无交叉免疫，因此同一人可在1年内多次发病。有些病毒可以在间隔数年后引起较大范围的流行。

本病的临床表现与中医学感冒、外感发热颇为相似，中医学对本病的论述较为详细。

《素问·骨空论》云："风者百病之始也……风从外入，令人振寒，汗出头痛，身重恶寒。"此即外感风邪引起感冒的相关论述。《素问·风论》亦云："风之伤人也，或为寒热。"汉代张仲景论述太阳病时，以桂枝汤治表虚证，以麻黄汤治表实证，为感冒辨证治疗奠定基础。"感冒"一词始见于北宋《仁斋直指方·诸风》，该书在"伤风方论"中记载了参苏饮"治感冒风邪，发热头痛，咳嗽声重，涕唾稠黏"。朱丹溪《丹溪心法·中寒二》提出："伤风属肺者多，宜辛温或辛凉之剂散之。"对后世治疗影响深远。

近年来，伴随数次较大规模流感的暴发，西医、中医及中西医结合研究均加大力度，通过大量临床经验的积累，急性上呼吸道感染的理论及实验研究均有长足进步，中西医结合治疗，以及内外并治、针药并施等中医治疗方法在治愈疾病的过程中发挥重大作用。

一、病因、病机

(一)中医

中医学认为，本病主要由外感六淫、时行疫毒、正气亏虚、肺卫不固所致，风、寒、暑、湿、燥、火之邪随季节而来，患者无问长少，皆相染疫，症状相似。多与气候突变、寒温失宜、正气虚弱等因素密切相关。

1.外感六淫、时行疫毒

本病的发生多由风邪或时行疫毒从皮毛或口鼻侵袭人体，使肺卫失和所致。风为六淫之首，往往随时气而入，春季多与热邪合而致病，梅雨季节多与湿邪相合，夏季多与暑邪相合，秋季多与燥邪相合，冬季多与寒邪相合，亦可与时行疫毒合而致病。本病初起多以风寒或风热之邪为主，风热不解或寒邪郁而化热则可呈现热邪犯肺之症状；病邪传里化热，若表证未解，则可见表寒里热之症状；反复感邪或日久未愈，则可由实转虚，亦有体虚感邪者，均可呈现正虚标实之症状。

2.正气亏虚、肺卫不固

气候突变、寒暖失宜、六淫时邪猖獗之时，易于诱发本病。《素问·评热病论》载“邪之所凑，其气必虚”。该病病位在肺卫，病邪由表入里，可涉及他脏，由此而知，正气亏虚、肺卫不固是发病之内因。生活起居不当，寒暖失宜，伤于劳倦，皆可使人腠理不密，营卫失和，体质虚弱，肺卫不固而致体虚感邪。通常阳虚之人易感风寒之邪；阴虚之人易感风热、风燥之邪；痰湿盛者易感湿邪；湿热盛者易感暑邪。

由上可知，正气亏虚，肺卫不固，加之外感诸邪疫毒，可致肺卫调节功能失常。风、寒、暑、湿等邪或独犯肺卫，或合而致病，使卫表不和，营卫失调，正邪相争而致病。该病病位在肺，病情以来犯之邪为其特征，可兼见他症。

（二）西医

（1）本病70%～80%由病毒引起，主要病毒有鼻病毒、流感病毒（甲、乙、丙）、副流感病毒、呼吸道合胞病毒、腺病毒、鼻病毒、埃可病毒、柯萨奇病毒、麻疹病毒、风疹病毒等，成人以鼻病毒为主，儿童则以副流感病毒和呼吸道合胞病毒为主。细菌感染占20%～30%，以溶血性链球菌最为多见，其次为流感嗜血杆菌、肺炎链球菌和葡萄球菌等，偶见革兰氏阴性杆菌。

（2）各种可导致全身或呼吸道局部防御功能降低的原因可诱发本病，机体或呼吸道防御功能降低时，先前存在于上呼吸道或从外界侵入的病毒和细菌迅速繁殖，可引起本病。

二、临床表现

临床表现有以下类型。

（一）普通感冒

普通感冒俗称“伤风”，又称急性鼻炎，以鼻咽部卡他症状为主要表现。起病较急，主要表现为鼻部症状，如喷嚏、鼻塞、流清水样鼻涕，也可表现为咳嗽、咽干、咽痛、听力减退、流泪、味觉迟钝、呼吸不畅、声嘶等症状。严重者可有发热、轻度畏寒和头痛。体检见鼻腔黏膜充血、鼻腔黏膜水肿、鼻腔黏膜有分泌物、咽部轻度充血等。

（二）急性病毒性咽炎、喉炎

由鼻病毒、腺病毒、流感病毒、副流感病毒、肠病毒、呼吸道合胞病毒等引起。急性病毒性咽炎的临床表现为咽部发痒和灼热感，咳嗽少见。体检见咽部明显充血、水肿，颌下淋巴结肿痛。

急性病毒性喉炎的临床表现为声嘶、讲话困难，可有咳嗽伴咽痛及发热。体检见喉部水肿、充血，局部淋巴结肿大伴触痛，有时可闻及喉部的喘鸣音。

(三)急性疱疹性咽峡炎

由柯萨奇病毒 A 引起，多发于夏季，儿童多见，成人较少见。临床表现为明显咽痛、发热，病程约 1 周。体检见咽充血，软腭、腭垂、咽部和扁桃体表面有灰白色疱疹及浅表溃疡，周围有红晕。

(四)咽结膜热

主要由腺病毒、柯萨奇病毒等引起。多发于夏季，多由游泳传播，儿童多见。临床表现有发热、咽痛、畏光、流泪等。体检可见咽及眼结膜明显充血。

(五)急性咽-扁桃体炎

多由溶血性链球菌引起，其次为流感嗜血杆菌、肺炎链球菌和葡萄球菌等。临床表现为起病急，咽痛明显、畏寒、发热(体温可达 39 ℃以上)等。体检可见咽部明显充血，扁桃体肿大和充血、表面有脓性分泌物，有时伴有颌下淋巴结肿大、压痛，而肺部查体无异常体征。

三、辅助检查

(一)外周血常规检查

病毒性感染时白细胞计数正常或偏低，淋巴细胞比例升高；细菌性感染时，白细胞总数和中性粒细胞比例增多，出现核左移现象。

(二)病原学检查

因病毒类型繁多，且明确类型对治疗无明显帮助，一般无需明确病原学检查。需要时可用免疫荧光法、酶联免疫吸附法、血清学诊断或病毒分离鉴定等方法确定病毒的类型。细菌培养可判断细菌类型并做药物敏感试验，以指导临床用药。

四、诊断与鉴别诊断

(一)诊断

(1)可有受凉、过累、体弱、呼吸道慢性炎症等病史。

(2)依据各临床类型的症状和体征。

(3)胸部 X 线检查阴性。

(4)特殊情况下可进行细菌培养、病毒分离，以确定病原体。

(二)鉴别诊断

1.西医

本病应与变应性鼻炎、急性支气管炎、肺炎等疾病相鉴别。

2.中医

主要是与鼻渊、喘证、哮病、肺痨、肺痈等疾病相鉴别。

五、治疗

(一)一般措施

(1)加强体育锻炼,进行有规律的适度运动,增强体质。

(2)注意保暖,天气突变时,尤需注意增减衣物。

(3)居所及工作环境要定时通风,并且注意室温,避免过凉或过热;可采用食醋熏蒸的方法进行室内消毒,每立方米空间以5~10 mL的食醋,加水1~2倍进行稀释,加热熏蒸2小时左右,每天1次或隔天1次。

(4)尽量避免与感冒患者接触,在感冒流行季节少去公共场所,以减少传播机会;避免受凉、淋雨及过度疲劳等发病诱因。

(5)反复发生上呼吸道感染者,可酌情接种疫苗,还可以健脾补肺,固表止汗。

(二)中医治疗

中医学理论认为本病邪在肺卫,以实证居多,亦有虚实夹杂者,治当因势利导,解表祛邪,既要辨明外感六淫、时行疫毒,又要分清虚实、顾护正气,同时照顾兼证,据证施治。邪实者慎防补益过早,以免留邪;体虚者,则须扶正固本,兼以祛邪,不宜专行发散,重伤肺气。

1.辨证论治

(1)风寒束表。

主症:鼻塞声重,清涕喷嚏,无汗头痛,身痛腰痛,骨节疼痛,无咽干痛,或咽痒少咳,或恶风发热,或略胸满。舌苔薄白而润,脉浮或浮紧。

治法:发汗解表,宣肺平喘。

方药:麻黄汤加减。麻黄、杏仁各10 g,桂枝、甘草各6 g。诸药合用,功可发汗解表,宣肺平喘。失眠或肝火头胀者去麻黄10 g,加紫苏叶10 g;兼里热烦躁者加生石膏10 g;鼻塞流涕者加辛夷10 g。

(2)风热犯表。

主症:发热重,恶寒轻,咽痛口渴,头痛,鼻塞少涕,少咳,少痰,舌边尖红,苔薄白微黄,脉浮数。

治法:清热解表、利咽止咳。

方药:曲氏抗感退热方。柴胡、连翘、荆芥、黄芩、炒牛蒡子各 10 g。全方功可清热解表、利咽止咳。咽痛甚者加射干 10 g;咳多者加紫苏叶、杏仁各 10 g。

(3)暑湿伤表。

主症:身热,微恶风,汗少或汗出热不解,头重胀痛,肢体酸重或疼痛,咳嗽痰黏,鼻流浊涕,心烦口渴,或口中黏腻,渴不多饮,胸闷呕恶,大便或溏,舌质红,苔薄黄而腻,脉濡数。

治法:清暑祛湿解表。

方药:新加香薷饮加减。金银花、扁豆花各 10 g,香薷、连翘、厚朴各 6 g。诸药合用,功可清暑祛湿解表。暑热偏盛者加柴胡、黄芩各 10 g;咳痰者加苏叶、杏仁、鱼腥草各 10 g;湿困卫表,身重少汗,恶风者加藿香、佩兰各 10 g;里湿偏盛者加苍术、陈皮各 10 g。

(4)表寒里热。

主症:咽痒咳嗽,咳声轻浅,鼻塞声重,痰少色黄白,或发热,恶寒,或口渴,舌质淡红,苔薄白,脉滑。

治法:宣肺疏风,止咳化痰。

方药:前贝止嗽散。紫菀、桔梗、荆芥、百部、陈皮、白前、浙贝、甘草各 10 g,前胡 20 g。全方功可宣肺疏风,止咳化痰。发热者加柴胡、黄芩各 10 g,咽痛者加木蝴蝶、蝉蜕各 10 g,涕清者加紫苏叶 10 g,便稀者加葛根 15 g。

体虚之人祛邪力度酌减,扶正力度因人而异。以上方药,水煎服,每天 1 剂。重症每天可连服 2 剂。

2.特色专方

(1)防感汤 1 号:牛蒡子、柴胡、桔梗各 10 g,用水浸泡 15 分钟,煮沸后煎 20 分钟即可,复煎 1 次。每天 1 剂,分 2 次餐后温服,儿童酌减。本方为某医院的专家组在"非典"、人感染禽流感时期创立的防感汤系列方之一,具有清热解毒的功效。适合从事禽类宰杀、贩运、烹饪的人员及其他与禽类、禽产品有密切接触的人群。

(2)防感汤 2 号:牛蒡子、柴胡、桔梗、黄芪、扁豆花各 10 g,用水浸泡15 分钟,煮沸后煎 20 分钟即可,复煎 1 次。每天 1 剂,分 2 次餐后温服,儿童酌减。本方为某医院以高雪、曲敬来为主要成员的专家组在“非典”、人感染禽流感时期创立的防感汤系列方之一，具有清热解毒、益气化湿的功效。适合从事禽类宰杀、贩运、烹饪的人员及其他与禽类、禽产品有密切接触且脾虚夹湿者。

(3)病炎清1号：鱼腥草、黄芩、生石膏各30 g，贯众9 g。每天2次，早晚各服1次，每次100 mL。重症可每天3次，每次100 mL口服。本方为曲敬来教授多年临证实践之经验方，具有清热解毒、退热泻火之功效，治疗甲型流感病毒上呼吸道感染疗效确切。凡时行感冒，症见发热、咽痛、头身痛者，即可用之，在其流行期间，可作为通方用以治疗与预防，均有卓效。

(4)病炎清10号：柴胡、大青叶、野菊花、金银花、黄芩、防风、辛夷、射干各10 g，葛根15 g，甘草5 g，每天2次，分早晚各服1次，每次100 mL。本方为曲敬来教授经验方。治疗以清透戾气，宣肺疏邪为原则。该方组方严谨，体现外感热病清、宣、透之原则，治疗时行之邪从口鼻而入，入里犯肺，肺气郁闭，邪郁化热，邪热壅肺所致之时行疫毒每获良效，临床常用于治疗季节性甲型流感。

(5)茵陈苡仁汤：茵陈蒿15 g，黄芩12 g，薏苡仁20 g，杏仁10 g，茯苓12 g，泽泻12 g，金银花12 g，枳壳10 g，厚朴6 g。每天1剂，水煎服。本方具有解表化湿，清热和胃之功。此方尤适用于岭南湿热偏盛之地。

(6)清热宣肺汤：金银花、黄芩、蒲公英、桑白皮、岗梅根各15 g，鱼腥草30 g，连翘、辛夷、苍耳子、桔梗各12 g，薄荷6 g(后下)，甘草6 g。每天1剂，水煎服。本方根据叶天士“温邪上受，首先犯肺”的意旨立方，具有清热解表、宣肺疏风之功。

(7)清热散结汤：蒲公英、金银花、浙贝母、牡蛎各30 g，紫花地丁、玄参各20 g，板蓝根、穿山甲各15 g，王不留行12 g，夏枯草10 g。每天1剂，水煎服。扁桃体肿大者，多为痰热壅结于咽所致，本方具有清热解毒、化痰散结之效，可用治急性扁桃体炎。

(8)清瘟解毒汤：金银花、连翘、僵蚕、薄荷、牛蒡子、射干、千层纸、马勃、柴胡各10 g，黄芩、桔梗、浙贝母各15 g。以免煎颗粒开水冲服，每次1剂，8小时1次。本方着眼清宣解毒，用药多清扬疏散不黏滞，既能辛散宣透，去皮毛之邪，又清化在里之壅滞，全方轻清凉散，开宣肺气，使上焦温邪疏散，肺气宣畅，病证霍然。经多年研究研制的清瘟解毒汤经临床观察发现，能明显缩短乙型流感病毒感染引起的发热时间，明显改善咽喉肿痛诸临床症状且有见效快、无激素及解热镇痛药的不良反应等特点，是治疗乙型流感病毒感染的有效方剂。

(9)荆防银翘汤：银花、连翘、柴胡、大青叶各15 g，羌活、桔梗、前胡、葛根各

10 g,薄荷 5 g,生甘草 5 g。每天 2 剂,水煎服,6 小时 1 服。本方清、轻、辛、散,温凉并用,有辛凉解表、清热解毒、祛风透邪、泄肺利咽之功,治疗冬季流感,效果良好。

3.中药成药

(1)连花清瘟胶囊:连翘、金银花、炙麻黄、炒苦杏仁、石膏、板蓝根、绵马贯众、鱼腥草、广藿香、大黄、红景天、薄荷脑、甘草。口服,每次 4 粒,每天 3 次。本品具有清瘟解毒,宣肺泄热之功效,适用于治疗感冒之热毒袭肺证。

(2)热毒清口服液:白重楼、黄芩、大青叶、连翘、板蓝根、射干、甘草。口服,每次10 mL,每天 3 次。本品具有清热解毒、泻火退热、利咽止咳之功,可用于治疗外感高热、风热感冒、急性气管炎、急性咽炎、急性扁桃体炎。

(3)抗病毒口服液:板蓝根、石膏、芦根、生地黄、郁金、知母、石菖蒲、广藿香、连翘等。口服,每次 10～20 mL,每天 3 次。本品具有清热祛湿、凉血解毒之功效,可用于治疗风热感冒、温病发热。

(4)银黄口服液:金银花、黄芩。口服,每次 10～20 mL,每天 3 次。本品具有清热疏风,利咽解毒之功效,可用于治疗外感风热、肺胃热盛所致之感冒,以及急慢性扁桃体炎、急慢性咽炎、上呼吸道感染见咽干、咽痛、口渴、发热等证候者。

(5)正柴胡饮冲剂:柴胡、陈皮、赤芍、防风、甘草、生姜。口服,每次 10 g,每天 3 次,开水冲服。本品具有表散风寒、解热止痛之功效,适用于外感风寒初起之恶寒发热、无汗、头痛、鼻塞、打喷嚏、咽痛咳嗽、四肢酸痛等症。

(6)小柴胡冲剂:柴胡、姜半夏、黄芩、党参、甘草、生姜、大枣。口服,每次 10～20 g,每天 3 次。本品具有解表散热、疏肝和胃之功效,适用于外感邪在少阳,寒热往来,胸胁苦满,心烦喜吐,口苦咽干者。

(7)银柴冲剂:忍冬藤、柴胡、薄荷、芦根、枇杷叶、薄荷油。口服,每次 15 g,每天 3～4 次,开水冲服。本品有清热解毒之功效,可用于感冒发热、急性气管炎、急性咽炎、急性扁桃体炎。

(8)板蓝根冲剂:板蓝根。口服,每次 15 g,每天 3 次,温开水冲服。本品具有清热解毒、凉血利咽之功效,可用于肺胃热盛所致之风热感冒,以及急性扁桃体炎见咽喉肿痛、口咽干燥等证候者。预防时行感冒,口服 5 天,每天 15 g。

(9)感冒冲剂:忍冬藤、板蓝根、前胡、桔梗、葛根、甘草、牛蒡子、薄荷脑。口服,每次 1～2 袋,每天 3 次,开水冲服。小儿用量酌减。本品具有清热解表、宣肺止咳之功,适用于发热、头痛咳嗽、咽喉肿痛之风热感冒。临床可用于治疗上呼吸道感染、急性扁桃体炎、咽喉炎。

(10)风寒感冒冲剂:麻黄、葛根、紫苏叶、防风、桂枝、白芷、陈皮、苦杏仁、桔梗、甘草、干姜。冲剂,口服,每次 1 袋,每天 3 次。小儿酌减。本片具有解表发汗、疏风散寒之功效,为治疗外感风寒型感冒之常用药。

4.针灸疗法

(1)体针疗法:治以祛风解肌,取穴以手太阴、阳明经及督脉上的腧穴为主。主穴:列缺、合谷、大椎、风池、太阳穴。配穴:风寒感冒者,配风门、肺俞;风热感冒者,配曲池、尺泽;气虚感冒者,配肺俞、足三里;夹湿者,配阴陵泉、中脘;夹暑者,配曲池、委中;全身酸疼者,配身柱;鼻塞者,配迎香;咽喉肿痛者,配少商点刺出血。操作方法:主穴用毫针泻法;风寒感冒,大椎行灸法;风热感冒,大椎行刺络拔罐。配穴足三里用补法;少商、曲泽、委中用刺络出血。

(2)耳针疗法:取耳穴肺、气管、内鼻、脾、三焦、耳尖等。局部消毒后,耳尖穴点刺出血,余穴每次选 2～3 个,双侧同时针刺,捻转泻法,留针 10～20 分钟。

(3)电针疗法:取大椎、曲池、合谷、风池等。每次选取 2 穴,以毫针刺入,产生针感后,加电刺激,选取适当的波形和频率,以患者出现能耐受的麻胀感为度,每次通电时间 10～20 分钟。

(4)刺络疗法:取尺泽、委中、少商、大椎、耳尖、耳垂等。大椎挑刺出血,并拔罐 5～10 分钟;尺泽、委中用三棱针点刺出血,令其血流自止;少商、耳尖、耳垂诸穴,点刺出血数滴即可。

(5)皮肤针疗法:风寒感冒取脊柱两侧、肘窝、大小鱼际、鼻部;风热感冒取胸背部、风池、大椎、合谷、曲池。以中度或重度刺激,每天治疗 2～3 次。

(6)头针疗法:取感觉区、胸腔区,平刺,每次捻转 1～3 分钟,留针 15 分钟。

(7)光针疗法:取大椎、风池、风门、膈俞、合谷、曲池、鱼际、外关。每次选穴 2～4 个,用氦-氖激光器照射,照射距离为 20～30 mm,每天照射 1 次,重症每天照射 2 次,每次每穴照射 2～5 分钟。

(8)灸法:取大椎、肺俞、风门、足三里。隔姜灸常规操作,每穴 5～7 壮,每天 1 次,5 次为 1 个疗程。或用艾条灸,每天 1 次,每次灸 15 分钟,5 次为 1 个疗程。

5.其他特色疗法

(1)穴位敷贴疗法:该疗法通过刺激体表穴位,激发经络的功能,调和气血,调动体内正气以抗邪,是一种常用的内病外治法。在急性上呼吸道感染的治疗中,可作为辅助疗法,有安全性高、痛苦程度低的特点。

涌泉敷贴法:对于急性上呼吸道感染咳嗽较甚者,可将白芥子、栀子、桃仁、杏仁各 20 g,吴茱萸、樟脑各 10 g,研末混匀,用鸡蛋清、面粉将上末调成饼状,贴于双侧足底涌泉穴，同时对其加温片刻。贴敷 24 小时后取下，根据疾病恢复情况进行续贴。

肚脐敷贴法：先将脐部擦拭干净，用吴茱萸、红参、海马、鹿茸、炙甘草五药按 1∶5∶5∶5∶3 的比例与香油、凡士林等调制成膏，局部敷贴神阙穴，并用胶布敷盖。可用于体虚易感者。

(2)穴位注射疗法：此疗法采用常规方法，利用注射器进行穴位注射。其注射和留药的过程与毫针进针、得气，以及留针的过程和作用相似，是中医学针刺疗法与现代注射疗法的有机结合，在急性上呼吸道感染的治疗中，亦为安全、方便、可靠的辅助疗法。在常规治疗的基础上，于第 3 胸椎棘突旁开 1.5 cm 的肺俞穴注射维生素 K_1 或维丁胶性钙，每天 1 次。通过有效地刺激肺俞穴可起到宣肺、止咳、平喘、化痰等作用。此外，上感若伴热势较高者，可取柴胡注射液或银黄注射液中任意一种，进行双侧曲池穴注射，每天 2 次，3 天为 1 个疗程，亦有较好疗效。

(3)推拿疗法：选取百会、风池、印堂、太阳、大杼、肺俞等为主穴，运用推、拿、揉、压、按等推拿手法，并结合辨证加减取穴，此法具有宽胸理气、宣肺止咳化痰、解表退热以缓其标之效，同时亦有调整脏腑、平衡阴阳以治其本之功。此法为临床治疗急性上呼吸道感染的常用辅助疗法。

膀胱经擦法：嘱患者取俯卧位，用小鱼际或手掌根部顺患者背部两侧膀胱经，特别在大杼、肺俞、肾俞各擦 50 次以上。若辨证属风寒型，则加推眉弓、攒竹各 20 次，揉按风池、迎香各 20 次，以大鱼际或拇指偏峰推拿前臂手太阴经20 次，后点掐外关、合谷；若证属风热型，则加风池、太阳、迎香，各揉按 20 次，后点掐少商、商阳、合谷、曲池。体弱气虚者，加点揉足三里、百会；恶心呕吐者，加揉按内关、中脘、足三里。手法完毕后令患者做吹气、呵气口型，不作声响，徐徐出气，直至口中唾液增多，口味甘甜为止。每隔 2 小时 1 次，每次 10 分钟。

头面部推拿法：选取风池、风府、天柱穴，行推、拿手法，操作约 5 分钟。后从印堂向上沿前额发际，运用推法推至头维、太阳穴，往返 3～4 遍。继之按印堂、鱼腰、太阳、百会穴，用抹法从印堂起向上循发际至太阳穴，往返 3～4 遍，施术约 8 分钟。然后再次推拿风池、风府、天柱穴，同时配合按肺俞、风门穴，拿肩井穴。此法适用于感冒轻证。

小儿推拿法：由于小儿脏腑娇嫩，御邪能力差，易受外邪侵袭，因此易患本病。由于推拿法操作简便、无损伤、痛苦小，因此此法为儿科治疗急性上呼吸道感染常用疗法之一。操作方法：分推八道 100～300 次，分手阴阳 300 次，清肺经

100～200 次，推揉膻中 100～200 次，揉乳根、乳旁各 50～100 次，揉肺俞 100～300 次，补脾经 100～300 次，分推肩胛骨 100～300 次，飞经走气 50～100 次。若辨证属风寒，则可加四大手法，即开天门、推坎宫、揉太阳、揉耳后高骨四法各 30～50 次，掐揉二扇门，推三关各 100～300 次；若辨证属风热者，可加清天河水、清肺经各 100～300 次，推脊 50～100 次。操作手法宜轻快柔和。每天 1 次，每次约 15 分钟，3 次为 1 个疗程。

(4)拔罐疗法：①走罐法。嘱患者俯卧，裸露背部，将液状石蜡涂于背部督脉和足太阳膀胱经循行部位。采用闪火拔罐法，首先吸拔大椎穴，然后手扶罐体，沿督脉循行路线慢慢向下推移至至阳穴，来回反复走罐至皮下满布血点。急性上呼吸道感染除兼见体虚者不宜用此法外，其他属实证者均可施用本法治疗。若伴咳嗽严重者，可加拔两侧肺俞穴并留罐 5～8 分钟。每天或隔天 1 次，病愈即止。②留罐法。取大椎、中府、肺俞穴，先用 75%酒精棉球对所选穴位进行皮肤常规消毒。后行投火法拔罐，对上述各穴分别吸拔并留罐 5～15 分钟。如伴有烦躁、嗜睡或谵语，加拔灵台、神道，一罐拔双穴。每天 1 次。此法尤其适用于急性上呼吸道感染伴见高热者。③刺络拔罐法。取大椎、风门、肺俞穴，常规消毒后用三棱针浅刺出血，以闪火法将中号罐吸附于出血部位，行拔罐放血治疗，出血量为 1～2 mL，留罐 15 分钟，每天 1 次。该疗法有解表达邪、引热外行之效，尤其适用于证属风热者。若伴发热者，可加拔曲泽、委中穴放血治疗，操作同前法。

(5)刮痧疗法：取生姜、葱白各 10 g，捣烂和匀，用纱布包裹，蘸热酒先刮擦前额及太阳穴，然后刮背部脊柱两侧相关穴位，如大椎、肩井、风门、肺俞等穴，至皮肤潮红为宜，也可配合推刮肘窝及腋窝。此法适用于风寒感冒。

(6)食醋滴鼻疗法：用 0.5%的醋酸溶液，如用市售米醋配制，因其所含醋酸浓度较低，故不宜加水过多。每次滴鼻 3 滴，两次间隔 2～3 小时。24 小时为 1 个疗程，以治愈为度，通常需 1～3 个疗程。

(7)熏洗疗法：取麻黄 9 g，桂枝 6 g，生姜 9 g，紫苏 15 g，甘草 3 g，将上药煎汤以熏洗头面，主要用于治疗急性上呼吸道感染辨证属风寒型，此法可助风寒邪气得汗而解。

(8)药枕预防法：将山柰、丁香、石菖蒲、肉桂等芳香性中药，粉碎后做成香袋，另外填充淡竹叶、艾叶、茵陈、苍术、菊花等作为填充剂做成药枕。每晚睡觉枕用保健枕。此法适用于体虚易感者进行预防及辅助治疗。

(三)西医治疗

目前尚无特效抗病毒药物,故其治疗以对症处理为主,同时注意休息、多饮水、保持室内通风;忌食辛辣和防治继发细菌感染。

1.对症治疗

鼻塞流涕者,可用1%麻黄碱滴鼻。痰多者,给予盐酸氨溴索30～60 mg,口服,每天3次,餐后服。刺激性剧烈干咳、无痰者,给予可待因15～30 mg,口服,每天3次。发热者,可用解热镇痛类药物;也可用酒精擦浴等物理降温方法。

2.抗生素治疗

普通感冒无需使用抗菌药物。如有白细胞计数增多、咽部脓苔、咳黄痰等细菌感染证据,可根据经验选用口服青霉素、第一代头孢菌素、大环内酯类或喹诺酮类药物。

3.抗病毒药物治疗

对无发热、免疫功能正常、发病不超过2天的患者一般不需使用抗病毒药物。金刚烷胺及其衍生物(甲基金刚烷胺)可用于预防和治疗甲型流感病毒;吗啉胍对于治疗流感病毒、腺病毒和鼻病毒等有一定的疗效;利巴韦林和奥司他韦作为广谱抗病毒药,对流感病毒、副流感病毒和呼吸道合胞病毒等均有较强抑制作用,主张早期使用可缩短病程。

第四章

消化内科疾病

第一节　功能性便秘

功能性便秘属于功能性肠病的一种，主要表现为排便困难、排便次数减少或排便不尽感，且不符合便秘型肠易激综合征的诊断标准。本病属于中医学“便秘”“后不利”等范畴。

随着饮食结构改变、生活节奏加快和社会心理因素影响，功能性便秘的患病率呈上升趋势。一项多地区大样本的调查显示，功能性便秘患病率为6%。上海地区功能性便秘患病率为2.9%；台湾地区为8.5%；香港地区为14.3%。城市女性功能性便秘患病率为15.2%，农村为10.4%，城市高于农村。功能性便秘女性患病率为8%，明显高于男性的4%，目前国内有关功能性便秘发病率的报道存在差异，除与地域有关外，抽样方法和所应用诊断标准的不统一亦有影响。

一、临床表现

由于粪块在乙状结肠与直肠内过度停滞，患者有时左下腹有胀压感，常有里急后重、欲便不畅等症状。痔疮常作为便秘的继发症出现。在习惯用泻药或洗肠的患者中，由于胃肠运动功能的紊乱可出现上腹饱胀不适、嗳气、反胃、恶心、腹痛、腹鸣、排气多等主诉。长期便秘在部分患者可出现轻度“毒血症”症状，如食欲不振、口苦、精神萎靡、头晕乏力、全身酸痛等。至于造成轻度贫血及营养不良者较为少见。少数病例有臀部、大腿后侧隐痛与憋胀感觉，是由粪块压迫第三、第四及第五脊神经根前支所致。

二、辅助检查

目前评估功能性便秘病理生理学的特殊检查有结肠传输试验、肛门直肠测压、球囊逼出试验、排粪造影、盆底肌电图等，借助这些检查可判断临床类型，对功能性便秘患者酌情选择上述检查。

(一)结肠传输试验

随标准餐顿服不透X线的标记物(如直径1 mm、长10 mm的标记物20个),于48小时拍摄腹部X线片1张,若48小时大部分标记物在乙状结肠以上,可于72小时再摄片1张。根据标记物的分布计算结肠传输时间和排出率,判断是否存在结肠传输延缓、排便障碍。该方法简易、价廉、安全。采用核素法可检测结肠各节段的传输时间,但因价格昂贵而难以普及。

(二)肛门直肠测压

肛门直肠测压能评估肛门直肠动力、感觉及直肠顺应性,监测用力排便时盆底肌有无不协调收缩、是否存在直肠压力上升不足、是否缺乏肛门直肠抑制反射、直肠感觉阈值有无变化、直肠顺应性有无变化等。肛门直肠测压正常类型是以用力排便时直肠内压力升高,同时肛门松弛为特征。根据肛门直肠测压排便推进力不足有2个亚型,即Ⅱ型和Ⅳ型,Ⅱ型表现为推进力不足[直肠内压力<6.0 kPa(45 mmHg)],伴有肛门括约肌松弛不充分,甚至肛门括约肌收缩;Ⅳ型表现为推进力不足[直肠内压力<6.0 kPa(45 mmHg)],肛门括约肌足够松弛(>20%)。不协调性排便有2个亚型,即Ⅰ型和Ⅲ型,Ⅰ型表现为直肠内压力升高[≥6.0 kPa(45 mmHg)],同时肛门括约肌收缩引起肛管压力升高;Ⅲ型表现为直肠内压力升高[≥6.0 kPa(45 mmHg)],而肛门括约肌不松弛或松弛不充分(<20%)。

(三)球囊逼出试验

球囊逼出试验是功能性排便障碍的筛查方法,可根据患者排出直肠内的充水或充气的球囊所需的时间来评估直肠的排出功能。排出球囊所需的时间取决于使用的方法,排出50 mL充水球囊的时间为1~2分钟。球囊逼出试验作为功能性排便障碍的筛查方法简单、易行,但结果正常并不能完全排除盆底肌不协调收缩的可能。

(四)排粪造影

通常采用X线法,即将一定剂量的钡糊或钡液注入直肠,模拟生理性排便活动,动态观察肛门直肠的功能和解剖结构变化。主要用于与便秘相关肛门直肠疾病的诊断,如直肠黏膜脱垂、内套叠、直肠前突、肠疝(小肠或乙状结肠疝)、盆底下降综合征等。磁共振排粪造影具有能同时对比观察盆腔软组织结构、多平面成像、分辨率高、无辐射等优点。对难治性排便障碍型便秘,排粪造影结果是外科决定手术方式的重要依据。

(五)盆底肌电图

盆底肌电图检查能明确是否为肌源性病变,盆底肌肉众多,但盆底肌电图可精细检测到每块肌肉的活动情况。传统的针式盆底肌电图是诊断盆底肌不协调的重要方法,可作为肉毒素注射引导定位肌肉的方法。目前临床采用的盆底表面肌电是经过信号处理后的信息,可作为盆底生物反馈治疗前后监测肌肉训练的工具。此外,功能性便秘患者常伴睡眠障碍、焦虑和/或抑郁情绪,建议早期了解患者心理状态,调整生活方式和经验治疗后仍不能缓解便秘症状时,应特别注意对精神心理、睡眠状态和社会支持情况的评估,利用焦虑他评量表、抑郁他评量表分析判断心理异常与便秘的因果关系。

三、诊断

(一)功能性便秘的诊断标准

功能性便秘的诊断参照罗马Ⅳ标准,需要排除肠道及全身器质性因素、药物及其他原因导致的便秘并符合以下标准。

(1)必须符合下列 2 个或 2 个以上的症状:①至少 25%的时间排便感到费力;②至少 25%的时间排便为块状便或硬便(参照布里斯托粪便量表 1～2 型);③至少 25%的时间排便有不尽感;④至少 25%的时间排便有肛门直肠梗阻或阻塞感;⑤至少 25%的时间排便需要手法辅助(如用手指协助排便、盆底支持);⑥每周自发性排便少于 3 次。

(2)不使用泻药时很少出现稀便。

(3)不符合便秘型肠易激综合征的诊断标准。诊断之前症状出现至少 6 个月,且近 3 个月症状符合以上诊断标准。如患者符合阿片引起的便秘的诊断标准,就不应该诊断为功能性便秘,但临床医师要注意功能性便秘和阿片引起的便秘两者可重叠。

(二)功能性便秘的诊断步骤

需要进行以下 5 个循序渐进的步骤:①临床病史;②体格检查;③实验室检查;④结肠镜检查或其他检查;⑤特殊的检查,用以评估便秘的病理生理机制(有必要且有条件时进行)。

(三)功能性便秘的诊断分类

功能性便秘可分为正常传输型便秘、慢传输型便秘、排便障碍型便秘。诊断这些病理生理学亚型需要相应的诊断技术和诊查设备。

(四)功能性便秘的鉴别诊断

对近期内出现便秘或便秘伴随症状发生变化的患者，鉴别诊断尤为重要。对年龄＞50岁、有报警征象者，应进行必要的实验室、影像学和结肠镜检查，以明确便秘是否为器质性疾病所致、是否伴有结直肠形态学改变。报警征象包括便血、粪隐血试验阳性、大便变细、贫血、消瘦、明显腹痛、腹部包块、有结直肠息肉史和结直肠肿瘤家族史等。

四、中医辨证

功能性便秘的中医传统分型方法较多，功能性便秘中西医结合诊疗共识拟采用病因、病机结合的分型方法将功能性便秘分为热积秘、寒积秘、气滞秘、气虚秘、血虚秘、阴虚秘、阳虚秘7个证型进行辨证论治。临床上亦可见各种兼夹证型。

(一)热积秘

(1)主症：大便干结；大便臭秽和/或口干口臭和/或小便短赤。

(2)次症：腹胀或腹痛；面红心烦；或有身热。

(3)舌脉：舌红，苔黄，脉滑数。

(4)证型确定：主症必备，加次症1～2项即可诊断，参考舌脉象和理化检查。

(二)寒积秘

(1)主症：大便艰涩；腹痛拘急、得温痛减，或腹满拒按。

(2)次症：手足不温；畏寒。

(3)舌脉：舌质淡暗，苔薄白腻，脉弦紧。

(4)证型确定：主症必备，加次症1～2项即可诊断，参考舌脉象和理化检查。

(三)气滞秘

(1)主症：大便干结或不甚干结，排便不爽；腹胀或伴腹痛。

(2)次症：肠鸣矢气；情绪不畅时加重；胸胁痞满，嗳气频作。

(3)舌脉：舌红，苔薄，脉弦。

(4)证型确定：主症必备，加次症1～2项即可诊断，参考舌脉象和理化检查。

(四)气虚秘

(1)主症：大便不硬，虽有便意，但排便费力；用力努挣则汗出气短。

(2)次症：便后乏力；神疲懒言。

(3)舌脉:舌淡,苔白,脉弱。

(4)证型确定:主症必备,加次症 1～2 项即可诊断,参考舌脉象和理化检查。

(五)血虚秘

(1)主症:大便干结;面色少华,头晕目眩。

(2)次症:心悸气短;口唇色淡。

(3)舌脉:舌质淡,脉细弱。

(4)证型确定:主症必备,加次症 1～2 项即可诊断,参考舌脉象和理化检查。

(六)阴虚秘

(1)主症:大便干结如羊屎状;潮热盗汗和/或手足心热和/或两颧红赤。

(2)次症:口干少津;形体消瘦,头晕耳鸣;心烦少眠;腰膝酸软。

(3)舌脉:舌质红,有裂纹,少苔,脉细数。

(4)证型确定:主症必备,加次症 1～2 项即可诊断,参考舌脉象和理化检查。

(七)阳虚秘

(1)主症:大便干或不干,排出困难;面色㿠白,小便清长。

(2)次症:腹中冷痛;腰膝酸冷;四肢不温或畏寒怕冷。

(3)舌脉:舌淡,苔白,脉沉迟。

(4)证型确定:主症必备,加次症 1～2 项即可诊断,参考舌脉象和理化检查。

五、治疗

(一)一般治疗

(1)功能性便秘患者应保证摄入充足水分及足够的膳食纤维:推荐成人每天摄入 1.5～2.0 L 的液体。成人膳食纤维的推荐量是每天至少 20 g,指导患者“小剂量开始和缓慢增加”的策略。适量食用能润肠通便的食物,如芝麻、蜂蜜、甜杏仁等。

(2)适度运动可改善便秘:有规律的有氧运动可以帮助缓解便秘,有利于肠道气体排出,改善腹胀。可适当进行揉腹、提肛、步行、慢跑、太极、八段锦等运动。尤其对久病卧床、运动量少的老年患者更有益。

(3)建立良好的排便习惯:结肠活动在晨醒和餐后时最为活跃,建议患者在晨起或餐后 2 小时内尝试排便,排便时集中注意力,减少外界因素的干扰。

(二)药物治疗

1.容积性泻药(膨松药)

通过滞留粪便中的水分,增加粪便含水量和粪便体积,促进肠道蠕动,从而起通便作用;主要用于轻度功能性性便秘患者,服药时应补充足够的液体。常用容积性药物包括欧车前、聚卡波非钙、非比麸等。

2.渗透性泻剂

渗透性泻剂产生的肠腔内渗透压梯度可促进水和电解质分泌,从而降低粪便的硬度、增加粪便体积,继而促进肠道蠕动。药物包括聚乙二醇、不被吸收的糖类(如乳果糖、拉克替醇、甘露醇)和盐类泻药(如硫酸镁、柠檬酸镁、磷酸钠和磷酸氢二钠)。乳果糖每次 15～30 mL,每天 2 次,能够改善轻度至中度功能性便秘患者的症状,不良反应包括剂量依赖的腹部绞痛和腹胀。过量应用盐类泻药可引起电解质紊乱,老年人和肾功能减退者应慎用。

3.刺激性泻剂

刺激性泻剂是一类通过刺激结肠黏膜中的感觉神经末梢,增强肠道蠕动和肠道分泌的泻剂。包括二苯基甲烷类(如比沙可啶、匹可硫酸钠、酚酞类)、蒽醌类(如鼠李皮、芦荟、番泻叶、大黄等)、蓖麻油等。短期按需服用比沙可啶安全有效。因在动物实验中发现酚酞可能有致癌作用,该药已被撤出市场。目前对长期使用蒽醌类泻剂能导致肠道结构性或者功能性的不良反应尚有争议。临床上应继续观察刺激性泻药的不良反应,尤其要注意长期应用刺激性泻剂可能引起的肠神经损害、结肠黑变病等问题。

4.促动力药

促动力药作用于肠神经末梢,释放运动性神经递质、拮抗抑制性神经递质或直接作用于平滑肌,增加肠道动力,对慢传输型便秘有较好的效果。研究表明,高选择性 5-羟色胺 4 受体激动剂普芦卡必利能缩短结肠传输时间,安全性和耐受性良好。

5.氯离子通道激活剂

鲁比前列酮能激活 2 型氯离子通道,致大量液体进入肠腔,其常见的不良反应为恶心、腹泻。但鲁比前列酮在我国尚未被用于临床治疗。

6.鸟苷酸环化酶 C 激动剂

利那洛肽作用机制为激活鸟苷酸环化酶 C,促进肠腔内液体分泌,加快肠传输。利那洛肽主要作用于消化道,口服生物利用度低,全身不良反应较小,常见不良反应为腹泻。

7.回肠胆汁酸转运抑制剂

Elobixibat 是一类高选择性回肠胆汁酸转运抑制剂，常见不良反应为剂量依赖性腹部绞痛和腹泻。目前在北美进行 Elobixibat Ⅲ期临床试验来验证其对慢性便秘和便秘型肠易激综合征患者的疗效。

8.灌肠药和栓剂

通过肛内给药，润滑并刺激肠壁，软化粪便，使其易于排出，适合粪便干结、粪便嵌塞患者临时使用。便秘合并痔者可用复方角菜酸酯制剂。

9.微生态制剂

多项荟萃分析显示益生菌能够改善功能性便秘患者的临床症状。

10.A 型肉毒素

A 型肉毒素注射可以在肌电图或超声引导下注射于耻骨直肠肌环处，分别在截石位 3 点、6 点、9 点注射。可以暂时阻断错误的条件反射，降低肛管压力。适用于肌张力较高，肌肉弹性好，不伴有直肠感觉功能减退者。常与生物反馈联合使用，可缩短疗程及提高远期疗效。

(三)精神心理治疗

合并精神心理障碍、睡眠障碍的慢性便秘患者可给予心理指导和认知疗法等，使患者充分认识到良好的心理状态和睡眠对缓解便秘症状的重要性；可给予合并明显心理障碍的患者抗抑郁焦虑药物治疗；存在严重精神心理异常的患者应转至精神心理科接受专科治疗。注意避免选择多靶点作用的抗抑郁焦虑药物，注意个体敏感性和耐受性的差异。

(四)非药物治疗

1.生物反馈治疗

循证医学证实生物反馈治疗是盆底肌功能障碍所致便秘的有效治疗方法，可用于短期和长期治疗不协调排便，但尚不推荐将其用于无排便障碍型便秘患者。生物反馈治疗能持续改善患者的便秘症状、心理状况和生活质量，且远期疗效稳定。

2.骶神经刺激治疗

骶神经刺激治疗功能性便秘的疗效尚有争议，《骶神经刺激治疗粪尿失禁和便秘的欧洲共同声明》认为，骶神经刺激治疗慢性便秘的证据尚不充分，仍需进一步研究证实。当慢传输型便秘和/或功能性排便障碍患者(排除器质性梗阻)的便秘症状持续超过 1 年且其他治疗无效时，可考虑行骶神经刺激。此外还有报道结肠电刺激、直肠电刺激、体表电刺激等新方法。

(五)中医治疗

1.辨证论治

(1)热积秘。治则:清热润肠。方药:麻子仁丸加减(《伤寒论》)。药用:火麻仁、芍药、杏仁、大黄、厚朴、枳实等。

(2)寒积秘。治则:温通散积。方药:温脾汤加减(《备急千金要方》)。药用:附子、大黄、芒硝、当归、干姜、人参、甘草等。

(3)气滞秘。治则:顺气导滞。方药:六磨汤(《世医得效方》)、四逆散(《伤寒论》)加减。药用:柴胡、白芍、炒枳壳、沉香粉、木香、乌药、瓜蒌仁等。

(4)气虚秘。治则:益气润肠。方药:黄芪汤(《金匮翼》)加减。药用:黄芪、生白术、火麻仁、陈皮、白蜜等。

(5)血虚秘。治则:滋阴养血,润燥通便。方药:润肠丸(《沈氏尊生书》)加减。药用:当归、生地黄、火麻仁、桃仁、枳壳等。

(6)阴虚秘。治则:滋阴润燥。方药:增液汤(《温病条辨》)加减。药用:玄参、麦冬、生地黄、火麻仁、当归、沙参、石斛等。

(7)阳虚秘。治则:温润通便。方药:济川煎(《景岳全书》加减。药用:当归、牛膝、附子、肉苁蓉、泽泻、升麻、枳壳等。

针对主症可适当加减,兼便后下血者,加槐花、地榆、仙鹤草、白及、白茅根;大便干结,触及粪块,腹痛难下者,加大黄、芒硝、番泻叶、火麻仁、柏子仁;食滞胃肠者加莱菔子、焦槟榔、焦神曲、厚朴等消食导滞;咳喘便秘者,加苏子、瓜蒌仁、杏仁;忧郁寡言者,加柴胡、白芍、合欢花;素体肝旺,气郁化火者,加栀子、龙胆草;气虚下陷脱肛者,加升麻、柴胡、黄芪、白术、人参、桔梗。

2.中成药治疗

(1)麻仁润肠丸:火麻仁,苦杏仁,大黄,木香,陈皮,白芍;具有润肠通便作用;用于肠胃积热,胸腹胀满,大便秘结;口服,每天1～2丸,每天2次。规格:每丸重6 g。

(2)黄连上清丸:黄连,柏子,连翘,蔓荆子,防风,荆芥穗,白芷,黄芩,菊花,薄荷,酒大黄,黄柏,桔梗,川芎,石膏,旋覆花,甘草;具有清热通便,散风止痛作用;用于上焦内热,症见头昏脑涨,牙龈肿痛,口舌生疮,咽喉红肿,耳痛耳鸣,暴发火眼,大便干燥,小便黄赤;口服,水丸或水蜜丸每天3～6 g,小蜜丸6～12 g(30～60丸),大蜜丸1～2丸,每天2次。规格:水丸每袋装6 g;水蜜丸每40丸重3 g;小蜜丸每100丸重20 g;大蜜丸每丸重6 g。

(3)麻仁丸:火麻仁,苦杏仁,大黄,枳实(炒),厚朴(姜制),白芍(炒);具有润肠通便作用;用于肠燥便秘;口服,水蜜丸每天 6 g,小蜜丸每天 9 g,大蜜丸每天 1 丸,每天 1～2 次。规格:大蜜丸每丸重 9 g。

(4)枳实导滞丸:枳实(炒),大黄,黄连(姜汁炙),黄芩,六神曲(炒),白术(炒),茯苓,泽泻;具有消积导滞,清利湿热作用;用于饮食积滞、湿热内阻所致的脘腹胀痛、不思饮食、大便秘结、痢疾里急后重;口服,每天 6～9 g,每天 2 次。

(5)木香槟榔丸:木香、槟榔、青皮、陈皮、莪术、枳壳、黄连、黄柏、大黄、香附子、牵牛;具有行气导滞,攻积泄热作用;用于积滞内停,湿蕴生热证;口服,每天 3～6 g,每天 2～3 次。

(6)四磨汤:乌药、人参、沉香、槟榔;具有破滞降逆,补气扶正作用;用于七情伤感,上气喘息,胸膈满闷,不思饮食;口服,成人每天 20 mL,每天 3 次。

(7)通乐颗粒:何首乌,地黄,当归,麦冬,玄参,麸炒枳壳;具有滋阴补肾,润肠通便作用;用于阴虚便秘,症见大便秘结,口干,咽燥,烦热,以及习惯性、功能性便秘;开水冲服。每次 2 袋,每天 2 次。2 周为 1 个疗程,或遵医嘱。规格:每袋装 6 g。

3.单方单药

大剂量生白术治疗功能便秘有一定的临床疗效。在枳术汤的基础上进行化裁,以大剂量生白术为君药,配伍臣药枳实治疗功能性便秘中辨证属虚证者,有一定的临床疗效。

4.中医特色治疗

(1)针灸治疗:是治疗功能性便秘的可选择治法。功能性便秘的针灸取穴,常采用主穴加辨证取穴的思路。治疗功能性便秘的针刺常用取穴有天枢、大肠俞、足三里、支沟、上巨虚、腹结穴、八髎穴。

(2)穴位埋线:是治疗功能性便秘的可选择治法。常用取穴有天枢、大肠俞、足三里、气海、关元、八髎穴等,羊肠线埋线,每 15 天 1 次。

(3)穴位贴敷:是治疗功能性便秘的可选择治法。穴位敷贴就是将药物研末,用一定的溶媒调成膏状或者糊状,或将药物煎煮取汁浓缩后,加入赋形剂,制成糊状药膏,敷贴固定于选定穴位或脐部。同时可据证酌情考虑中药熨烫、摩腹等外治方法。临床上可在辨证基础上选择具有通便或理气作用的中药复方制剂。

(4)中药灌肠:是治疗功能性便秘的可选择治法,可在辨证基础上选用中药复方煎剂灌肠。

(六)手术治疗

对极少数便秘症状严重的、对药物治疗无效的结肠无力患者来说,次全结肠切除术合并回肠-结肠吻合术是一种治疗选择。然而,这些患者不能归为“功能性便秘”的范畴。此外,手术前需要证明胃排空功能正常、小肠运动功能和肛门直肠功能正常。手术治疗后 50%～90%患者临床症状减轻,但并发症也较常见,包括小肠梗阻(约 1/3 患者出现)、腹泻、大便失禁和便秘复发。尽管排便频率能够获得改善,但其他症状包括腹胀、腹痛症状没有明显改善,因此,结肠切除术+回肠-结肠吻合术仅仅适用于其他非手术治疗方法均无效且胃和小肠运动功能正常的患者。

(七)中西医结合治疗

功能性便秘的治疗除了合理的膳食、多饮水、多运动、建立良好的排便习惯等基础治疗措施外,还可以在辨证论治的基础上服用中药汤剂,或中成药,或采用针灸、推拿、穴位埋线、耳穴贴压、中药贴敷、中药灌肠等中医特色治疗;结合西药、生物反馈、心理等治疗可取得较好疗效。慢传输型便秘患者可在中药辨证施治的同时配合针灸、推拿、中药贴敷,以增强腹肌力量,促进肠道蠕动,加快粪便排出;西药可选用莫沙必利、普芦卡必利等促进肠道动力药;或聚乙二醇、乳果糖等渗透性泻药,或番泻叶等刺激性泻药,或金双歧、整肠生等调节肠道菌群等药物。排便障碍型便秘患者可在中药辨证施治的同时配合生物反馈及针灸治疗,使盆底肌肉及肛门括约肌协调运动;西药可选用开塞露栓剂纳肛,或聚乙二醇、乳果糖等渗透性泻药。对于顽固性便秘患者,若伴有焦虑、抑郁等精神心理障碍可加用抗焦虑、抗抑郁等药物治疗,必要时可行手术治疗。

六、疗效评价

功能性便秘的疗效评价包括中医证候疗效评价、主要症状及单项症状评价、肠动力及肛门直肠功能评价、生活质量评价等。

(一)中医证候疗效评价

所有症状都分为无、轻、中、重 4 级,在主症分别记 0 分、2 分、4 分、6 分,在次症则分别记 0 分、1 分、2 分、3 分。对于舌脉则分为正常和非正常 2 级,在主症分别记 0 分、2 分,在次症分别记 0 分、1 分。

(1)临床痊愈:主要症状、体征消失或基本消失,疗效指数≥95%。

(2)显效:主要症状、体征明显改善,70%≤疗效指数<95%。

(3)有效:主要症状、体征明显好转,30%≤疗效指数<70%。

(4)无效:主要症状、体征无明显改善,甚或加重,疗效指数<30%。疗效指数=[(治疗前积分-治疗后积分)/治疗前积分]×100%。

(二)主要症状及单项症状评价

1.粪便性状

参考布里斯托粪便分型标准:Ⅰ型,坚果状硬球;Ⅱ型,硬结状腊肠样;Ⅲ型,腊肠样,表面有裂缝;Ⅳ型,表面光滑,柔软腊肠样;Ⅴ型,软团状;Ⅵ型,糊状便;Ⅶ型,水样便。Ⅳ~Ⅶ型,计0分;Ⅳ型,计1分;Ⅱ型,计2分;Ⅰ型,计3分。

2.排便频率(次/天)

1~2,计0分;3,计1分;4~5,计2分;>5,计3分。

3.排便时间(分/次)

<10,计0分;10~15,计1分;15~25,计2分;>25,计3分。

4.排便困难、过度用力排便评分标准

无,计0分;偶尔,计1分;时有,计2分;经常,计3分。

5.腹胀评分标准

无,计0分;偶尔,计1分;时有,计2分;经常,计3分。

(三)肠动力及肛门直肠功能评价

目前针对功能性便秘的主要检查方法有结肠传输试验、肛门直肠测压、球囊逼出试验、排粪造影、盆底肌电图、直肠内超声等,临床可针对异常的检查项目进行复查,并评估疗效。

(四)生存质量评价

目前与功能性便秘患者生存质量相关的特异性测定量表有便秘评估量表、便秘患者生存质量自评量表和便秘患者症状自评量表等,其中便秘患者生存质量自评量表应用较广。

便秘患者生存质量自评量表已由法国机构开发出中文版,量表共28个条目,涉及患者生理、社会心理、担忧、满意度等方面内容。可供选择的答案采用5点计分法。①关于程度:没有、有一点、一般、比较严重、非常严重;②关于频率:分数分别为0分、1分、2分、3分、4分。

第二节　功能性消化不良

功能性消化不良是指具有餐后饱胀不适、早饱感、上腹痛、上腹烧灼感中的一项或多项的症状，而不能用器质性、系统性或代谢性疾病等来解释产生症状原因的疾病。中医学属于“痞满”“胃脘痛”“积滞”范畴。功能性消化不良的全球患病率为10%～30%。一项包括亚洲9个国家和地区的多中心研究显示，1 115例未经检查的消化不良患者，经胃镜检查后43%诊断为功能性消化不良。国内学者的报道发现，消化不良患者中功能性消化不良分别为69%及51%。

功能性消化不良是临床常见病和多发病，其发病率较高，严重影响了我国人民的身体健康和生活质量。

一、临床表现

功能性消化不良表现为慢性消化不良，症状多起病缓慢，病程持续或反复。主要症状包括以下几点。①餐后饱胀不适：餐后食物较长时间存留于胃中，出现胃胀而不适的感觉。②早饱感：进食较平素、量少的食物后即感觉胃饱胀不适，以致不能完成正常进餐。③上腹痛：上腹部有主观疼痛和不适的感觉，部位在上腹中央剑突下1～2 cm至脐上方的范围。④上腹烧灼感：上腹部灼热不适的主观感觉。⑤上腹胀气、过度嗳气、恶心。

功能性消化不良症状常以1个为主，部分可2个或2个以上症状重叠出现，亦可与胃食管反流病或肠易激综合征的症状同时出现。部分患者的发病及反复与饮食、精神心理因素有关，该病无明显体征。

二、辅助检查

(1)血常规，尿常规，粪便常规，粪隐血试验，肝功能，肾功能，血糖，病毒性肝炎血清标志物，幽门螺杆菌，必要时测定相应的肿瘤标志物。

(2)胸部X线、心电图、肝胆胰彩超作为常规检查，初诊的消化不良患者应进行常规胃镜检查，不愿或不适应胃镜检查者可行上消化道气钡双重造影。

(3)疑为肝胆胰疾病而腹部彩超不能明确者，应做腹部CT、磁共振胰胆管成像或经内镜逆行胰胆管造影，以明确诊断。

(4)常采用核素标记闪烁法、不透X线标志物试验餐法及实时超声法等检测胃排空功能。大约50%的功能性消化不良患者存在固体排空延迟。

(5)多用气囊测压法和末端开放灌注导管测压法测定胃腔内压力，功能性消化不良常有近端胃容受性舒张障碍和餐后胃窦运动减弱。

(6)心理评估对经验治疗无效的患者后续治疗方案的制定有重要参考价值，故对疑诊心理障碍(如焦虑和/或抑郁)者，建议仔细询问环境因素、应激生活事件、情感状态，必要时进行相关心理量表测评。

需要注意的是腹部CT、磁共振胰胆管成像或内镜逆行胰胆管造影、胃排空功能测定、胃腔内压力测定等不是诊断功能性消化不良所必需的，尤其后两者，它们只是了解功能性消化不良患者有无运动功能障碍的方法，因为其与消化不良症状之间的相关性存在争议，故不推荐作为常规检查。

三、诊断

(一)功能性消化不良诊断标准(罗马Ⅳ)

功能性消化不良的诊断应具有以下1项或多项症状：①餐后饱胀不适；②早饱感；③上腹痛；④上腹烧灼感。且无可解释症状的器质性疾病(包括胃镜检查)证据。诊断前症状出现至少6个月，近3个月符合以上标准。功能性消化不良分为餐后不适综合征及上腹疼痛综合征2个亚型，且可以重叠出现。

(二)功能性消化不良分型诊断标准

1.餐后不适综合征

(1)必须具有以下1项或2项症状：①餐后饱胀不适(影响日常生活)；②早饱(不能完成进食餐量)。常规检查(包括影像、生化及内镜)未发现器质性、系统性或代谢性疾病，诊断前至少有6个月病程，近3个月存在症状，每周至少3天。

(2)支持诊断条件：①可伴有上腹痛或上腹烧灼感；②上腹胀气、过度嗳气、恶心；③呕吐考虑其他疾病；④胃灼热不是消化不良症状，但可共存；⑤排气或排便后缓解通常不考虑为消化不良；⑥胃食管反流病和肠易激综合征等也可引起消化不良症状，其可能和餐后不适综合征是共存关系。

2.上腹疼痛综合征

(1)必须具有以下1项或2项症状：①上腹痛(影响日常生活)；②上腹烧灼感(影响日常生活)。常规检查(包括影像、生化及内镜)未发现器质性、系统性或代谢性疾病，诊断前至少有6个月病程，近3个月存在症状；每周至少1天。

(2)支持诊断条件：①疼痛可由进餐诱发或缓解，或空腹时发生；②可发生餐后上腹胀，嗳气，恶心；③呕吐考虑其他疾病；④胃灼热不是消化不良的症状，但可共存；⑤疼痛不符合胆道疾病的标准；⑥排气或排便后缓解通常不考虑为消化不良；⑦胃食管反流病和肠易激综合征等也可引起消化不良症状，其可能和上腹疼痛综合征是共存关系。

四、中医辨证

（一）脾虚气滞证

（1）主症：脘腹痞闷或胀痛；食少纳呆。

（2）次症：面色萎黄；嗳气；疲乏无力；大便稀溏。

（3）舌脉：舌质淡，苔薄白；脉细弦。

（4）证型确定：具备主症 2 项加次症 1 项，或主症第 1 项加次症 2 项。

（二）肝胃不和证

（1）主症：胃脘痞满；两胁窜痛，情志不遂易诱发或加重。

（2）次症：嗳气；口干口苦；胃灼热泛酸；急躁易怒。

（3）舌脉：舌质红，苔白；脉弦或弦细。

（4）证型确定：具备主症 2 项加次症 1 项，或主症第 1 项加次症 2 项。

（三）脾胃湿热证

（1）主症：脘腹痞满或疼痛；食少纳呆。

（2）次症：头身困重；口苦口黏；大便不爽而滞；小便短黄。

（3）舌脉：舌质红，苔黄厚腻，脉滑。

（4）证型确定：具备主症 2 项加次症 1 项，或主症第 1 项加次症 2 项。

（四）脾胃虚寒证

（1）主症：胃寒隐痛或痞满；喜温喜按。

（2）次症：泛吐清水；食少纳呆；神疲倦怠；手足不温；大便溏薄。

（3）舌脉：舌质淡，苔白，脉细弱。

（4）证型确定：具备主症 2 项加次症 1 项，或主症第 1 项加次症 2 项。

（五）寒热错杂证

（1）主症：胃脘痞满或疼痛；胃脘嘈杂不适；胃脘喜温怕冷。

（2）次症：嗳气；胃脘灼热；口干口苦；大便稀溏。

（3）舌脉：舌质淡，苔黄，脉弦细或弦滑。

（4）证型确定：具备主症 2 项加次症 1 项，或主症第 1 项加次症 2 项。

功能性消化不良临床常可 2 种证型同现，如肝胃不和合并脾胃虚弱，可称为脾虚气滞证；以上证型也可以兼夹食积、痰湿或血瘀，临证当以辨主证为主。

五、治疗

（一）一般治疗

帮助患者认识、理解病情，指导其改善生活方式、调整饮食结构和习惯，去除可能与症状发生有关的发病因素，提高患者应对症状的能力。避免刺激性食物和药物，避免辛辣、肥腻、冷硬食物，以及高脂饮食、咖啡、吸烟、饮酒和非甾体抗炎药。对早饱、餐后腹胀明显者，建议少食多餐。

（二）西医药治疗

1.抑酸剂

质子泵抑制剂或 H_2受体阻滞剂可作为功能性消化不良尤其是上腹疼痛综合征患者的首选经验性治疗药物。质子泵抑制剂对功能性消化不良患者症状的改善优于安慰剂组，但对于功能性消化不良症状的改善，大剂量质子泵抑制剂治疗效果不优于标准剂量。一项荟萃分析结果显示，质子泵抑制剂对上腹疼痛综合征亚型的功能性消化不良患者症状有较好缓解作用。有报道显示，H_2受体阻滞剂（法莫替丁）可明显改善功能性消化不良患者症状。日本胃肠病学会制订的功能性消化不良指南认为，质子泵抑制剂和 H_2受体阻滞剂均可有效改善功能性消化不良症状，两者疗效相当。我国曾提出，H_2受体阻滞剂和小剂量质子泵抑制剂均可有效治疗功能性消化不良。其他一些弱碱性药也有一定的疗效，如硫糖铝、铝碳酸镁等。

2.促胃肠动力药

促胃肠动力药可作为功能性消化不良，尤其是餐后不适综合征的首选经验性治疗药物。我国一项前瞻性、多中心研究结果提示，伊托必利对功能性消化不良症状的缓解有明显的疗效。也有研究显示，莫沙必利对功能性消化不良的餐后不适综合征和上腹疼痛综合征亚型患者均有明显改善临床症状的作用。

3.胃底舒张药

阿考替胺是一种新的化合物，具有松弛胃底、促胃动力的作用，对餐后不适综合征有效。其他具有潜在松弛胃底作用的药物包括坦度螺酮（可改善上腹痛及不适症状）和丁螺环酮可显著降低消化不良症状的严重程度，并可改善餐后饱胀、早饱等症状。但该类药物的疗效尚需在我国进一步进行临床验证。

4.消化酶

复方消化酶制剂可作为功能性消化不良的辅助治疗，但其疗效仍需要更多的高质量临床研究证实。

5.中枢作用药物

有研究结果显示，氟西汀对伴有抑郁的功能性消化不良患者症状疗效明显优于不伴抑郁的功能性消化不良患者。对伴有抑郁、焦虑等心理因素的功能性消化不良者，可采用三环类药物阿米替林及5-羟色胺/去甲肾上腺素再摄取抑制剂治疗。宜从小剂量开始，并注意药物的不良反应。建议在专科医师指导下服用。

(三)中医治疗

1.辨证论治

(1)脾虚气滞证。

治法：健脾和胃、理气消胀。

方药：香砂六君子汤(《古今名医方论》)加减，药用党参、白术、茯苓、延胡索、陈皮、广木香、砂仁、炙甘草。

加减：头晕心悸者，党参改为人参，加白芍、阿胶益气补血；脘腹胀满者，加苏梗、陈皮理气消胀；饮食积滞者，加焦三仙、莱菔子消食化积；兼脾虚下陷者选用补中益气汤加减。

(2)肝胃不和证。

治法：理气解郁，和胃降逆。

方药：柴胡疏肝散(《景岳全书》)加减，药用柴胡、枳壳、川芎、香附、苏梗、白芍、陈皮、法半夏、生甘草。

加减：嗳气、呕恶、反胃之肝郁气逆者，加旋覆花、生赭石、沉香降逆和胃；纳呆、食少之饮食积滞严重者，加神曲、枳实、槟榔消食导滞；嘈杂吞酸者，加黄连、吴茱萸清肝泻火；胃痛甚加延胡索。

(3)脾胃湿热证。

治法：清热化湿，理气和胃。

方药：连朴饮(《霍乱论》)加减。药用黄连、姜厚朴、石菖蒲、法半夏、黄芩、陈皮、芦根、茵陈、薏苡仁。

加减：头身沉重者，加通草、车前子利水渗湿；脘腹胀满者，加枳壳、木香理气消胀。

(4)脾胃虚寒证。

治法：健脾和胃，温中散寒。

方药：黄芪建中汤(《金匮要略》)加减，药用黄芪、桂枝、白芍、生姜、甘草、大枣、炒枳实、砂仁、肉桂。

加减：腹部畏寒者，加吴茱萸、高良姜温中散寒。

(5)寒热错杂证。

治法：辛开苦降，和胃消痞。

方药：半夏泻心汤(《伤寒论》)加减，药用清半夏、黄芩、黄连、干姜、党参、厚朴、神曲、浙贝母、乌贼骨、生甘草。

加减：腹泻便溏者，加茯苓、炒白术、山药、薏苡仁，健脾渗湿止泻；嘈杂反酸者，加黄连、吴茱萸、煅瓦楞子制酸止痛。

2.中成药治疗

(1)胃苏颗粒：陈皮、佛手、香附、香橼、枳壳、紫苏梗、槟榔、鸡内金。具有理气消胀，和胃止痛之功，适用于脾胃气滞证。每次 15 g，每天 3 次，口服。

(2)荜铃胃痛颗粒：荜澄茄、延胡索、黄连等。具有行气活血，和胃止痛之功，适用于气滞血瘀证。每次 5 g，每天 3 次，冲服。

(3)气滞胃痛颗粒：柴胡、延胡索、枳壳、香附、白芍、炙甘草。具有疏肝理气，和胃止痛之功。适用于肝气犯胃证或肝气郁结证。每次 5 g，每天 3 次，冲服。

(4)枳术宽中胶囊：白术、枳实、柴胡、山楂。具有健脾和胃，理气消痞之功。适用于脾虚气滞证。每次 3 粒(每粒 0.43 g)，每天 3 次，饭前服用。

(5)达立通颗粒：柴胡、枳实、木香、陈皮、清半夏、蒲公英、山楂(炒焦)、焦槟榔。具有清热解郁，和胃降逆，通利消滞之功。适用于肝胃郁热证。每次 6 g，每天 3 次，饭前冲服。

(6)香砂六君子丸(浓缩丸)：木香、砂仁、陈皮、制半夏、党参、白术、茯苓、炙甘草。具有益气健脾，和胃之功，适用于脾虚气滞证。每次 6～9 g，每天 2 次，口服。

(7)荆花胃康胶丸：土荆芥、水团花。具有理气散寒，清热化瘀之功。适用于肝胃不和兼血瘀证。每次 2 粒(160 mg)，每天 3 次，饭前口服。

(8)越鞠丸：香附(醋制)、川芎、栀子(炒)、苍术(炒)、六神曲(炒)。具有疏肝解郁、理气宽中，消痞之功，适用于气郁痰阻证。每次 6～9 g，每天 2 次，口服。

(9)参苓白术颗粒：人参、茯苓、白术(麸炒)、山药、白扁豆(炒)、莲子、薏苡仁(炒)、砂仁、桔梗、甘草。具有健脾、益气之功。适用于脾胃气虚证。每次 3 g，每天 3 次，冲服。

(10)温胃舒胶囊：党参、附子(制)、黄芪(炙)、肉桂、山药、肉苁蓉(制)、白术(炒)、山楂(炒)、乌梅、砂仁、陈皮、补骨脂。具有温中养胃，行气止痛之功。适用于脾胃虚寒证。每次 1.2 g，每天 2 次，口服。

(11)健胃消食口服液:太子参、陈皮、山药、麦芽(炒)、山楂。具有健胃消食之功。适用于脾虚食积证。每次 10 mL,每天 2 次,餐间或餐后口服。

(12)三九胃泰颗粒:三叉苦、黄芩、九里香、两面针、木香、茯苓、白芍、地黄。具有清热燥湿,行气活血,柔肝止痛,消炎止痛,理气健胃之功。适用于除脾胃虚寒证的其他证型。每次 10 g,每天 2 次。冲服。

(13)虚寒胃痛颗粒:炙黄芪、党参、桂枝、白芍、高良姜、干姜、炙甘草、大枣。具有益气健脾,温胃止痛之功,适用于脾胃虚寒证。每次 5 g,每天 3 次,冲服。

3.中医特色疗法

(1)针刺疗法。实证:以足厥阴肝经、足阳明胃经穴位为主,以毫针刺,采用泻法;常取足三里、天枢、中脘、内关、期门、阳陵泉等。虚证:以背俞穴、任脉、足太阴脾经、足阳明胃经穴为主,毫针刺,采用补法;常用脾俞、胃俞、中脘、内关、足三里、气海等。

(2)耳穴疗法:取脾、胃、肝、交感、大肠、小肠,按压 10 分钟,每天 2 次,7 天为 1 个疗程。

(3)腹部推拿疗法:顺时针摩腹、揉腹,点揉中脘、天枢、章门、足三里,搓摩胁肋,推揉胃脘,点按气海、关元,振腹,每次共 25 分钟,隔天 1 次,连续 4 周。

(4)灸法:取中脘、神阙,患者仰卧位,在两穴中各切生姜 1 片,在中心处回针穿刺数孔,上置艾炷并点燃,直到局部皮肤潮红为止。每天 1 次,10 天为 1 个疗程。

(四)中西结合治疗

功能性消化不良作为一种反复发作的功能性胃病,起病多缓慢,病程较长,呈持续性或反复发作,现代医学多从制酸药、促动力药、助消化药及根除幽门螺杆菌药物等方面进行治疗,其特点是起效快、作用明显,但长期或大量使用上述药物,部分可以引起头痛、周身不适,甚至产生白细胞计数减少、血清转氨酶增高等不良反应,并且停药易复发。中医药治疗功能性消化不良的疗效虽不如西药迅捷,但疗效稳定,不良反应小,复发率较低,因此在治疗功能性消化不良的过程中,应根据病情和病程,充分把握本病的类型及其发病特点,以发挥中西医各自的优势,进行优势互补。

以早饱感、餐后上腹部饱胀不适为主要症状的餐后不适综合征,西药首选药物为胃肠动力药,如莫沙必利、伊托必利等以快速消除症状,中药可给予香苏散、柴胡疏肝散理气消胀或香砂六君子汤健脾理气消胀。

以上腹烧灼感、上腹痛为主要症状的上腹疼痛综合征,西药首选药物为质子

泵抑制剂、H_2受体阻滞剂等抑酸剂；中药可给予左金丸和弦覆代赭汤泻肝清热，和胃降逆，半夏泻心汤和弦覆代赭汤辛开苦降，和胃降逆。

功能性消化不良伴轻度和中度抑郁、焦虑症状，可选用黛力新（氟哌噻吨美利曲辛片），严重者现多用选择性5-羟色胺再摄取抑制剂，如氟西汀、帕罗西汀、西酞普兰、舍曲林及氟伏沙明。可联用柴胡加龙骨牡蛎汤，加味逍遥散、柴胡疏肝散等方药加减。

六、疗效评价

（一）单项症状疗效评价标准

（1）主要症状单项的记录与评价：主要症状指餐后饱胀不适、早饱感、上腹部疼痛、上腹烧灼感。主要症状分级记录：0级，无症状，记0分；Ⅰ级，症状轻微，不影响日常生活，记1分；Ⅱ级，症状中等，部分影响日常生活，记2分；Ⅲ级，症状严重，影响到日常生活，难以坚持工作，记3分。

（2）症状疗效判定。①显效：原有症状消失；②有效：原有症状减轻2级者；③进步：原有症状减轻1级者；④无效：原有症状无减轻或原症状加重。

（二）证候疗效评定标准

证候疗效评定标准采用尼莫地平法计算。

疗效指数=（治疗前积分－治疗后积分）/治疗前积分×100%。①临床痊愈：主要症状、体征消失或基本消失，疗效指数≥95%；②显效：主要症状、体征明显改善，70%≤疗效指数<95%；③有效：主要症状、体征明显好转，30%≤疗效指数<70%；④无效：主要症状，体征无明显改善，甚或加重，疗效指数<30%。

（三）胃肠动力学疗效评定标准

目前认为核素标记闪烁测定胃排空是胃动力检查的“金标准”，液体试餐用^{111}ln-DTPA标记，固体试餐用^{99m}Tc标记，通过用^{99m}Tc-鸡肝固相试餐，在餐后不同时间应用γ-照相机计数，测定胃内容标记物含量，由此计算胃的排空率。有研究发现可利用不透X线标记物法（如钡条胃排空法）测定胃排空，患者服用不透X线标志物试餐后，在X线下可监测到不同时间胃内存留的标志物数目，从而获得胃对不消化固体的排空情况。由于核素胃排空法在许多医院设备尚不多见，且各中心因试餐和分析技术不同，所以结果不易比较；不透X线标志物试验餐法及实时超声法等检测胃排空功能简单易行、稳定可靠，建议在临床和科研中应用。

(四)胃容纳功能和感知功能评价

评价近端胃功能的“金标准”是电子恒压器检测技术，但检测费时费力，患者耐受性差，因而限制了该技术的普及。近年来，有学者提出使用水负荷试验进行近端胃功能评价，发现其结果与恒压器检查结果存在很好的相关性，而且较恒压器更接近生理状态，但目前对该试验的具体操作方法和量化标准尚无定论。B超、水负荷试验在评价近端胃功能中具有重要作用。

(五)生活质量评价标准

中医药治疗消化不良可以改善患者的生活质量，目前国内普遍采用汉化版SF-36健康调查量表进行评价；患者报告结局指标(patient reported outcomes, PRO)测评量表，即PRO量表，是近年来国外在健康相关的生活质量评价之上发展起来的评价指标。在慢性病领域，从患者报告结局指标的角度入手，以量表作为工具来评价中医临床疗效，已经逐渐被认可。借鉴量表的制作原则和方法，研制具有中医特色的脾胃系疾病PRO量表，对消化不良的疗效评价有借鉴意义。

(六)其他

半数以上功能性消化不良患者存在精神心理障碍，功能性消化不良症状的严重程度与抑郁、焦虑等有关，建议采用汉密尔顿焦虑量表及汉密尔顿抑郁量表进行测评。

第五章

肾内科疾病

第一节　急性肾小球肾炎

急性肾小球肾炎简称“急性肾炎”，是一种常见的原发性肾小球疾病。本病大多呈急性起病，临床表现为血尿、蛋白尿、高血压、水肿、少尿及氮质血症。因其表现为一组临床综合征，为此又称为“急性肾炎综合征”。急性肾小球肾炎常见于多种致病微生物感染之后发病，尤其是链球菌感染，但也有部分患者由其他微生物感染所致，如葡萄球菌、肺炎链球菌、伤寒沙门菌、梅毒、病毒、原虫及真菌等。通常临床所指的急性肾小球肾炎是链球菌感染后肾小球肾炎，本节也以此为重点阐述。

一、西医病因、病机

（一）病因

本病发病与抗原、抗体介导的免疫损伤密切相关。当机体被链球菌感染后，其菌体内某些有关抗原与相应的特异抗体于循环中形成抗原-抗体复合物，随血流抵达肾脏，沉积于肾小球而致病。但也可能是链球菌抗原中某些带有阳电荷的成分通过与肾小球基底膜上带有阴电荷的硫酸类肝素残基作用，先植于肾小球基底膜，然后通过原位复合物方式而致病。当补体被激活后，炎症细胞浸润，肾小球免疫病理损伤而致疾病。肾小球毛细血管的免疫性炎症使毛细血管腔变窄，甚至闭塞，并损害肾小球滤过膜，可出现血尿、蛋白尿及管型尿等，并使肾小球滤过率下降。因而对水钠各种溶质（包括含氮代谢产物、无机盐）的排泄减少，而发生水钠潴留，继而引起细胞外液容量增加。因此，临床上有水肿、尿少、全身循环充血状态、呼吸困难、肝大、静脉压增高等表现。本病引发的高血压目前认为是由血容量增加所致，同时，也可能与肾素-血管紧张素-醛固酮系统活力增强有关。

（二）病机

本病急性期表现为弥漫性毛细血管内增生性肾小球肾炎、肾小球增大，并含有细胞成分，内皮细胞肿胀，系膜细胞浸润。电镜下可见上皮下沉淀物呈驼峰状。免疫荧光检查可见弥漫的呈颗粒状的毛细血管袢或系膜区的 IgG、C3 和备解素的免疫沉着，偶有少量 IgM 和 C4。

二、中医病因、病机

急性肾炎的发病因素常与 2 种因素密切相关，一是素体肾气亢盛，内生湿热之毒；二是外感风、寒、燥、火、湿邪。机体过亢，肾气与邪毒相搏，由表及里，由上至下，侵入肾脏而致肾络瘀阻，肾气开阖升降失常，膀胱气化功能失调。临床上以发热、头晕、面赤、血尿、尿浊、水肿为主要特征，多为实证。此病以肾为本，涉及脾、肺二脏。肾、肺、脾三脏相互关联，其病机为肺失宣通，脾失转输，肾失开阖，膀胱气化无权，三焦水道失畅，水液因而停聚局部，泛溢肌肤而为水肿，正邪相搏而发热，伤及肾络而见血尿、尿浊。

（一）病因

1.禀赋失常

肾气过亢，过亢之气易生内热、湿、风之毒邪，直侵肾脏或由他脏下犯肾体而致病。

2.外邪侵袭

若风邪外袭，内合于肺；若为风寒，则使肺气郁闭；若为风热，则致肺失清肃；若湿毒之邪蕴于局部，则化为疮疡疖肿，如不能及时消退，则疮毒之邪循经内侵肾体而患病。

3.用药不当

误用药物或用药不当，克伐肾气，肾之受损，开阖气化失司而致病。

（二）病机

1.病位

此病病位本在肾，常涉及肺、脾、肝、心、膀胱、三焦等脏腑组织。

2.病性

一般起病较急，初起病以正盛邪也盛，正邪双实为主。如久损不复，常由正实转化为正虚邪实的虚实夹杂证。发病人群多见于青少年。本病发病主要以肾

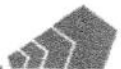

元亢盛为本，风、热、湿毒邪外侵为标，由表及里或从上而下，终而侵犯肾体而致病。

3.病机转化

急性肾小球肾炎的发生是以肾气亢盛的本实为基础，外淫之毒邪通过清窍或肌肤循经侵入肌体内而致肾脏发病，侵及肺、脾、三焦为多见，心肝次之。肺、脾、肾功能失调，肺气郁闭而不宣，不能通调水道，脾气困阻而不能运化水湿，亢盛之气与邪气相搏而损及肾气而不能化气行水，故外而肌肤、四肢、水湿浊气横逆发为水肿。

(1)若外感风热毒邪，常从口鼻清窍而入，首先犯肺，肺之宣降功能失常，故临床多见畏风发热、咳嗽、咽痛、鼻塞、耳聋；不能通调水道，下输膀胱，故首发面部水肿，或下肢水肿表现；此均为阳邪，其性轻扬，故其水肿以面目为著。风热正气相搏，均伤肾络，血不循经，随尿而出而为血尿。

(2)若风寒外袭，也是多从肌肤、清窍而入，可直中脏腑，症见畏风寒，咳嗽，流涕，咽痛，头痛，直中肺肾则卫气郁遏，不得宣降而水肿。寒凝肾络则气化不利，血行不畅而尿血或尿浊。

(3)若湿毒、药毒致肌肤形成疮疡疖肿内侵脏腑或下侵肾体，肾气与邪毒相搏，损及肾络而致气化不利，或伤及脾脏，水湿运行失常，则肌肤水肿；血行不畅而尿血、尿浊。

(4)若风热未尽，耗阴伤津而致阴虚，风阳上浮或阳热上越则见头目眩晕，面红目赤。如病程长，久治不愈，可致正气耗伤，正虚邪存而虚实夹杂，在短期内难于复原。肾病在发展过程中，必兼有痰湿、气滞、血瘀等证，当审病性缓急、轻重。

三、临床表现

急性肾小球肾炎可发生于各年龄组，但以儿童及青少年多见。本病起病较急，病情轻重不一，多数病例发病前有链球菌感染史。感染灶以上呼吸道及皮肤为主，如扁桃体炎、咽炎、气管炎、鼻窦炎等。在上述前驱感染后，有1～3周无症状的间歇期而发病。间歇期后，即急性起病，首发症状多为水肿和血尿，是典型的急性肾炎综合征。重症者可发生急性肾衰竭。

(一)全身症状

发病时症状轻重不一，患者常有头痛、食欲减退、恶心、呕吐、腰困、疲乏无力，部分患者先驱感染没有控制，可有发热、咽喉疼痛、咳嗽等症状，体温一般在38 ℃左右，发热以儿童多见。

(二)水肿、少尿

水肿、少尿常为本病的首发症状,占患者的80%～90%,在发生水肿之前,患者都有少尿、水肿。轻者仅晨起眼睑水肿,或伴有双下肢轻度可凹性水肿,面色较苍白。重者可延及全身,体重增加。水肿出现的部位主要取决于2个因素,即重力作用和局部组织张力。儿童皮肤及皮下组织较紧密,则水肿的凹陷性不十分明显。另外,水肿的程度还与钠盐的食入量有密切关系。钠盐食入量多则水肿加重,严重者可有胸腔积液、腹水。

(三)血尿

几乎全部患者均有肾小球源性血尿,它是本病常见的初起症状。血尿为浑浊棕红色,洗肉水样色。一般数天内消失,也可持续1～2周转为镜下血尿。经治疗后一般镜下血尿多在6个月内完全消失。也可因劳累、紧张、感染后反复出现镜下血尿,也有持续1～2年才完全消失。

(四)蛋白尿

多数患者有不同程度的蛋白尿,以清蛋白为主。极少数患者表现为肾病综合征。蛋白尿持续存在提示病情迁延或有转为慢性肾炎的可能。

(五)高血压

大部分患者可出现一过性轻度、中度高血压。收缩压与舒张压均增高,往往与血尿、水肿同时存在。一般持续2～3周,多随水肿消退而降至正常。产生原因主要与水钠潴留、血容量扩张有关。经利尿消肿后血压随之下降,少数患者可出现重度高血压,并可并发高血压脑病、心力衰竭或视网膜病变,以及充血性心力衰竭、肺水肿等。

(六)肾功能异常

少数患者可出现少尿(<400 mL/24 h),肾功能一过性受损,表现为轻度氮质血症。于1周后尿量增加,肾功能于利尿后数天内可逐渐恢复,仅有极少数患者可表现为急性肾衰竭。

四、诊断与鉴别诊断

(一)前驱感染史

一般起病前有呼吸道或皮肤感染,也可能有其他部位感染。

(二)尿常规及沉渣检查

1.血尿

血尿为急性肾炎的重要表现,肉眼血尿或镜下血尿,尿中红细胞多为严重变形红细胞。这是因为红细胞通过病变毛细血管壁和流经肾小管过程中,渗透压改变而导致的变形。此外,还可见红细胞管型,表示肾小球有出血渗出性炎症,是急性肾炎重要特点。

2.管型尿

尿沉渣中常有肾小管上皮细胞、白细胞,偶有白细胞管型及大量透明和颗粒管型,一般无蜡样管型及宽大管型,如果出现此类管型,提示原肾炎急性加重,或产生全身系统性疾病,如红斑狼疮或血管炎。

3.尿蛋白

通常为(+)～(++),24 小时蛋白总量<3.0 g,尿蛋白多属非选择性。

4.尿少与水肿

本病急性发作期尿量一般在 1 000 mL 以下,并伴有面部及下肢轻度水肿。

(三)血常规检查

白细胞计数可正常或增加,此与原感染性是否仍继续存在有关。急性期红细胞沉降率常增快,一般在 30～60 mm/h,常见轻度贫血,此与血容量增大、血液稀释有关,于利尿消肿后即可恢复,但也有少数患者有微血管溶血性贫血。

(四)肾功能及血生化检查

急性期肾小球滤过率呈不同程度下降,但肾血浆流量常可正常,因此滤过分数常下降。与肾小球功能受累相比,肾小管功能相对良好,肾浓缩功能仍多保持正常。临床常见一过性氮质血症,血中尿素氮、肌酐轻度增高,尿钠和尿钙排出减少,不限进水的患者可有轻度稀释性低钠血症。此外,还可出现高血钾和代谢性酸中毒症。

(五)有关链球菌感染的细胞学和血清学检查

链球菌感染后,机体对菌体成分及其产物相应的抗体,如抗链球菌溶血素 O 抗体,其阳性率为 50%～80%,常借助检测此抗体以证实前期的链球菌感染。通常在链球菌感染后 2～3 周出现,3～5 周滴度达高峰,半年内可恢复正常,75%患者 1 年内转阴。在判断所测结果时应注意,抗链球菌溶血素 O 抗体滴度升高仅表示近期内曾有链球菌感染,与急性肾炎发病的可能性及病情严重性不直接相关。经有效抗生素治疗者,其阳性率降低,皮肤感染灶患者阳性率也降低。另外，部分患者起病早期循环免疫复合物及血清冷球蛋白可呈阳性，但应注意病毒所致急性肾炎者可能前驱期短，一般为3～5天，以血尿为主要表现，C3不降低，抗链球菌溶血素O抗体不增高，预后好。

血浆补体测定除个别病例外，肾炎病程早期，血总补体及C3均明显下降，6周后可恢复正常，此规律性变化为急性肾炎的典型表现。血清补体下降程度与急性肾炎病情轻重无明显相关，但低补体血症持续8周以上者，应考虑有其他类型肾炎之可能，如膜增生性肾炎、冷球蛋白血症或狼疮性肾炎等。

（六）血浆蛋白和脂质测定

本病患者有少数清蛋白常轻度降低，这是水钠潴留的血容量增加和血液稀释造成的，并不是由尿蛋白丢失而致，经利尿消肿后可恢复正常。有少数患者伴有α_2、β脂蛋白增高。

（七）其他检查

如少尿1周以上，或进行性尿量减少伴肾功能恶化者，病程超过2个月而无好转趋势者、急性肾炎综合征伴肾病综合征者，应考虑进行肾活检以明确诊断，指导治疗。

（八）非典型病例的临床诊断

最轻的亚临床病例可全无水肿、高血压和肉眼血尿，仅于链球菌感染后或急性肾炎紧密相接触者，行尿常规检查而发现镜下血尿，甚或尿检也正常，仅血中C3呈典型的规律性改变，即急性期明显降低，而6～8周恢复正常。此类患者如行肾活检可呈典型的毛细血管内增生及特征性驼峰病变。

（九）鉴别诊断

本病常须与以下疾病相鉴别。

1.发热性尿蛋白

急性感染发热患者可出现蛋白尿、管型尿及镜下血尿，极易与不典型或轻度急性肾炎患者相混淆，但前者无潜伏期、无水肿和高血压，热退后尿常规迅速恢复正常。

2.急进性肾炎

起病初期与急性肾炎很难鉴别，本病在数天或数周内出现进行性肾功能不全、少尿或无尿，可帮助鉴别，必要时需采用肾穿刺病理检查，如表现为新月体肾炎可资鉴别诊断。

3.慢性肾炎急性发作

大多数慢性肾炎往往隐匿起病，急性发作常继发感染后，前驱期往往较短，1～2天即出现水肿、少尿、氮质血症等，严重者伴有贫血、高血压，肾功能持续损害，常常可伴有夜尿增多，尿比重常低。

4.IgA肾病

IgA肾病主要以反复发作性血尿为主要表现，抗链球菌溶血素O抗体、C3往往正常，肾活检可以明确诊断。

5.膜性肾炎

膜性肾炎常以急性肾炎样起病，但常常蛋白尿明显，血清补体持续下降>8周，本病恢复不及急性肾炎明显，必要时行肾穿活检明确诊断。

6.急性肾盂肾炎或尿路感染

尿常规检查常有白细胞、脓细胞和红细胞，患者并有明显的尿路刺激症状和畏寒发热，补体正常，中段尿培养可确诊。

7.继发性肾炎

如过敏性紫癜性肾炎、狼疮性肾炎、乙型肝炎病毒相关性肾炎等。本类肾炎原发病症状明显，不难诊断。

8.并发症

少数急性肾炎患者于急性期有较严重的并发症，并发症有以下几点。

(1)循环充血状态：因水钠潴留，血容量扩大，循环负荷过重，乃至出现循环充血性心力衰竭甚至肺水肿表现，此与病情轻重和治疗情况相关，临床表现为气急、不能平卧、胸闷、咳嗽、肺底湿啰音、肝大压痛、心率快、奔马律等左右心衰竭症状。该症状是由血容量扩大所致，与真正心肌泵衰竭不同，且强心剂效果不佳，而利尿剂的应用常助其缓解。

(2)高血压脑病：是指血压急剧增高时(尤其是舒张压)伴发的中枢神经系统症状，一般儿童较成年人多见。一般认为，此病是在高血压的基础上，脑部小血管痉挛，脑缺氧、脑水肿而致。但也有学者认为当血压急剧升高时，脑血管原本具备的自动舒缩功能失调或失控，脑血管高度充血脑水肿而致。此外，急性肾炎时，水钠潴留也在发病中起一定作用。此并发症多发生在急性肾炎起病后1～2周。起病较急，临床表现为剧烈头痛，频繁恶心呕吐，继之视力障碍，眼花，复视，暂时性黑朦，并有嗜睡或烦躁。如不及时治疗则发生惊厥、昏迷，少数暂时偏瘫失语，严重时发生脑疝。神经系统多无局限性体征，浅反射及腱反射可减弱或消失，眼底检查常见视网膜小动脉痉挛，有时可见视盘水肿，脑脊液清亮，压力和蛋白正常或略高。当高血压伴视力障碍、惊厥、昏迷其中一项时，即可诊断。

(3)急性肾衰竭：急性肾炎患者中，有相当一部分病例有程度不一的氮质血症，但真正进展为急性肾衰竭者仅为极少数。由于防治及时，前两类并发症已大为减少，但合并急性肾衰竭尚无有效防止措施，这已成为急性肾炎死亡的主要原因。临床表现为少尿或无尿，血尿素氮、肌酐升高，高血钾，代谢性酸中毒等尿毒症改变。在此情况下应及时行血液透析，肾替代疗法(按急性肾衰竭治疗)。如经治疗少尿或无尿 3～5 天或 1 周者，此后尿量逐渐增加，症状消失，肾功能可逐渐恢复。

五、辅助检查

本病起病较急，病情轻重不一，青少年儿童发病多见。有上呼吸道及皮肤等感染史者多在感染后 1～4 周发病。多见血尿(肉眼或镜下血尿)、蛋白尿、管型(颗粒管型和细胞管型)尿。水肿轻者晨起双眼睑水肿，重者可有双下肢及全身水肿。时有短暂氮质血症，轻中度高血压，B 超示双肾形态大小正常。

六、西医治疗

本病的治疗以休息及对症治疗为主，纠正水钠潴留，纠正血液循环容量负荷重，抗高血压，防治急性期并发症，保护肾功能，如急性肾衰竭可行透析治疗。因本病属于自限性疾病，一般不适宜应用糖皮质激素及细胞毒类药物。

(一)一般治疗

急性期应卧床休息 2～3 周，待肉眼血尿消失，水肿消退及血压恢复正常，然后逐渐增加室内活动量，3～6 个月应避免较重的体力活动。如活动后尿改变加重者应再次卧床休息。急性期应低钠饮食，每天摄入食盐 3 g 以下，保证充足热量。肾功能正常者不需限制蛋白质摄入量，适当补充优质蛋白质；有氮质血症者应限制蛋白质摄入量，以减轻肾脏负担。水肿重、尿少者除限盐外，还应限制水的摄入量。

(二)感染灶的治疗

对有咽部、牙周、鼻窦、气管、皮肤感染灶者应给予青霉素治疗 1～2 周。对青霉素过敏者可用大环内酯类抗生素治疗。对于反复发作的慢性扁桃体炎，病证迁延 2 个月以上者，尿中仍有异常且考虑与扁桃体病灶有关时，待病情稳定后，尿沉渣计数＜10 个/高倍镜者，可考虑做扁桃体切除术，术前、术后需用 2～3 周青霉素。

(三)抗凝治疗

根据发病机制和肾小球内凝血的主要病理改变,在临床治疗时应用抗凝降纤疗法,有助于肾炎的缓解和恢复,具体方法如下。

1.肝素

按成人每天总量 5 000～10 000 U 加入 5%葡萄糖注射液 250 mL 静脉滴注,每天 1 次,10～14 天为 1 个疗程,间隔 3～5 天,再行下 1 个疗程,共用 2～3 个疗程。

2.丹红注射液

成人用量 20～40 mL,加入 5%葡萄糖注射液中,用法疗程同肝素,小儿酌减。或选择其他活血化瘀中成药注射剂,如血塞通、舒血通、丹参注射剂等。

3.尿激酶

成人每天 5 000～10 000 U,加入 5%葡萄糖 250 mL 中,用法疗程如丹红注射液,小儿酌减。注意肝素与尿激酶不要同时应用。

4.双嘧达莫(潘生丁)

成人 50～100 mg,每天 3 次口服,可连服 8～12 周,小儿酌情服用。

(四)利水消肿

急性肾炎的主要生理病理变化为钠潴留,细胞外液量增加导致临床上水肿、高血压、循环负荷过重及致心肾功能不全等并发症。应用利尿剂不仅能达到消肿利尿作用,且有助于防治并发症。

1.轻度水肿

颜面部及双下肢轻度水肿(无胸腔积液、腹水)者常用噻嗪类利尿剂。如氢氯噻嗪,成人 25～50 mg,每天 1～2 次,口服,此类利尿剂作用于远端肾小管。当肾小球滤过率为 25 mL/min 时,常不能产生利尿效果,此时可用袢利尿剂。

2.中度水肿

伴有肾功能损害及少量胸腔积液或腹水者,先用噻嗪类利尿剂,氢氯噻嗪 25～50 mg,每天 1～2 次。但当肾小球滤过率为 25 mL/min 时,可加用袢利尿剂,如呋塞米(速尿)每次 20～40 mg,每天 1～3 次,如口服效果差,可肌内注射或静脉给药,30 分钟起效,但作用短暂,仅 4～6 小时,可重复应用。此二药在肾小球滤过功能严重受损,肌酐清除率为 5～10 mL/min 时,仍有利尿作用,应注意大剂量时可致听力及肾脏严重损害。急性肾炎一般不用汞利尿剂、保钾利尿剂及渗透性利尿剂。

3.重度水肿

当每天尿量<400 mL时,并有大量胸腔积液、腹水,伴肾功能不全,甚至急性肾衰、高血压、心力衰竭,当出现上述并发症时,立即应用大剂量强利尿剂,如呋塞米(速尿)60～120 mg,缓慢静脉推注,但剂量不能>400 mg/d。因为剂量过大,并不能增强利尿效果,反而使不良反应明显增加,导致不可逆性耳聋。应用后如利尿效果仍不理想,则应考虑血液净化疗法,如血液透析、腹膜透析等,而不应冒风险应用过大剂量的利尿剂。此外,还可应用血管解痉药(如多巴胺)以达利尿目的。

注意:其他利尿剂不宜应用,如汞利尿剂对肾实质有损害,渗透性利尿剂(如甘露醇)可增加血容量,加重心脑血管负荷而发生意外,还有诱发急性肾衰竭的潜在危险。保钾利尿剂可致血钾升高,尿少时不宜使用。对高尿酸血症患者,应慎用利尿剂。

(五)降压治疗

血压≤18.7/12.0 kPa(140/90 mmHg)者可暂缓治疗,严密观察。若经休息、限水盐、利尿治疗后,血压仍高者,应给予降压药,可根据高血压的程度,起病缓急,首选一种降压药小剂量使用。

1.钙通道阻滞剂

如硝苯地平(硝苯吡啶)、尼群地平类。此类药品可通过阻断钙离子进入细胞内而干扰血管平滑肌的兴奋-收缩耦联,降低外周血管阻力而使血压下降,并能较好地维持心、脑、肾血流量。口服或舌下含服均吸收良好,每次10 mg,每天2～3次,用药后20分钟血压下降,1～2小时作用达高峰,持续4～6小时。控释片、缓释片按说明服用,与β受体阻滞剂合用可提高疗效,并可减轻硝苯地平引起的心率加快。

2.血管紧张素转化酶抑制剂

通过抑制血管紧张素转换酶的活性,而抑制血管紧张素扩张小动脉,适用于肾素-血管紧张素-醛固酮系统介导的高血压,也可应用于合并心力衰竭的患者,常用药物如卡托普利(巯甲丙脯酸),口服25 mg,15分钟起效,服用盐酸贝那普利(洛丁新)5～10 mg,每天1次,对肾素依赖性高血压治疗效果更好。

3.α_1受体阻滞剂

如哌唑嗪,具有血管扩张作用,能减轻心脏前后负荷,宜从小剂量开始逐渐加量,不良反应有直立性低血压、眩晕或乏力等。

(六)严重并发症的治疗

1.急性循环充血性状态和急性充血性心力衰竭治疗

当急性肾炎出现胸闷、心悸、肺底啰音、心界扩大等症状时,心排出量并不减少,射血指数并不降低,与心力衰竭的病理生理基础不同,是水钠潴留、血容量增加所致淤血状态。此时首先要绝对卧床休息,严格限制钠、水摄入量,同时应用强利尿剂。硝普钠或酚妥拉明药物多能使症状缓解,发生心力衰竭时,可适当应用地高辛或毛花苷 K。危重患者可采用轮流束缚上下肢或静脉放血,每次150～300 mL,以减轻心脏负荷和肺淤血。当保守治疗无效时,可采用血透脱水治疗。

2.高血压脑病治疗

出现高血压脑病时,应首选硝普钠,剂量为 5 mg 加入 10%葡萄糖注射液100 mL中静脉滴注,每分钟 4 滴开始。用药时应监测血压,每 5～10 分钟测血压 1 次。根据血压变化情况调节滴数,最大每分钟 15 滴,为 1～2 μg/(kg·min),每天总剂量<100 μg/kg。用药后如患者高血压脑病缓解,神志好转,停止抽搐,则应改用其他降压药维持血压。因高血压脑病可致生命危险,故应快速降压,争分夺秒。硝普钠起效快,半衰期短,1～2 分钟可显效,停药 1～10 分钟作用可消失,无药物依赖性。但应注意硝普钠可产生硫氰酸盐代谢产物,故静脉用药浓度应低,滴速应慢,应用时间要短(<48 小时),并应严密监测血压,如降压过度,可使有效循环血容量过低,而致肾血流量降低,灌注不足引起肾功能损害。应用硝普钠抢救急性肾炎高血压危象,疗效可靠安全,而且不良反应小。

当高血压伴有脑水肿时,宜采用强利尿剂及脱水药以降低颅脑压力。降颅压和脱水治疗可应用 20%甘露醇,每次 5 mL/kg,静脉注射或静脉快速滴注,根据病情每 4～8 小时 1 次。呋塞米(速尿)每次 1 mg/kg 静脉滴注,每 6～8 小时 1 次。地塞米松 0.3～0.5 mg/kg(或每次 5～10 mg,每 6～8 小时 1 次)。如有惊厥注意对症止痉。持续抽搐者,成人可用地西泮(安定),每次 0.3 mg/kg,总量不超过 15 mg 静脉给药,并可辅助吸氧等。

3.透析治疗

本病有以下 2 种情况时可采用透析治疗。

(1)少尿性急性肾衰竭,特别是有高血钾存在时。

(2)严重水钠潴留引起急性左心衰竭者,应及时给予透析治疗,以帮助患者度过急性期。由于本病具有自愈倾向,肾功能多可逐渐恢复,一般不需要长期维持透析。

临床应注意在治疗本病时,不宜应用糖皮质激素及非类固醇类消炎和山莨菪碱类药物治疗。本病大多预后良好，部分病例可在数月内自愈。老年患者有持续性高血压，大量蛋白尿，或肾功能损害者预后较差，肾组织增生病变重，伴有较多新月体形成者预后较差。

七、中医辨证诊断要点

（一）辨证要点

急性肾小球肾炎的中医诊断要点，应根据发病时间、年龄大小、体质盛衰、邪正盛衰情况。本病发病初期表现多以禀赋肾气亢盛与邪盛标实的正邪双实证为主。病体未复可逐渐发展为正虚邪实夹杂证。病变可及机体多个脏腑，但以脾、肺、肾关系最为密切。临床常表现为正气亢盛，阳热上越，风水泛滥，湿毒浸淫，水湿浸渍，阴虚邪盛，夹有气滞、血瘀等，应根据发病阶段的证候表现，全面综合分析辨证。

本病以发热，头晕，面目及双下肢水肿，尿赤，尿浊，小便不利，尿量减少为主证，其他表现均为副证。

（二）辨证分型

1.元气亢盛，风水泛滥证

(1)主证：发病迅速，畏风发热，尿赤，面目水肿为主；或双下肢水肿，尿赤浑浊。

(2)副证：流涕，咳嗽，气粗，咽痛或流黄涕，耳痛流脓，肌肤疖肿，脓疮等。

(3)宾证：口干欲饮，舌质红赤，苔黄，脉浮数。偏于风寒者多见恶寒，肢节酸楚，困重，或头目眩晕，或焦躁易急，欲动不欲静。

(4)辨证解析：本证青少年发病多见。因正着生长发育阶段，禀赋元气亢盛，内生风热或风寒淫邪经口鼻清窍而入或袭表。肺失宣降，不能通调水道，下输膀胱，故见恶风寒，发热，肢节酸痛困重，肌肤水肿；风热或风寒之邪下注肾体，肾气与邪毒相搏，损伤肾络，气化不利，则小便不利，尿赤。因风为阳邪，其性轻扬，上越头面，风水相搏，故头晕目眩，水肿起于面部，迅速遍及全身。若风热之邪蕴于局部而见咽喉红肿热痛，流涕，舌质红，脉浮数。若风寒之邪犯肺，寒束肌表，卫阳被遏，肺气不宣，故见恶风寒或发热，喘咳或咳痰，阳气被遏，则见沉脉或紧或数。

2.肾气亢盛，湿毒浸淫证

(1)主证：肌肤发生疖肿，脓疮，耳痛流脓，牙痛流脓，鼻流黄涕，或药后而致湿毒斑疹，发热，水肿，尿赤浑浊。

(2)副证:时有畏风寒,小便不利,或头晕目眩。

(3)宾证:舌质红,苔薄黄腻,脉浮数或滑数。精神亢奋、焦躁不安。

(4)辨证解析:脾主肌肉,肺外合皮毛,肌肤乃脾肺二脏所主之域,湿热之邪蕴于肌肤,湿热久郁化毒,毒热腐肉伤血,发为疔疮脓疱。若毒热不能及时清解消散,则内浸脾肺,循经下焦而入肾体。肾气与湿毒相搏滞留,则损及肾络,或致气滞血瘀,血不循经而外出,膀胱气化不利而尿赤,肾气开阖失常则水液升降失调不能外泄,留于肌肤则水肿。中焦脾胃不能制水,水湿运化失常。肺不能通调水道,下输膀胱,则水湿停聚于体内,泛滥横溢,故见小便不利、水肿。初起多夹风邪,肿起颜面,恶风或畏恶风寒,继而迅速遍及全身。正气与湿热相搏则发热,舌质红,苔薄黄,脉浮数或滑数。

3.肾气亢盛,水湿困脾证

(1)主证:周身臃肿,按之没指,小便短少,尿赤或尿浊,面色无华。

(2)副证:胸闷纳呆,呕恶,肢体困重,头晕目眩,乏力,气短。

(3)宾证:便溏或便干,舌体胖嫩有齿痕,舌质淡,苔白厚腻,脉沉缓、弱。

(4)辨证解析:此证多见于发病中期和后期,是由发病初期未及时治疗、防护、休息等因素迁延而致。肾为先天之本,脾为后天之本,肾脾相互资助,在运化水谷精微,气化水液代谢中起着协调作用,若因肾之蕴热或水湿之邪乘侮于脾而致脾病,运化失职,壅滞不行,加之水湿内停又郁滞脾气而相互为应,水湿不得运化传输,聚积机体之内,泛溢肌肤,发为全身臃肿不退。水湿内聚三焦,决渎失司,膀胱气化失常而小便短赤。脾主四肢肌肉,脾被湿困,阳气不得宣展,运化无力,故见身体困重。胃失和降,故见胸闷、纳呆、泛恶等证。舌苔白腻,舌体胖嫩,脉象沉缓,皆为水湿内盛,脾胃湿困之象。湿毒泛浸肾体而致湿毒、血瘀凝滞肾络,或气不摄血而致尿血。肾开阖不利,水湿升降失常,与脾气转输水湿之失职,互为因果。乏力、脉弱皆为假象,实为正亢邪盛,湿邪滞阻躯体经络之双实证候。

4.肾阴虚损、湿热邪盛证

(1)主证:尿血,尿浊,五心烦热或潮热,午后加甚。

(2)副证:小便频数,或有灼热感,口干舌燥,舌红少苔,脉细数。

(3)宾证:腰酸腿困,乏力软弱,或见水肿,或有头晕失眠,欲静不欲动。

(4)辨证解析:因肾疾久治不复,风湿热毒邪未尽,或外邪反复内侵,或劳倦过度,久之损元耗阴而致肾本亏虚,功能失常,此证为本虚邪实之证候。阴精亏损,又致火旺,而遇水湿内聚,水火相合,煎熬成毒,合为湿热毒邪。灼伤脉络,故见血尿。湿热下注,故觉尿有灼热感。虚热耗损阴液,而元津亏损,精不化气,阳气无以化生，而致肾气亏损，气化不利。关门不利，水湿内聚，则见小便频数。水湿溢于肌肤而水肿。阴虚阳亢，热扰神明而失眠，头晕目眩。肾阴不足，腰府四肢失荣，故见腰膝酸软、乏力。

八、中医中药论治法则

（一）论治要点

中医中药论治急性肾小球肾炎，当依据病因、病机、证候表现和正邪盛衰情况，认真辨证分析。急性肾炎发病初期多以正亢邪也盛的双实病机变化为主，即本实标也实证候。后期多见正虚邪实。在发病过程中常并气滞、血瘀、水湿、热毒内蕴，治当发汗散湿，利水消肿，活血化瘀，抑气清热解毒，以降气祛邪论治法则；后期以益肾健脾，调和气血、阴阳为主。活血化瘀，疏通经络，祛除血、湿凝滞贯穿全过程。以上论治方法，均应视患者证候表现、病情病机转化而随证立法，灵活选择治法。

1.元气亢盛，风水泛滥证

（1）治法：抑气清热，散风宣肺，利水散湿。

（2）方药与方解：抑气解表散加减；麻黄连翘赤小豆汤。

（3）疗程与转归：1 周为 1 个疗程，一般 1～2 个疗程，表解、风去、热降、肿消即停，继而根据证候表现可改用其他方药治疗。

2.肾元亢盛，湿毒浸淫证

（1）治法：抑制亢盛之气，清热解毒，利湿消肿。

（2）方药与方解：抑气清热解毒汤；麻黄连翘赤小豆汤加减。

（3）疗程与转归：1 周为 1 个疗程，一般 2～5 个疗程，热毒去，水肿消，根据转归变化，改用其他方药治疗。

3.肾气亢盛，水湿困脾证

（1）治法：抑制气亢，健脾化湿，疏通肾络，利湿消肿。

（2）方药与方解：抑气利湿通络散或五皮饮、五苓散加减。

（3）疗程与转归：2 周为 1 个疗程，一般 6～12 个疗程，肿消、尿赤、浑浊复常即可停药，或改用他方巩固治疗。

4.阴虚邪盛证

（1）治法：养阴清虚热，通络凉血，利湿消肿。

（2）方药与方解：抑气凉血止血散、滋阴益肾利水消肿汤加减。

（3）疗程与转归：2 周为 1 个疗程，一般 6～12 个疗程。若证候变化，可根据

其变化在原方基础上化裁，巩固应用 6～12 个疗程。直至血尿、蛋白尿消失，肾功能正常，即可停止治疗。

(二)其他疗法

1.针刺疗法

取足三里、肾俞、脾俞、阴陵泉，手法以泻为主，留针 30 分钟，每天 1 次，2 周为 1 个疗程。

2.刮痧疗法

部位：前胸后背、肘窝、腘窝处，每天 1 次，表解热退即停。

3.直肠滴点疗法

如小儿或患者不宜内服中药汤剂者，可施用直肠滴点保留，每天 2 次。

4.中成药应用

双黄连、清开灵、香丹注射液、血塞通、保肾康等药，静脉滴注或内服。

九、调护与转归

(一)预防感染

防止上呼吸道感染、扁桃体炎、鼻窦炎、咽炎、中耳炎、牙髓炎，注意皮肤清洁卫生，防治皮肤感染，一旦发现要早治疗，彻底清除病灶，如果有慢性扁桃体炎反复发作者，应在病情控制后及时摘除。

(二)动静结合，调整工休

发病初期应以静为主，卧床休息，随病情好转，逐步增加活动，当活动后以不觉疲劳为度。

(三)调情志

防止急躁易怒和忧思、悲恐过度。保持心情舒畅。

(四)饮食调护

忌食辛辣之食品，每天食盐控制在 3 g 以下。切忌暴饮暴食，肥甘厚味。忌用致敏药物。忌烟酒嗜好。

(五)预后与转归

此病大多预后良好，一般在 6～12 个月痊愈，愈后不易复发。治疗时需治疗 6 个月，然后巩固治疗 6 个月，注意定期复查。急性肾炎发生初期应早治疗，避免发展为高血压脑病、心力衰竭、急性肾衰竭或演变为慢性肾炎。对于有感染病灶者，如扁桃体炎、中耳炎、牙周牙龈病、慢性颌窦炎，要彻底治疗清除，以防反复发作。

十、疗效评价标准

（一）痊愈标准

（1）水肿消失，血压正常，精神、食欲、睡眠尚好。

（2）尿常规、沉渣、肾功能、肾小球滤过率检验正常，维持在1年以上者。

上述指标需同时具备。

（二）好转标准

（1）水肿消失，血压正常，精神、食欲、睡眠尚可。

（2）肾功能及肾小球滤过率检验正常。

（3）尿蛋白较发病时减少，24小时蛋白定量不超过1.0 g/L，镜下血尿异常红细胞不超过30个/毫升。

十一、中西医结合论治体会

（一）西医治疗

在急性发作期有明显的感染病灶、水肿、高血压者，可及时应用抗生素、利尿降压药对症治疗，见效快。对有隐性病灶反复感染者，如扁桃体肿大等可手术切除。牙病反复发作者可摘除患牙。急性肾炎一般不需要应用糖皮质激素及其他免疫抑制剂，如病情迁延伴有大量蛋白尿、急性肾衰竭者，经肾活检根据病理类型则可以应用。

（二）中医治疗

中医治疗急性肾炎，可发挥中医整体辨证施治法则，可根据病程各个不同阶段表现证型的不同，采用内外治疗法则论治本病，如抑气亢盛，清热解毒，活血化瘀，宣肺散湿，健脾利水，益肾生津或益肾固涩等方药，特别是在急性肾炎中后期，血尿蛋白尿持续不消时，可结合应用中医的针刺、足浴等外治法持续治疗，或巩固治疗，以调阴阳和气血为主，使肾络通，气机畅，肾元复而病愈。中医中药治疗特点：利水消肿不伤正气，清热解毒不损脏腑功能，活血化瘀而不失血，所以中西医结合治疗急性肾炎，较单纯应用西医治疗疗效好，不良反应少，而且不易反复发作。

中西医结合治疗急性肾炎是发展趋势，可以发挥各自优势，提高疗效，缩短疗程。

第二节 慢性肾小球肾炎

慢性肾小球肾炎简称慢性肾炎，是指以尿蛋白、血尿、高血压、水肿为基本临床特点的一组肾小球疾病。起病方式各有不同，病理类型及病程不一，临床表现多样化。大部分患者病情隐匿迁延，病变缓慢进展，可有不同程度的肾功能损害，最终将发展为慢性肾衰竭。部分患者病变可呈急性加重和进展。由于本组疾病的病理类型及病期不同，主要临床表现各不相同，疾病表现呈多样化，治疗较困难，预后也相对较差。

一、西医病因、病机

（一）病因

慢性肾炎是一组多病因的以慢性肾小球病变为主的疾病，大多数患者的病因不十分明确。但临床免疫病理和实验室的资料表明，慢性肾炎的发病原因与免疫机制关系密切，与链球菌感染无明确关系，15%～20%是从急性肾小球肾炎转变而来，大部分慢性肾炎患者无急性肾炎病史，可能是由各种细菌、病毒、原虫、感染等因素通过诱导自身抗原耐受的丧失，炎症介质因子及非免疫机制等引起本病，而非直接的免疫反应病因。感染因素及其后的刺激导致免疫复合物在肾小球内沉积，提示体液免疫反应是慢性肾炎损伤的主要原因。然而，在肾小球内及肾小球外引起针对靶抗原的、有细胞参与的免疫反应；单核巨噬细胞在诱发疾病中具有重要作用。

（二）病机

1.免疫机制的反应

主要发生在肾小球内，有较多的组织损伤介质被激活，有生长因子及补体产生趋化因子，引起白细胞募集。C5b-9 对肾小球细胞的攻击，纤维素沉积，甚至形成新月体。炎症介质的刺激使肾炎进入慢性期，随着许多氧化物及蛋白酶的产生，发生细胞增殖，表型转化，细胞外基质积聚，引起肾小球硬化和永久性肾功能损害。

2.非免疫机制的参与

主要参与肾小球肾炎的慢性进展，如有效过滤面积减少，残余肾小球滤过率升高，肾缺血，各种因子细胞释放，以及肾小管中蛋白质成分增高造成的毒性作用，均可加重肾小球硬化和慢性肾间质纤维化。

二、中医病因、病机

根据临床表现，中医学常将慢性肾炎归为“水肿”“溺血”“尿浊”“腰痛”“虚劳”等范畴，因多种因素而发。病本在肾，其因先天禀赋失调、肾肺二气过亢，内生湿热风毒，或外感六淫，经口鼻、肌肤而入。又可因劳倦、情志不调等因素而诱发或加重肾病，发病隐匿，迁延，缓慢，病程长，寒热、虚实错杂多变是本病的特点，如失治误治常可转至虚劳、关格病。

(一)病因

(1)先天禀赋失调，肾肺之气过亢，或禀赋不足，内生风、湿毒邪。

(2)六淫外侵，或水湿浸渍，疮毒内归。

(3)劳倦过度，情志失常，惊恐和思虑过度，肝肾气滞。

(4)饮食失节，或不洁食物，暴饮暴食，嗜酒过度，过食辛辣厚味，伤胃败脾。

(5)应用易引发过敏，或肾毒药物。

(6)居住阴潮或长期冒雨涉水，湿邪浸入机体，直中脏腑。

(二)病机

1.病位

病位本在肾，后期常累及其他脏腑组织。

2.病性

多数患者发病缓慢，隐匿，病程常数年至数十年，气亢邪实，或虚实夹杂，常伴血瘀络滞，迁延不愈，可转为虚劳、关格之证。

3.病机转化

此病病因、病机多复杂，主要为先天禀赋失调、肾脾之气亢盛或先天禀赋不足而内生湿、风毒邪而致。当误治失治、迁延不愈时可致肾脾虚损，时有夹热夹寒，血瘀阻络。蛋白尿中医认为精微下泄，其机有二。一是由于肾肺气过亢，内生湿毒风邪，气邪相搏相结，蕴结于肾体而致肾络损伤，气化不利，升清降浊失常而精微下泄，致蛋白尿。二是脾胃双虚而致。因先天禀赋不足，久病耗气伤血，脾胃之气之所以能化生，全赖肾之阳气而鼓舞，元气以固密为贵，脾能升清，脾虚而不能升清散精，以致谷气下流，精微下泄。肾主封藏，肾虚则封藏失司，肾气失固，精微下泄，致蛋白尿。

血尿病机：由于久病脾气虚损，气不摄血，血则妄行；再则热邪损脉耗血，迫

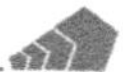

血妄行；和/或血凝瘀阻脉络，血行不畅，溢于脉外，以上 3 种因素均可致尿赤、血尿。

高血压的发生有 3 种情况：一是肝肾阴虚，风阳上亢，热扰清窍所致；二是脾肾虚损，水湿浊邪上泛，凝滞清窍；三是肝胆热盛，热邪上扰脑窍，则头晕目眩。慢性肾小球肾炎如经久不愈，常转至虚劳、关格。

三、临床表现

慢性肾炎可发生于任何年龄和性别，多数起病缓慢隐匿，临床以蛋白尿、血尿、高血压、水肿为基本特征，常有不同程度的肾功能损害。由于各种因素影响，病情时轻时重，反复发作，逐渐发展为慢性肾衰竭。

发病初期和早期，患者可表现乏力，劳倦，腰部隐痛、刺痛，或困重，食欲减退，水肿可有可无，有水肿也不严重，部分患者可无明显的临床症状。尿检中蛋白尿持续存在，通常在非肾病综合征范围，并有不同程度的肾小球源性血尿及管型，多呈镜下血尿，肉眼血尿少见。血压可正常或轻度升高。肾功能正常或轻度损伤，肌酐清除率下降，或轻度氮质血症表现，可持续数年或数十年。肾功能逐渐恶化并出现相应的临床表现，如贫血、血压升高、酸中毒等，最终进展为尿毒症。

有部分慢性肾炎患者，可以高血压为突出或首发症状，特别是舒张压持续性中等以上的程度上升，可有眼底出血、渗血，甚则视盘水肿。如果未有控制使血压持续稳定，肾功能恶化较快。未经治疗，多数患者肾功能呈慢性渐进性损害，预后较差。患者可因感染、过度疲劳、精神压力过大或使用肾毒性药物等因素使病情呈急性发作或急骤恶化，经及时治疗或祛除病因后病情可有一定程度的缓解，但也可能因此而导致不可逆的肾衰竭。肾功能损害程度和发展快慢主要与病理类型相关，同时也与合理治疗和认真调护等因素关系密切。

慢性肾炎临床表现多样，个体差异较大，中青年发病率高，易误诊。蛋白尿（一般在 3 g/d 以下），血尿，管型尿，水肿及高血压；病程 1 年以上者，无论有无肾损害，均应考虑此病。在除外继发性肾小球肾炎及遗传性肾小球肾病后，临床上可诊断为慢性肾炎。根据临床表现，可分为以下 5 型。

（一）普通型

该型较为常见，病程迁延，病情相对稳定，多表现为轻度至中度水肿、高血压和肾功能损害。尿蛋白定性（＋）～（＋＋＋），镜下呈肾小球源性血尿和管型尿等。病理改变以 IgA 肾病、非 IgA 系膜增生性肾炎即局灶系膜增生性较常见，也可见于局灶性节段性肾小球硬化早期和膜增生性肾炎等。

(二)肾病性大量蛋白尿型

除具有普通型的表现外，部分患者可表现为肾病性大量蛋白尿，病理分型以微小病变型肾病、膜增生性肾炎、局灶性肾小球硬化等多见。

(三)高血压型

除上述表现外，以持续性中度血压增高为主，特别是舒张压持续增高，常伴有眼底视网膜动脉狭窄、迂曲和动静脉交叉压迫现象，少数可有絮状物或出血，病理常以局灶节段性肾小球硬化和弥漫性增生为多见，或晚期多有肾小球硬化表现。

(四)混合型

临床上既有肾病性大量蛋白尿型表现，同时又有高血压型表现，多伴有不同程度肾功能减退征象，病理改变可为局灶性节段性肾小球硬化和晚期弥漫性增生性肾小球肾炎等。

(五)急性发作型

在病情相对稳定或持续进展过程中，由于各种微生物感染、过度疲劳或精神打击等因素出现较短的潜伏期(一般 2～7 天)后，出现类似急性肾炎的临床表现，经治疗和休息等调治后，可恢复原先水平，或病情恶化逐渐发展至尿毒症，或者是反复发作多次后，肾功能急剧减退而出现尿毒症一系列临床表现。病理改变为弥漫性增生，肾小球硬化基础上出现新月体和/或明显间质性肾炎。

四、诊断与鉴别诊断

(一)诊断

(1)起病缓慢，病情迁延，临床表现可轻可重，或时轻时重，随着病情发展，可有肾功能减退、贫血、电解质紊乱等情况出现。

(2)可有水肿、高血压、蛋白尿、血尿及管型尿等表现中的一种或数种，临床表现多种多样，有时伴有肾病综合征或重度高血压。

(3)病程中可有急性发作，常因呼吸道及其他感染诱发，有时见类似急性肾炎的表现，有些病例可自动缓解，有些病例则出现病情加重。

(二)鉴别诊断

1.继发性肾小球疾病

如狼疮性肾炎、过敏性紫癜性肾炎、乙型肝炎相关性肾损害，以上依据相应

的系统表现及特异性实验室检查可资鉴别。

2.遗传性肾病

遗传性肾病常起病于青少年儿童，多在10岁之前起病，患者有眼(圆锥形或球形晶状体)、耳(神经性耳聋)、肾形态异常，并有阳性家族史(多为性连锁显性遗传、常染色体显性遗传及常染色体隐性遗传)。

3.其他原发性肾小球疾病

(1)隐匿性肾小球肾炎：主要表现为无症状性血尿和/或蛋白尿，无水肿、高血压和肾功能减退。

(2)感染后急性肾炎：有前驱感染，急性发作起病的慢性肾炎需与此病鉴别，两者的潜伏期不同，血清C3的动态变化有助于鉴别。另外，两者的转归不同，慢性肾炎无自愈倾向，呈慢性进展，可资鉴别。

4.原发性高血压肾损害

先有较长期的高血压，然后出现肾损害，临床上近端肾小管功能损伤较肾小球功能损伤早，尿改变轻微，仅出现少量蛋白尿，常有高血压的其他靶器官并发症。

五、辅助检查

(一)尿液检查

尿异常是慢性肾炎的基本特点和标志，蛋白尿是诊断慢性肾炎的主要依据。尿蛋白一般在1～3 g/d，尿沉渣可见颗粒管型和透明管型，多数可有肾小球源性镜下血尿，少数患者可有间发性肉眼血尿。

(二)肾功能检查

多数慢性肾炎患者可有不同程度的肾小球滤过率下降，早期表现为肌酐清除率下降，其后血肌酐、尿素氮含量升高，可伴不同程度的肾小管功能减退，如近端肾小管尿浓缩功能减退和/或近端肾小管重吸收功能减退。

(三)影像学检查

B超检查早期可显示肾实质回声粗乱，晚期可有肾体积缩小等改变。

(四)病理检查

肾活检有助于明确诊断，如无特殊禁忌证和有条件的医院，应强调所有慢性肾炎患者进行肾活检，肾活检有助于与继发性肾小球疾病的鉴别诊断。另外，可以明确肾小球病变的组织学类型和病理损害程度及活动性，从而指导合理的治疗，延缓慢性肾损害的进展。

六、西医治疗

慢性肾炎早期应该针对病理类型给予治疗，抑制免疫介导炎症，抑制细胞增生，减轻肾脏硬化；并应以防止或延缓肾功能进行性损害及恶化，改善临床症状和防治合并症为主要目的。强调综合整体调治，可采取下列综合措施。

（一）一般治疗

1.动静结合，以静和休息为主

避免劳累及精神压力过大。因上述因素可加重肾功能负荷，以及加重高血压、水肿和尿检异常，这在治疗恢复过程中非常重要。

2.饮食调节

（1）蛋白质的摄入：慢性肾炎患者应根据肾功能减退程度决定蛋白质的摄入量。轻度肾功能减退者的蛋白质摄入量为 0.6 g/(kg・d)，以优质蛋白为主，适当辅以 α-酮酸或必需氨基酸，可适当增加碳水化合物的摄入，以满足机体能量需要，防止负氮平衡。如患者肾功能正常，可适当放宽蛋白质摄入量，一般不宜超过 1.0 g/(kg・d)，以免加重肾小球高滤过等导致的肾小球硬化。慢性肾炎、肾功能损害患者，如长期限制蛋白质摄入量，势必导致必需氨基酸的缺乏。因此，补充 α-酮酸是必要的。α-酮酸含有多种必需氨基酸，摄入后经过转氨基作用形成相应的氨基酸，可使机体既获取必需氨基酸，又减少了不必要的氨基，还提供了一定量的钙，对肾性高磷酸盐血症和继发性甲状旁腺功能亢进起到良好的作用。

（2）盐的摄入：有高血压和水肿的慢性肾炎患者，盐的摄入量一般控制在 3 g/d以下。

（3）脂肪的摄入：高脂血症是导致肾脏病变加重的独立的危险因素，尤其是慢性肾炎大量蛋白尿的患者脂质代谢紊乱而出现的高脂血症。应限制脂肪摄入，限制含有大量饱和酸和脂肪酸的动物脂肪更为重要。

（二）药物治疗

1.积极控制高血压

高血压是加速肾小球硬化，导致肾功能恶化的重要危险因素，为此积极控制高血压是十分重要的环节。控制高血压可防止肾功能减退，或使已经受损的肾功能有所改善，并可防止心血管的并发症，改善近期预后，具体治疗原则如下。

（1）力争达到目标值，如尿蛋白<1 g/d 的患者，血压控制在 17.3/10.7 kPa (130/80 mmHg)左右；如尿蛋白≥1 g/d 的患者，血压应控制在 16.7/10.0 kPa

(125/75 mmHg)以下。

(2)降压速度不能过慢或过快,应使血压平稳下降。

(3)先以一种药物小剂量开始,必要时联合用药,直至血压控制效果满意。

(4)优选具有肾保护作用、能减缓肾功能恶化的降压药物。

(5)降压药物的选择:首选血管紧张素转换酶抑制剂、血管紧张素Ⅱ受体阻滞剂;其次是长效钙通道阻滞剂、β受体阻滞剂、血管扩张剂、利尿剂等。由于血管紧张素转化酶抑制剂与血管紧张素Ⅱ受体阻滞剂除具有降压作用外,还可以减少尿蛋白和延缓肾功能恶化,保护肾的功能效应时应优先选用。

在肾功能不全患者应用血管紧张素转化酶抑制剂或血管紧张素Ⅱ受体阻滞剂时,应注意防止高血钾和血肌酐升高。但血肌酐＞264 μmol/L 时,务必在严密检测下谨慎应用,尤其注意监测肾功能和血钾含量。

2.严密控制蛋白尿

蛋白尿是慢性肾损害进程中独立危险因素,是肾功能渐进性恶化的不利条件,控制蛋白尿可延缓疾病的进展。尿蛋白导致肾损害的机制有以下几点。

(1)导致肾小管上皮细胞重吸收蛋白过多而致细胞溶酶体破裂,释放溶酶体酶和补体引起组织损伤。

(2)肾小管上皮细胞摄取过多的清蛋白和脂肪酸,导致脂质合成和释放,引起细胞浸润,并释放组织因子造成组织损伤。

(3)肾小管本身产生的 Tamm-Horsfall 蛋白与滤液中蛋白相互作用阻塞肾小管。

(4)尿中补体成分增加,特别是 C5b-9 膜攻击复合物激活近曲小管上皮的补体替代途径。

(5)肾小管蛋白质产氨增多,以及活化的氨基化 C3 的相应产生。

(6)尿中转铁蛋白释放铁离子,产生游离氢氧根,损伤肾小管。

以上因素导致肾小管分泌内皮素引起间质缺氧,产生致纤维因子。

控制蛋白尿药物的选择:血管紧张素转化酶抑制剂与血管紧张素Ⅱ受体阻滞剂具有降低尿蛋白的作用,这种作用并不依赖其降压的作用。因此,对于非肾病综合征范围内的蛋白尿可使用血管紧张素转化酶抑制剂和/或血管紧张素Ⅱ受体阻滞剂控制蛋白尿治疗。因用这类药物减少蛋白尿与剂量相关,所以其用药剂量,常需要高于降压所需剂量,但应预防低血压的发生。如依那普利 20～30 mg/d 和/或氯沙坦 100～150 mg/d,才可发挥较好的降低蛋白尿和肾脏保护作用。

3.糖皮质激素和细胞毒类药物的应用

由于慢性肾炎是多种因素引起的综合征表现,其病因、病理类型、病情变化和临床表现、肾功能损害程度等差异很大,故是否应用糖皮质激素、细胞毒类药物,应根据临床表现和病理类型不同,综合分析,予以确立是否应用。

(1)有大量蛋白尿伴或不伴肾功能轻度损害者,可考虑应用糖皮质激素,一般应用泼尼松 1 mg/(kg·d),治疗过程中严密观察血压和肾功能,一旦有肾功能损害应酌情撤减。

(2)肾功能进行性减退者不宜继续使用常规的口服糖皮质激素治疗。

(3)根据病理检查结果应用:如为活动性病变为主,细胞增生,炎症细胞浸润等,伴有大量蛋白尿则应用糖皮质激素及细胞毒类积极治疗。泼尼松 1 mg(/kg·d),环磷酰胺 2 mg(/kg·d)。若病理检查结果以慢性病变为主(肾小管萎缩、间质纤维化),则不考虑糖皮质激素等免疫抑制剂治疗。如果病理检查结果表现为活动性病变和慢性病变并存,肾功能已有轻度损害(血肌酐<256 μmol/L),伴有大量蛋白尿,这类患者也可考虑糖皮质激素与细胞毒类药物的治疗(剂量同上),并可加用雷公藤总苷 60 mg/d,分 3 次服用。需密切观察肾功能的变化。

4.抗凝和血小板解聚药物治疗

抗凝药和血小板解聚药有一定的稳定肾功能和减轻肾脏病理损伤,延缓肾病进展的作用。即使无高凝状态和各种病理类型表现者,也可常规较长时间的配合激素及细胞毒类药物,或单独应用此类药物,常用的药物有以下几类。

(1)注射用血塞通(冻干):主要成分为三七参,每支含量 200 mg,每次用 400～800 mg,每天 1 次,加入氯化钠注射液或 5%～10%葡萄糖注射液 250～500 mL 葡萄糖注射液中缓慢静脉滴注。

功用:活血化瘀,通脉活络,适用于慢性肾炎蛋白尿、血尿、水肿者,临床表现实证、虚证皆可使用。应用时注意变态反应,如有反应立即停用。初始滴点时应缓慢,30 分钟后观察无任何不良反应,继续增加滴注速度。

(2)香丹注射液:主要成分为丹参、降香,每支装 10 mL,每次用量 20～40 mL,每天 1 次,加入 5%～10%葡萄糖注射液 250～500 mL 中稀释,缓慢滴注,不宜与其他药物混用,连续 7～14 天为 1 个疗程,用药 1 个疗程后,可间歇 3 天,继用第二疗程。

功用:活血化瘀通络,扩张血管,改善微循环,增加血流量。适用于慢性肾炎血尿、蛋白尿、水肿、高血压患者,临床表现虚实者皆可应用。应用时注意变态反

应，表现心悸、气短、皮疹等反应，有反应立即停用。初用时应缓慢，观察30分钟后无不良反应，递增滴注。

(3)苦碟子注射液：主要成分为抱茎苦荬菜，每支装 20 mL，每次用量 10～40 mL，每天 1 次，加入 5%葡萄糖或 0.9%氯化钠注射液 250～500 mL 中，静脉滴注，14 天为 1 个疗程，间隔 3 天后可继续第二疗程。

功用：活血止痛，清热祛瘀。适应于慢性肾炎血尿、蛋白尿、腰痛、高血压患者，以及临床表现湿热盛、口渴苔黄、发热者。偶见皮疹，瘙痒，发热寒战，头晕头痛，血压下降，发现有变态反应，立即停用和对症治疗，一般不宜与其他药物混用。

(4)脉络宁注射液：主要成分为怀牛膝、玄参、石斛、金银花，每支装 10 mL，每次用量 20～40 mL，每天 1 次，加入 5%葡萄糖或氯化钠注射液 250 mL～500 mL中滴注，10～14 天为 1 个疗程，可连续 2～4 个疗程。

本制剂适用于慢性肾炎有蛋白尿、血尿、水肿、高血压者，临床表现五心烦热、自汗、乏力等阴虚热盛或瘀斑等证候。应用本品时偶见有胸闷、心悸、潮红、头晕、头痛、皮疹，罕见变应性休克，出现以上反应，立即停用，对症治疗。

(5)红花注射液：主要成分为红花，每支 5 mL，每次用量 10～20 mL，每天 1 次，15～20 次为 1 个疗程，间隔 5 天后，可继续应用，需用 2～3 个疗程。本制剂适用于慢性肾炎、蛋白尿、血尿、水肿、高血压者，临床表现寒热虚实者均可应用，主要作用为活血化瘀，通络止痛。

(6)注射用尿激酶：主要成分从健康人尿中分离的，每次用量 50 000～100 000 U，每天 1 次，15～20 次为 1 个疗程，间隔 3 天后可继续应用，一般应用 2～3 个疗程。

本制剂有溶栓降纤作用，适用于慢性肾炎或肾病综合征患者，如血尿、蛋白尿、水肿等表现。临床证候表现虚实、寒热者皆可使用。本品不良反应主要是有出血倾向，也有少数人会引发支气管痉挛、皮疹、恶心、呕吐、头晕头痛等症状。在使用本品注意有出血倾向者禁用，需随时检测凝血系列。

(7)疏血通注射液：主要成分为水蛭、地龙，每支装 2 mL，每天用量 6～10 mL，14 天为 1 个疗程，间隔 3 天后可继续应用，一般治疗为 2～3 个疗程。

本制剂有活血化瘀、通经活络、抗凝、溶栓作用，临床应用于慢性肾炎、肾病综合征之蛋白尿，血尿，水肿，高血压等，表现虚实证皆可应用。

应用时将 6～10 mL 注射液溶于 0.9%氯化钠或 5%葡萄糖中，需单独使用。开始速度为 30 滴/分，缓慢滴注，无反应时增速滴注，如有出血或不良反应者立即停用，及时对症治疗。

(8)黄芪注射液：主要成分为黄芪，每支装 10 mL，每天用量 20～40 mL，静脉滴注，14 天为 1 个疗程，间隔 3～5 天，可继续下 1 个疗程治疗，一般应用 3～4 个疗程。

本品有益气养元，扶正祛邪，养心通脉，健脾利湿功效，常用于治疗各种肾病和/或肾病综合征，或有肝功能损害者的治疗，对临床表现为乏力、气短、大量蛋白尿、低蛋白血症、血尿、水肿、高血压等正气虚损严重者有显著减少尿蛋白排泄、升高清蛋白作用。临床表现为气盛、热重患者，湿热阴虚阳亢表现不宜应用，应用后易加重病情。本剂应用时少有变应性休克、汗出、头晕、皮疹、瘙痒等不良反应，宜单独使用。初始滴注应缓慢不超 30 滴/分，30 分钟后无不良反应，继续增速滴注。

(9)甘草酸二铵注射液：商品名为甘利欣，主要成分为甘草酸二铵，每支装 10 mL(150 mg)，每天 30～40 mg，静脉滴注加 5%或 10%葡萄糖 250 mL 注射液中，缓慢滴注，14 天为 1 个疗程，一般 2～3 个疗程，主要应用于肾病或肝病的治疗过程中，以及激素、细胞毒类药而致的肝功能异常、转氨酶升高、低蛋白血症等的治疗，临床应用时有恶心、腹胀、皮肤瘙痒、头痛、头晕、心悸、血压升高，一般较轻，不影响治疗，如有反应，应对症治疗。

(10)长期口服复方丹参片，活血化瘀止痛胶囊，云南白药等内服制剂。

(11)低分子量肝素：该药的抗凝活性在于与抗凝血酶Ⅲ的结合后肝素链上的五聚糖抑制剂凝血酶和凝血因子Ⅹa，结果抗栓效果优于抗凝作用，生物利用度高，出血倾向少，半衰期比普通肝素长 2～4 倍，常用剂量为 5 000 U/d，腹壁皮下注射或静脉滴注，一般 7～10 天为 1 个疗程。根据临床表现和检验凝血系列，无出血倾向者，可连续应用 2～3 个疗程。

(12)双嘧达莫：此为血小板解聚药，用量为 200～300 mg/d，分 3 次口服，每月为 1 个疗程，可连续服用 3 个月以上。

(13)阿司匹林：50～150 mg/d，每天 1 次，无出血倾向者可连续服用 6 个月以上。

(14)盐酸噻氯匹定(抵克立得)：250～500 mg/d。西洛他唑 50～200 mg/d。

(15)华法林：4～20 mg/d，分 2 次服用，根据凝血酶原时间以 1 mg 为阶梯调整剂量。药物使用期间应定期检验凝血酶原时间(至少 3 周 1 次)，防止出血，应严密观察。

以上的抗凝、溶栓、解聚血小板、扩张血管的中药、西药制剂，在应用时可选择1～4种，应注意有出血倾向者，或有过敏等不良反应者禁用或慎用，并要随时观察凝血酶时间。

5.降脂药物治疗

肾病并发脂质代谢紊乱，可加重肾功能的损害，并引起细胞凋亡，导致组织损伤。因此，当肾病并发脂质异常时，特别是低密度脂蛋白异常，应引起重视进而调节。他汀类药物不仅可以降血脂，更重要的是可以与肾脏纤维化有关分子的活性可逆性抑制系膜细胞，平滑肌细胞和小管上皮细胞对胰岛素样生长因子的增生反应。抑制单核细胞化学趋化蛋白和黏附因子的产生，减轻肾组织的损伤和纤维化。

6.避免加重肾损害的因素

在慢性肾炎的治疗恢复过程中，应积极预防感染、低血容量、腹水，以及水、电解质和酸碱平衡紊乱。避免过度劳累、妊娠和应用肾毒性药物，解除心理压力，如有血尿酸升高应积极治疗等。

七、中医辨证诊断要点

(一)辨证要点

慢性肾炎可发生于各年龄段，但以中青年多见，发病隐匿，病情复杂，病程迁延，经久不愈，并常反复发作。其病位主要在肾，常同时波及多个脏腑组织，此证临床主要表现为尿血、尿浊、水肿、腰痛、头晕目眩、乏力或全身困重等。

(二)辨证分型

1.肾肺气亢，湿热阻滞证

(1)主证：尿赤，尿浊，水肿，腰困，精神亢奋，声音洪亮。

(2)副证：口干苦，欲饮，苔黄厚，燥，舌红，口舌生疮。

(3)宾证：时有脘腹易饥不适，便秘不爽，脉滑数。

(4)辨证解析：此证多见于慢性肾炎早期和初期中青年，为正亢邪实的双实证。因先天禀赋失调，肾脾元气过亢，内生风、湿邪毒，气邪相搏相结聚积，沉浸肾体而致肾络阻滞，气化不利，气行不畅，开阖失司，关多开少而致水湿内停而水肿；湿毒化热，湿热损伤肾络，迫血妄行而尿赤；精微下泄而尿浊；湿热瘀阻肾府，气机不畅而腰困痛；先天气亢，精气未耗，则精神亢奋，声音洪亮；热盛伤津，舌质失于濡养润滋，则舌红，口干苦；热湿上淫则苔黄厚、黏腻；热耗胃津，则消谷善饥不适，大便秘结不爽，口舌生疮，脉滑数，皆为热盛耗津所为。

2.气阴双虚，水湿泛滥证

(1)主证：尿赤浊，水肿，午后低热，或五心烦热，少气乏力，面色无华。

(2)副证：口干咽燥，舌质红，少苔或无苔，脉细弱或数。

(3)宾证：腰困，失眠，时有夜汗或头晕目眩，或易感冒。

(4)辨证解析：患者久病耗气，伤损阴血，气虚则无以充实全身而少气乏力，气阴双虚则不能充养肾府则腰困，气虚则不能抗御外邪常易感冒；血虚则无以荣华其面，故见面色无华，㿠白或萎黄；阴虚不足，不能制阳，故生内热，而见阴虚火旺之证；因其热来之阴分，故见午后潮热，或手足心烦热，浮阳上扰清窍，则头晕目眩，失眠；肾之经络循喉夹舌而行。肾阴不足，肾之经脉失濡，故见口干咽燥；营血不足，舌脉失养，则舌红无苔，口舌生疮；气阴两虚，则肾失封藏，固摄失职而精微下泄，则见尿浊，血尿；肾气阴不足，开阖失常，水湿内停，输送不利，而肌肤水肿。本证多夹瘀血，瘀阻脉络，血行脉外，也可加重尿血，脉细弱或数皆为气阴两虚之象。

3.脾肾阳虚，水湿泛滥证

(1)主证：尿短少，赤浊，水肿，面色㿠白或萎黄，畏寒肢冷，神疲乏力。

(2)副证：腰困重隐痛，四肢酸困沉重，纳呆便溏，脘腹痞满。

(3)宾证：舌体胖嫩有齿痕，苔白腻，脉沉迟细弱，男子阳痿早泄，女子月经不调等。

(4)辨证解析：人体的水液代谢要靠肾阳的蒸腾气化、脾阳的输布运化来完成，因失治误治、久病不愈导致脾肾阳气耗伤过度，脾肾阳气虚弱，则水湿不运，气化失常，从而导致水湿内停，泛滥周身故水肿；命门火衰，脾阳不振，不能温煦全身四肢，故见畏寒肢冷，腰膝酸软乏力，面色㿠白无华或萎黄。肾主骨，腰为肾之府，脾为后天之本，脾主肌肉四肢，脾虚则气血生化无源，肾脾阳虚则化源不足，腰失所养，四肢不充，故见神疲倦怠；脾主运化，脾阳不足，运化无力，故见纳食呆滞，大便溏薄；肾阳不足，精失固摄，精微下泄，故见阳痿早泄，女子月经不调，尿浊。舌体胖嫩有齿痕，苔白腻，脉细弱无力或迟沉，皆为肾脾阳虚、水湿浊毒内停之象。

4.肝肾阴虚，湿热壅盛，瘀血阻滞证

(1)主证：尿赤，尿浊，小便不利短少，五心烦热，或全身潮热，目睛干涩，或视物模糊，头晕耳鸣，烦躁易怒，舌质紫暗或有瘀斑点。

(2)副证：舌红少苔，或舌苔黄腻，咽喉肿痛，皮肤疮疡。

(3)宾证：肌肤甲错，肢体麻木，脉弦数，或细数，早泄遗精，或月经不调。

(4)辨证解析:因久病迁延不愈,或反复发作,致肝肾耗伤阴精而不足。肝开窍于目,肾开窍于耳,耳目失养,肝阳上亢,浮阳上扰清窍,故见目睛干涩,视物模糊,头晕耳鸣;阴虚不足,躯体失濡,则肌肤甲错,肢体麻木;阴津不能上承,故见口渴咽干,口舌生疮,舌红少苔,咽喉干燥疼痛;阴虚则虚火内生,故见五心烦热,或潮热;肝肾阴虚则内热丛生,热灼脉络,则致血瘀;血不循经,则舌体瘀斑,瘀点或紫暗;血随尿出而尿血;固涩失利则精微下泄而尿浊;虚火内扰,精关不固,则遗精、早泄、梦遗,或月经不调,如夹湿热则见小便不利灼热,舌苔黄厚黏腻。脉弦细数,乃为阴虚、虚火内扰、血脉不利之象。

八、中医中药论治法则

(一)论治要点

论治慢性肾炎,需在病因、病机辨证诊断的基础上方可取得满意疗效。此病病位主要在肾,常累及其他脏腑,临床证型多复杂多变。诊治时则需整体调治,个性化对待;早发现早治疗,疗程要长,持之以恒,以防急于求成;防止迁延不愈而发展为虚劳、关格。根据本病发病特点,早中期以抑制肾肺气亢为主,益肾固本为辅,并与清热利湿防治湿毒内生;晚期以益肾固本,扶持正气为主。活血化瘀,疏通肾络,祛除水湿毒邪,贯穿全疗程。证变法更,灵活运用,标本兼治的综合调治。

1.肾肺气亢,湿热阻滞证

(1)治法:调禀赋,抑气亢,清湿热,通肾络。

(2)方药与方解:抑气清热解毒散,益气利湿通络散化裁。

(3)疗程与转归:因慢性肾炎的多样性和病程缠绵,时轻时重,易反复发作的特点,4 周为 1 个疗程,需治疗 12～24 个月,即使完全缓解或痊愈也应继续巩固治疗 1 年以上,经中西医结合整体调治,可显著提高有效好转率。

2.气阴两虚,水血瘀阻证

(1)治法:益气养阴,利湿通络,活血化瘀。

(2)方药与方解:滋阴益肾利水消肿汤,益气利水消肿汤化裁。

(3)疗程与转归:本证型的治疗,2 周为 1 个疗程,一般 4～8 个疗程,气阴两虚证候消失,水肿消除,血尿、蛋白尿减少,根据证候变化可改用其他方药,滋阴药多滋腻易致便溏、纳呆,应用时可加入少量理气温燥之品。

3.肾脾阳虚,水浊泛滥证

(1)治法:补阳化气,温补脾肾,泻浊利湿。

(2)方药与方解:温阳利水消肿汤,补阳还五汤,真武汤化裁。

(3)疗程与转归:此证型4周为1个疗程,一般需6个疗程后可有明显缓解,阳虚证候消除,根据证候变化改用其他治疗方案。

4.肝肾阴虚,湿热血瘀证

(1)治法:滋补肝肾,清热除湿,活血化瘀。

(2)方药与方解:滋阴益肾利湿消肿汤,益气潜阳汤,桃红四物汤化裁。

(3)疗程与转归:4周为1个疗程,一般需用2～4个疗程。肝肾阴虚证候,湿热消失,根据证变而改用他法治疗。

(二)外治法

1.足部手法疗法

(1)反射穴区:腹腔神经丛,肾上腺,肾,输尿管,膀胱,大脑,肺,肝,脾,小肠,上下身淋巴,子宫,前列腺,胸部淋巴等反射区穴。

(2)应用手法:点法,按法,刮法,推法,叩法等手法。

(3)操作治疗:操作者用双手拇指指腹同时或交替,由后向前旋推腹腔神经丛反射区,用拇指指尖点按或单示指叩肾上腺反射区、肾脏反射区等区穴,定点按压并由前向后推按3～5次。两足同时按照上述操作步骤进行,每天1次,10～14天为1个疗程,无须辨证,此疗法适用于各种证型。

2.足部针刺疗法

(1)经穴针刺法。取穴:足三里、阴陵泉、飞扬、三阴交、复溜、太溪、京骨等穴位。操作皮肤常规消毒,根据需要选用1～3寸毫针,持针快速刺入,得气后留针20～30分钟,每隔2～3分钟行针1次,根据辨证虚实,选择补泻手法,每2天1次。严重者可每天1次或每天2次,10～15次为1个疗程。

(2)足针疗法。取区穴:肾、膀胱、肺、腰痛点等。操作常规消毒毫针直刺0.5寸,得气后留针20～30分钟(双足可同时进行),根据辨证虚实可选用补泻手法,每天1次,10～15次为1个疗程。

3.艾灸疗法

(1)取穴:肾上腺、肾、输尿管、膀胱等穴区。足三里、阴陵泉、三阴交、复溜、涌泉、肾俞、脾俞、关元、气海等穴。

(2)操作:点燃艾条,采用悬灸法,每穴2～3分钟,每天1次,严重者可每天2次,10～15次为1个疗程,穴位适应者可应用隔姜柱灸法。灸法多适用于虚证、寒证。

4.刮痧疗法

(1)选穴区。足部取穴区:肾上腺、肾、输尿管、膀胱等穴区。另可选足三里、三阴交、复溜、太溪、涌泉等穴位。

(2)操作:选择专用刮痧板(水牛角),局部涂抹介质,按证候选择上述穴区,反复刮拭,直至皮肤及皮下出痧为佳,隔 3 天 1 次,10～15 次为 1 个疗程。此法适宜实证者。

5.足浴疗法

根据中医辨证(寒热虚实)组方配伍,水煎取汁,倒入电热恒温足浴盆中,加水至可淹没小腿下 2/3 处,水温调至 38～40 ℃为宜,足浴 30 分钟后,加用自我按摩足部,每天 1 次或 2 次,10～15 次为 1 个疗程。

九、调护与转归

慢性肾炎患者的饮食、情志、生活工作、劳动调护至关重要,在某种程度上较药物等治疗还为关键,为此医护者、患者及其家人都应引起重视,调护事项如下。

(一)饮食调护

慢性肾炎患者的钠盐、水分、蛋白质、脂肪及其他微量元素的摄入量应视病情而定,食物的摄入种类应多样化。

对轻症且无明显水肿、高血压及肾功能不全者,可不必限制,可以按正常食谱进食,对于有明显水肿、高血压及肾功能不全者,则分别视其具体情况而有所限制。

对水肿和/或高血压者应限制食盐的摄入,每天摄入量以 3～5 g 为宜。重度水肿者控制在 1～2 g,待水肿消退,盐量逐渐增加。在正常情况下,静脉液体入量不宜超过 500 mL。

如慢性肾炎有大量尿蛋白及低蛋白血症时,如果肾功能正常应适当提高精蛋白的摄入量,但不宜过多,以 1.0 g/(kg · d)为宜,如出现氮质血症时,应限制蛋白质的摄入量,每天限制在 40 g 左右。如过分限制钠盐,患者易引起电解质紊乱,并易降低肾血流量,加重肾功能减退。

另外,应忌生、冷、硬食物,辛辣之品,禁烟酒,烟酒可刺激肾素分泌,使肾血管收缩,肾血管流量不足,致使肾功恶化。

(二)严禁应用肾毒性药物

西药有磺胺类、氨基糖苷类、非类固醇消炎药等,此类药物能在短期内甚至用量过大时,一次应用即可使肾功能恶化。另外,长期服用阿普唑仑可使血肌酐、尿素氮升高，临床需严密注意。中药有关木通、汉防己、马兜铃、朱砂等，此类中药不能长期服用。

（三）防治毒邪内侵

防治上呼吸道感染，对于有慢性炎症病灶者要彻底清除治疗，如慢性扁桃体炎尽量切除，对于鼻窦炎、牙周炎、牙髓炎者，肌肤疮疡疖肿溃烂等病灶要彻底治疗，以免反复发作，并且要根据气候变化随时增减衣被，保持室内空气新鲜，湿温恒定。

（四）防治高血压

对血压不高的患者，如尿中常出现红细胞，肾功能损害，脉弦或细弦，头晕患者，可选用益肾养肝，活血通络祛风中药方剂或中成药，如天麻钩藤饮、杞菊地黄丸、保肾康、丹参片等保肾治疗，常可使肾功能部分恢复。对血压高的患者应积极控制高血压，血压控制在16.7/11.3 kPa（135/85 mmHg）以下为佳，根据辨证应用天麻钩藤饮化裁即可，此方剂应用后，虽然疗效慢，但较持久，不易反弹。肾性高血压往往冬季较重，夏季轻，应注意调整药量。

（五）动静结合，以静为主

在病情发展活动阶段，一是要注意以休息静养为主，可在居室内外轻度活动，以活动后不觉疲劳，血压不升高，水肿不加重，尿蛋白含量不增加为度。在病情稳定后，可适当增加活动量，从事轻体力工作，不可过度劳累，生活起居要规律，保持足够的睡眠和休息。

（六）调情志

正确对待疾病，避免过怒急躁，忧思悲伤，保持心情舒畅。

（七）防演变

当诊断为慢性肾炎时，要积极调治，防止演变为虚劳、关格。

（八）预后与转归

慢性肾炎病因、病机复杂多变，病程长，发病隐匿，虚实错杂，各年龄段均可发生，一般从首次发现尿异常，到发展至慢性肾衰竭可历时10年或数十年不等的时间，常因病理损害的性质及有无并发症等不同，而预后有明显的差异。因误治和治疗不当，合并感染，血流量不足，使用肾毒性药物，伴有高血压、大量蛋白尿或情志不调、重体力劳作等因素可加速肾衰竭。反之，如果医患双方紧密配合应用中西医结合等手段综合整体调治，避免和控制上述并发症的发生，部分可痊愈，大多数可完全缓解。

十、疗效评价标准

根据国家药品监督管理局发布的《中药新药临床研究指导原则》进行疗效评价。

（一）临床控制

尿常规：尿蛋白转阴或24小时尿蛋白定量正常，沉渣红细胞正常，肾功能正常。

（二）显效

尿常规检查连续尿蛋白减少2＋，或24小时尿蛋白定量减少≥40％，红细胞计数减少≥3个/高倍镜，或尿沉渣红细胞计数减少≥40％，肾功能正常或基本正常（与正常值相差不超过15％）。

（三）有效

尿蛋白持续减少1＋，或24小时蛋白定量减少≤40％，红细胞计数减少<3个/高倍镜，或尿沉渣细胞计数减少<40％，肾功能正常或有改善。

（四）无效

临床表现与上述实验室检查无改善，或加重者。

十一、中西医结合论治体会

因慢性肾炎发病特点是多样性、动态变化的，而且各年龄段、性别均可发生。无论是中医、西医，应用一方一药一法都不可能治愈本病，为此在临床中需以中医辨证与西医辨病相结合，发挥中医、西医各自的长处，因时、因地、因人、精心、耐心、综合整体、个性化进行调治。

辨证与辨病相结合，治疗慢性肾炎。根据各位学者的研究分析，慢性肾小球肾炎的病因、病机和中医的辨证分型与西医的病理因素有着内在的紧密关系，所以中西医结合治疗本病具有长远意义。

（一）重视清热利湿治疗

（1）在慢性肾炎进展活动期，湿热内蕴证候表现明显，也是较多见的证型，此即肾气亢盛，内生湿毒，正邪相结，蕴而化热的双实证。中医论治以抑制肾气为主，清利湿热为辅的论治原则，常用苦参、黄芩、蒲公英、雷公藤、忍冬藤、羊蹄根、虎杖、车前子等药物。西医认为免疫功能亢进，免疫功能失调，需应用免疫抑制剂，如激素、细胞毒类药物，抑制体液和细胞免疫反应。此时，中西医综合治疗时，中医药可减轻免疫抑制等西药的毒副反应。

(2)在肾炎的稳定期或恢复期，多表现为肾脾气虚或阴阳虚损，或夹有瘀血，轻度的水湿内停等证，常累及其他脏腑组织，如肝、肺、心等。中医根据证候的表现，多以填精益肾，健脾补气，兼用活血化瘀之品治疗，此阶段应主要发挥中医补益的优势，整体调治机体的虚证表现。西医学研究虚证患者的表现大多为免疫功能低下，内分泌功能减退，多采用补充维生素、糖、多种氨基酸类制剂。

(二)活血化瘀，祛风通络药物治疗贯穿全疗程

慢性肾炎常伴瘀血和湿浊内蕴，是中医病理因素中不可忽视的 2 个方面，是相互作用的，也是病理变化发展的必然结果。古人早已认识到“湿不祛则致血瘀”“血不利则为水”，两者相互作用可致肾络瘀阻而不畅。特别是久病必致瘀，这充分说明了在慢性肾炎发生时，血瘀湿阻是常有的病理证候表现，所以在慢性肾炎的治疗中要注意活血化瘀治疗法则。活血化瘀，祛风除湿，疏通经络的治疗，贯穿全疗程是很有必要的，对提高疗效具有重要作用。

而西医学研究同样证实了不同类型的慢性肾炎均具有血管增生性改变，血小板、红细胞及纤溶异常而致血小板聚集、凝血。研究表明抗凝、抗血小板聚集等活血化瘀治疗，对机体局部具有调整作用，并可抑制或减轻变态反应性损害，使肾小球毛细血管通透性降低，调整肾血流循环，促进纤维组织吸收而有抗纤维化作用。

(三)结合病理诊断，确立中医治疗方案

在辨证的基础上，结合病理诊断报告，确立中医治疗方案，也可改善临床症状，消除蛋白尿，提高疗效，延缓肾衰竭。

1.肾小球内细胞成分增多

宜清热利湿，凉血活血化瘀治疗，常用药物有苦参、黄柏、蒲公英、牡丹皮、生地黄、白茅根、车前子、土茯苓、玉米须、鬼针草、赤芍等。

2.新月体形成

新月体成分以细胞性、纤维细胞性为主时，宜抑制气亢，清热解毒，活血化瘀，清热利湿，常用山苦参、雷公藤、青风藤、忍冬藤、海风藤、地龙、水蛭、牡丹皮、赤芍、川芎、白茅根、玉米须等。若见环状体，成分为纤维性时，宜补益肾元，活血化瘀，常用冬虫夏草、紫河车、山茱萸、龟板、鳖甲、赤芍、川芎、益母草、地龙、水蛭等。

3.系膜增生,系膜细胞增生

以清利湿热,疏通肾络为主,常用土茯苓、忍冬藤、虎杖、三棱、莪术、白花蛇舌草、积雪草等;系膜基质增生,以益肾活血为主,常用淫羊藿、鹿衔草、鹿角、杜仲、牛膝、紫河车、川芎、赤芍、地龙、水蛭、益母草等;可静脉滴注尿激酶、香丹注射液、血塞通、舒血通等活血化瘀、疏通肾络的注射液。

4.肾小囊病变

常见肾小囊粘连、新月体填塞、囊壁断裂等,宜清热利湿,破血化瘀,常用半边莲、白花蛇舌草、金雀根、积雪草、鳖甲、三棱、莪术、白茅根、玉米须等。

5.肾小球基底膜病变

肾小球基底膜均质增厚,常用益肾、活血治疗,选用淫羊藿、仙茅、巴戟天、山茱萸、牡丹皮、桃仁、红花、益母草,可静脉滴注黄芪注射液、尿激酶、血塞通等。若有免疫复合物或特殊蛋白物质沉积于肾小球毛细血管袢,而引起的基底膜增厚,宜用抑制亢盛之气,清热解毒,活血化瘀,凉血止血治疗,选用苦参、雷公藤、火把花、昆明山海棠、积雪草、土茯苓、蒲公英、地龙、水蛭、牡丹皮、赤芍、丹参、僵蚕、全蝎等。

6.肾小球毛细血管袢病变

肾小球毛细血管袢堵塞,宜活血通络,常选用桃仁、红花、当归、川芎、赤芍、丹参、地龙、水蛭、三棱、莪术、三七参等。静脉滴注舒血通、尿激酶、脉络宁等治疗。肾小球毛细血管内中性粒细胞浸润,宜清热利湿通络,常选用半边莲、土茯苓、山苦参、雷公藤、海风藤、忍冬藤、羊蹄根、玉米须等。

7.肾小球硬化或纤维化病变

宜益肾软坚,破瘀通络,常选用冬虫夏草、紫河车、菟丝子、炙鳖甲、龟板、三棱、莪术、地龙、水蛭、鬼箭羽、积雪草、鹿衔草、土茯苓等。

8.肾小管萎缩-间质病变

肾小管萎缩,间质纤维化,间质细胞浸润,治疗肾小球硬化或纤维化,可结合原发病使用清热利湿药物,如车前草、蒲公英、土茯苓、白茅根、玉米须、知母、黄柏、大黄、虎杖等。

综上所述,中西医结合整体调治,综合方法治疗慢性肾炎是行之有效最佳的论治途径,但在论治时应清楚目的,严格掌握中西药各自的优缺点,取长补短,相得益彰,有信心,有耐心,系统地加以治疗。治疗时须突出中医辨证和西医辨病相结合。在应用西药、糖皮质激素、细胞毒类制剂的同时,配合中医中药治疗:一是提高疗效,控制病情发展;二是减轻西药的毒副作用,保护脏腑组织功能,保证疗程的完成；三是帮助撤减西药，巩固治疗效果。在中西医结合治疗无效时就以中医中药治疗为主，保护肾功能，延缓病情进展。

第三节 慢性肾盂肾炎

慢性肾盂肾炎是指肾脏肾盂由细菌感染而引发的肾脏损害并由此产生的疾病。病程常超过 6 个月，具有独特的肾脏肾盂病理改变。表现复杂，症状多端。若尿路感染持续反复发作半年以上，呈持续性或间断性菌尿，同时伴有肾小管间质持续性功能和结构的改变，即可诊断为慢性肾盂肾炎。慢性肾盂肾炎如不彻底祛除病因和积极治疗，可进一步发展而损伤肾实质，出现肾小球、肾小管间质功能障碍，而致肾衰竭。其所致的肾衰竭占慢性肾衰竭病例总数的 2％。

一、西医病因、病机

尿路具有抵抗微生物感染的能力，其中最重要的是尿液冲刷作用。如果这种作用受到影响而减弱，就容易引发细菌感染，难于控制而迁延不愈，反复发作，最终导致肾脏永久性损害。影响尿路抵抗力的多为复杂因素。而在尿路无复杂情况下极少发生慢性肾盂肾炎。

慢性肾盂肾炎多发生于尿路解剖结构异常和异物长期阻塞。肾功能发生改变情况下，微生物尿路感染者中细菌性尿路感染是在尿路解剖异常、异物长期阻塞、功能改变基础上发生的。引发慢性肾盂肾炎的因素有 3 种：一是伴有慢性反流性肾盂肾炎（即反流性肾病）；二是伴有尿路梗阻的慢性肾盂肾炎（慢性梗阻性肾盂肾炎，如结石、肿瘤、前列腺肥大、膀胱源性、输尿管狭窄、尿道狭窄等）；三是为数极少的特发性慢性肾盂肾炎（即发病原因不明确者）。

二、中医病因、病机

本病常因先天禀赋不足，各种因素而致的尿路阻塞不畅，过度劳倦，外淫内侵而引发，有反复发作的特点，属中医“劳淋”“淋证”“腰痛”“虚劳”范畴，以小便频感涩痛，余沥不尽，时发时止，遇劳加甚或诱发为主要临床证候。常因反复发作，久治不愈，而致肾脾亏虚为主的本虚证。湿热郁结下焦，气虚无力行血而致久病入络，形成湿热、血瘀的标实证。湿热日久不去，致热盛伤阴，而气阴两虚证。瘀血不行与湿热相结，损伤肾体脉络；使湿热之邪更难祛除，导致本病正邪相争，反复发作，迁延不愈，甚则可致虚劳、关格之证。

（一）病因

1.素体脾肾虚损

或劳心思虑过度，伤及脾肾，或湿热之邪困脾，过用苦寒、辛燥之品，耗气伤脾，皆可导致脾肾两虚。脾虚正气下陷，小便淋沥不已发为本病。

2.急发淋证，失治误治

湿热、邪毒蕴结下焦不去。

3.外阴不洁

秽淫、浊邪上犯膀胱及肾而酿生湿热。

4.饮食不洁

过食肥甘、厚味，辛辣醇酒，消渴证等因，积湿发热，或心火下移至小肠、膀胱。

5.七情所致，肝失疏泄

因郁怒伤肝，肝失疏泄，酿生湿热，循经下注膀胱，气化失常。

6.其他

禀赋不足，先天畸形，肾元虚损；房劳，多产；导尿，砂石积聚，损伤肾气；年迈久病；经期，妊娠而致肾气亏虚；外伤下身瘫痪，或放置尿管损伤膀胱、尿路、经络而膀胱气化不利癃闭；膀胱湿热邪气，向上侵及肾体、腑病及肾损伤肾气。两者互损致使肾与膀胱脏腑俱损，气化功能失常发为本病。

（二）病机

1.病位

本病主要在肾、膀胱，常累及肝、心。

2.病性

本病发病常隐匿，反复发作，迁延不愈。根据临床证候表现常以肾脾双虚证为主，湿热、血瘀的标实为次的虚实夹杂证。症见时有发热，腰困疼痛，小便淋漓不尽，尿赤浑浊，或并疲劳乏力，头晕，纳呆的特征。

3.病机转化

肾与膀胱相表里，其间有经脉相连而通，相互依存，病后又可相互损伤。若脏虚则制水失常，水道不利，易生湿热蕴结膀胱；若膀胱气化不利，湿热内蕴，也必然上犯熏蒸于肾；一旦外邪内侵，均可引起脏腑俱病，膀胱湿热蕴结肾脏失于正常气化，水道不通，故常见小便滴点不尽，灼热涩痛及下肢隐痛等证候。如湿热久留，多表现为虚实错杂之征象。既有尿频、尿急、尿痛、小便淋漓不尽、小便赤红、小便浑浊等标实的证候，又有腰膝酸软、乏力、五心烦热等本虚征象。若为脾虚中气下陷，或淋证日久不愈，阴损及阳，可致脾肾阳虚而湿邪留恋，临床可见小便淋沥不已，遇劳即重，即为劳淋之特征。

三、临床表现

慢性肾盂肾炎临床表现多隐匿，病程较长，缠绵不愈，反复发作。根据临床表现可分为以下 2 种类型。

(一)尿路感染表现

多数感染的症状不太明显，但有轻度尿频，排尿不适，腰部轻度隐痛或困重，下腹隐痛不适感，但更为常见的为间歇性、无症状性细菌尿和/或间歇性低热。

(二)慢性间质性肾炎损害表现

如尿浓缩功能减弱出现多尿，夜尿增多，尿比重或渗透压下降，脱水等。由于肾小管重吸收钠的能力下降而致低钠；并发肾小管酸中毒和高钾血症；并可有肾性糖尿(血糖不高)和氨基酸尿；当炎症渐进侵犯肾实质时，可出现高血压、水肿、肾功能障碍。各种肾脏疾病的晚期，均可有上述表现。但在慢性肾盂肾炎或反流性肾病时，这些表现出现得早，通常在血肌酐 200～300 μmol/L 时已出现。

四、诊断与鉴别诊断

本病常隐匿发病。少数有急性肾盂肾炎既往史，尿路感染的反复发作史，多在 1 年以上。一般在泌尿系统解剖异常或功能异常基础上发病。各种原因的尿路梗阻，或膀胱输尿管反流。如结石、肿瘤、输尿管狭窄、前列腺肥大增生；或放疗等因素引发的尿道狭窄。也可仅有尿路感染的病史，而无细菌学检查的证据。持续性肾小管功能损害对诊断有参考价值。而影像学的改变是诊断的关键，如肾盂静脉造影、B 超检查，显示局灶粗糙的肾皮质瘢痕，伴有相关肾乳头收缩，肾盏扩张变短。瘢痕常见于上下极，当久治不愈时，可出现夜尿增多、水肿、贫血、高血压及肾功能不全，主要体征有肋脊角压痛或双肾叩击痛等。

(一)诊断

1.反复发作型

反复发作型为典型的慢性肾盂肾炎，患者经常反复发生尿路刺激症状，伴有菌尿、白细胞尿，常有间歇性低热和中等热，肾区钝痛，诊断多不困难。

2.长期低热型

患者无尿路刺激症状，仅有较长时间低热，头晕，疲乏无力，体重减轻，食欲减退等一般症状，易误诊为神经性低热、结核病或其他慢性感染性疾病。

3.血尿型

少数患者以反复发作性血尿为特征，尿色略红而浑浊，多伴有腰脊酸痛，有轻度的尿路刺激症状，血尿可自行缓解。

4.无症状性菌尿(也称隐匿型菌尿)

患者既无全身症状，又无尿路刺激症状，而尿中常有大量的细菌，少量白细胞，偶见白细胞管型，此型多见于妊娠妇女及女孩。

5.高血压型

患者既往可有尿路刺激感染的病史。但临床表现是以头昏、头痛及疲乏为特征的高血压症状；或偶尔检查发现有高血压；而无尿路刺激症状，可间歇性菌尿。因此极易误诊为特发性高血压病。

本病是急进型高血压的基础病之一，当遇有青壮年妇女患高血压时，应考虑慢性肾盂肾炎的可能，患者可伴有蛋白尿和贫血，肾小球滤过率降低。

(二)鉴别诊断

有典型的临床表现及尿细菌学检查阳性者，诊断不难。但在不典型的病例中，易误诊为其他疾病。诊断和漏诊的原因主要是与对本病的临床表现多样化认识不够，对本病的流行病学及易感因素注意不够，以及未及时地做影像学检查和实验室检查有关。主要应与以下疾病相鉴别。

1.非细菌性尿道综合征

患者有尿频、尿急、尿痛等排尿困难的症状，少数伴有下腹隐痛不适，但尿常规检验多无明显变化。尿培养多阳性，或大多菌落计数 $<10^4$/mL，又称尿频-排尿困难综合征，也称症状性无菌尿、急性尿道综合征。

2.肾结核

如尿道刺激症状逐渐加重时，伴有低热、盗汗，应考虑肾结核。同时肾结核多伴有生殖器结核，如附睾和睾丸，或有其他系统结核病史者。而且血尿多与尿路刺激同时出现。而膀胱炎时，血尿为“终末血尿”。尿结核分枝杆菌阳性，影像学检查有助于鉴别。

3.慢性肾小球肾炎

本病无尿路刺激症状，无白细胞管型，或白细胞、尿菌阴性，尿蛋白含量多，常 >1.0 g/24 h，肾小球功能损害较明显。

4.慢性肾盂肾炎的急性发作与急性肾盂肾炎

慢性肾盂肾炎急性发作的患者常有慢性肾盂肾炎病史。而急性肾盂肾炎患者无慢性病史，而急骤发作，不难鉴别。

五、辅助检查

(一)实验室检查

1.尿检验

与一般间质性肾炎相同，但可间歇出现真性细菌尿、白细胞尿或偶见白细胞管型，这是与一般间质性肾炎相鉴别所在。尿细菌培养可能为阴性；在急性发作时，与急性肾盂肾炎表现相同，但尿培养多有真性细菌尿。慢性肾盂肾炎尿β_2-微球蛋白含量常增高；尿蛋白含量通常不超过 1.0 g/24 h，少数患者尿蛋白量24 小时超过 3.0 g 者，常提示预后不佳，或提示非本病的可能。

2.血生化检查

通常肾小管尿浓缩功能减退，可有尿钠、尿钾排出增多，代谢性酸中毒。尿少时血钾常增高，晚期出现肾小球功能障碍，血尿素氮、肌酐增高，肾小球滤过率下降，并导致尿毒症。

(二)影像学检查

1.X 线检查及 CT 检查

两项检查和肾盂静脉造影同时做，诊断价值颇高，可以发现显示局灶的粗糙的皮质瘢痕，伴有邻近的肾盏变钝，或呈鼓槌状变形；肾盂扩大，积水等变形现象；发现瘢痕具有特征性意义。双肾病理变化多不对称。

2.B 超检查

B 超检查有一定的诊断价值，无创伤而操作简便，表现肾皮质变薄，回声粗乱，肾盂肾盏扩张，积水等。彩超检查多表现血流不畅，肾内血管粗细不等，双侧肾大小不等、表面不平。

六、西医治疗

本病的治疗目的为纠正尿路异常或反流，控制感染，防止肾功能进一步恶化。应选择对细菌敏感、毒性较小的抗生素，疗程要长，避免使用具有肾毒性药物。

(一)一般治疗

注意个人卫生，保持会阴清洁；摄入充足的水分，避免便秘；定期排空膀胱尿

 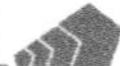

液，睡前排空膀胱以减轻膀胱内压及减少残余尿。注意休息，防止过度疲劳；适当参加劳作和运动。

(二)祛除诱因

因本病迁延不愈，是有复杂因素的；所以要注意复杂因素的存在，如结石、输尿管反流、输尿管狭窄、尿道狭窄、前列腺增大和耐药细菌的存在等。此类因素应寻求外科治疗，只有祛除了复杂因素，尿路感染才易控制痊愈。

(三)抗生素治疗

选择抗生素时，最好对清洁中段尿细菌培养后做药敏试验，以选择对细菌敏感的抗生素。如果需在培养结果前应用抗生素，需选择广谱抗生素和耐敏的抗生素，如氨苄西林、氨基糖苷类、他唑巴坦、复方磺胺甲噁唑等，疗程 4～6 周，以免复发。

(四)控制高血压

应引起重视的是慢性肾盂肾炎患者常引起高血压。而高血压又可进一步加重肾损害，因此，应严密控制高血压，尽量把血压控制在 17.3/10.7 kPa(130/80 mmHg)，可有效保护靶器官。

(五)对症治疗

控制清除体内感染病灶，如前列腺炎、慢性妇科炎症，对肾功能不全者，按肾功能不全治疗。注意维持体内水、电解质和酸碱平衡。

七、中医辨证诊断要点

(一)辨证要点

劳淋、淋证病位主要在肾与膀胱。多数发病在 1 年以上，少数患者全身证候表现并不突出。多数患者常以肝肾阴虚、肝阳上亢、脾肾阳虚等本虚证候为主要表现。兼有湿热蕴结下焦、气滞血瘀者，表现为时轻时重、小便点滴不尽、灼热尿痛、短赤浑浊等虚实夹杂证候。尿短赤或尿液增多者病位在肾，尿浑浊刺痛者病位多在膀胱及尿道。

(二)辨证分型

1.肝肾气阴两虚，湿热蕴结证

(1)主证：尿频短少，小便涩痛，欲出不尽，尿色赤黄，五心烦热或潮热。

(2)副证：腰痛，乏力，时有头晕耳鸣，口干舌燥，唇干裂。

(3)宾证:舌质红,无苔,或苔薄黄,脉细数,或弦紧。

(4)辨证解析:因劳淋日久,时发时止,时轻时重。长期应用清热剂损伤气阴,可致气阴两虚,其病多在肝肾。因肝肾气阴双虚,气行不足,阴失濡养肢体肾府,故腰痛乏力。阴虚而浮阳上越,扰动脑窍,则头目眩晕耳鸣。阴虚而内热丛生则五心烦热或潮热。久病湿热淫邪不祛而留滞膀胱肾体,气行无力,血瘀脉络,肾及膀胱虚火内生,气化失司,故尿频短少,小便涩痛,欲出不尽,尿色黄赤。水亏火旺,阴津不能上承,则见舌红少苔或无苔,脉细数或弦紧,皆为气阴两虚所为。

2.脾肾阳虚,湿邪缠绵蕴结证

(1)主证:小便频数,尿清长,时有失禁,腰困重而无力,面部轻度水肿。

(2)副证:畏寒肢冷,大便溏薄,纳呆,腰部隐痛。

(3)宾证:舌质淡,苔薄白或厚黏腻,脉细滑或沉细。

(4)辨证解析:因劳淋日久迁延不愈,湿热邪气耗伤阴精,阴损及阳,病位在脾肾。或过用久用克伐之品,脾肾之阳气日渐亏虚,故肾及膀胱气化乏力,水道不利,下元不固,故见小便频数或尿清长,时作时止,时有失禁。湿邪不去而留于机体,气行不畅,则见困重无力。过劳则阳气耗伤更甚,故遇劳而发。脾阳虚衰能温运水湿,肾阳亏虚,不能化气行水,水湿内停,泛溢肌肤,故面浮足肿。命门火衰,阳气不能温煦机体,振奋心阳,则见畏寒肢冷,神疲乏力。脾虚湿阻,气机壅滞,故纳呆、腹胀、大便溏薄、脉沉细弱或滑数。舌质淡、苔薄等皆为脾胃阳虚、湿邪留恋之故。

3.下焦湿热,气滞血瘀证

(1)主证:尿频尿急,尿道灼热刺痛,尿色黄赤,少腹隐痛刺痛不适。

(2)副证:腰背刺痛不适,时有寒热往来。

(3)宾证:舌质紫红有瘀斑,苔黄腻或白腻,脉弦数或滑数。

(4)辨证解析:淋证失治、误治而迁延不愈而成劳淋。湿热久蕴于内,正气奋起抗争,邪气交争于表,故时见寒热往来。湿热毒邪客于膀胱及肾,煎熬津液,损伤脉络而致脉络瘀阻,阻碍气化功能,则小便频数,尿频尿急疼痛,尿色黄赤,急迫不爽,尿道灼热刺痛。湿热阻于下焦,气机运行受阻,气滞不通而血瘀脉络,不通则痛,故见腰背刺痛不适,少腹刺痛不安,舌质紫暗有斑点。苔黄黏腻,脉涩数等皆为湿热蕴结、气滞血瘀之故。

八、中医中药论治法则

（一）论治要点

慢性肾盂肾炎证多为中医的劳淋。常因七情失常，过度劳作，尿路不通，或急骤淋证等失治误治因素而致。久病多见气伤阴耗，血瘀脉络，气阴双虚为根本，湿热邪蕴滞于肾与膀胱标实的证候。论治应以疏通尿路不通及扶正固本祛邪，清利湿热毒邪，活血化瘀，疏通气血，标本兼顾的法则方能奏效。

1.肝肾气阴两虚，湿热蕴结证

（1）治法：滋补肝肾，壮水潜阳，清利湿热。

（2）方药与方解：知柏地黄丸，天麻钩藤饮，八正散，桃红四物汤化裁。

（3）疗程与转归：4 周为 1 个疗程，一般需 2～4 个疗程。如证变随证立法选方。

2.脾肾阳虚，湿邪缠绵蕴结证

（1）治法：温补肾脾，清利湿浊，活血化瘀。

（2）方药与方解：四君子汤，右归丸，桃红四物汤化裁。

（3）疗程与转归：4 周为 1 个疗程，一般需用 2～4 个疗程。如证变随证立法选方论治。

3.下焦湿热，气滞血瘀证

（1）治法：清利湿热，活血化瘀。

（2）方药与方解：八正散，桃红四物汤化裁。

（3）疗程与转归：2 周为 1 个疗程，2～4 个疗程。如证变随证立法选方论治。

（二）外治法

1.足部手法疗法

（1）反射区穴：头部、脑垂体、肾上腺、脾、胃、肾、输尿管、膀胱尿道、上淋巴结反射区、下淋巴结反射区。

（2）应用手法：点法、按法、刮法、扣法、推法等手法。

（3）操作治疗：在选定的区穴上，用手指或指关节按摩，力度先轻后重，逐渐增加力度，直至患者能接受的最大限度为止。每个穴区治疗 2～3 分钟，每天 1 次，10～15 次为 1 个疗程，双足同时进行治疗。

2.足部刮痧疗法

（1）取穴：肾，膀胱，肝，脾，下身淋巴等；小腿部取阴陵泉，三阴交，太溪等穴。

(2)操作：使用足部刮痧板，配合润滑介质，在各穴区刮拭，直至皮肤潮红出痧为止。双侧同时治疗，隔 3 天 1 次，10～15 次为 1 个疗程。

3.足小腿针刺疗法

(1)取穴：阴陵泉、三阴交、太溪等经穴；肾、膀胱、肝脾等足部对应穴区取穴。

(2)操作：选上穴区，毫针直刺行气后留针 30～40 分钟，3～5 分钟行针 1 次。根据辨证采用补泻法，每天 1 次，7～10 次为 1 个疗程。

4.足部小腿部艾灸疗法

(1)取穴：肾、膀胱、下身淋巴结等取穴；三阴交、阴陵泉、涌泉等穴。

(2)操作：艾条点燃，采用悬灸法，每穴 5 分钟，每天 1 次，10～15 次为 1 个疗程。灸法适用于阳虚寒盛证。

5.足浴疗法

(1)温补脾肾方：土白术、潞党参、乌附子、肉桂、当归、川芎、黄柏各 50 g。清利湿热，活血化瘀方：山苦参、山黄柏、龙胆草、虎杖、车前草、白茅根、三棱、莪术、赤白芍各 50 g。

(2)用法：根据临床表现，辨证诊断选用上方。先用凉水浸泡 2 小时，然后煎煮 2 小时，过滤入电热足浴盆中，加水至淹没双小腿下 2/3 处，水温调为 38～40 ℃，直至患者可以耐受。足浴 40～60 分钟，每天 1 次，10～15 次为 1 个疗程，出汗过多，随时补充水分，每剂可连用 3 天。

6.坐浴疗法

(1)组方：山苦参、土茯苓、黄柏、芒硝、蛇床子、鱼腥草各 50 g。

(2)用法：加水 2 000～3 000 mL，煎煮 1 小时，过滤后倒入盆中，每天 2 次，每次洗浴 30～40 分钟。每 2 天 1 剂。先熏蒸阴部，然后坐浴。

九、调护与转归

(一)饮食调护

忌辛辣、温燥之品，进食素淡；忌膏粱厚味；多饮水排尿；忌烟酒。

(二)动静结合

以静为主，防止过度劳倦，适度运动，保证充足睡眠。

(三)调情志

防过急、过怒或过度思虑，保持心情舒畅，心态平稳。

(四)注意会阴部清洁卫生

产前、产后、经期更需清洁会阴部。

(五)保持尿路通畅

必要时做泌尿系统有关检查,以确定尿路有无畸形、结石、反流等引起尿路不通畅的因素。进一步了解肾的形态及功能情况,尽可能解除纠正引起尿路感染的解剖异常或功能异常的情况。并要积极治疗糖尿病、高血尿酸等疾病。

(六)转归

近年来由于新的抗生素药物的不断问世,治疗方案的不断更新,结合以中医中药的论治,劳淋的临床治愈率明显增加。特别是对于有尿路畸形、结石、前列腺肥大、膀胱输尿管受阻反流者,手术成功率明显提高。但是梗阻性慢性肾盂肾炎有相当一部分仍发展为慢性肾衰。慢性肾衰竭患者有20%～30%为慢性肾盂肾炎所致。

十、疗效评价标准

(一)痊愈

临床症状、体征消失,尿常规检查2次恢复正常,尿菌阴性,并于第2周、第6周复查尿菌1次,均为阴性,追踪6个月无复发者为完全治愈。

(二)显效

临床症状、体征消失或基本消失,尿常规正常或接近正常,尿菌阴性。

(三)有效

临床症状、体征减轻,尿常规显著改善,尿培养偶有阳性。

(四)无效

症状、体征及尿检改善不明显,尿菌定量检查仍阳性,第2周、第6周复查时尿菌为阳性。

十一、中西医结合论治体会

慢性肾盂肾炎即中医学的“劳淋”。其发病特点为反复发作迁延不愈,细菌感染反复存在,与机体的抵抗力减弱密切相关,为中医的本虚标实夹杂证。

因此,在论治本病时应采用中医中药和西医相结合论治。当有尿路梗阻不畅等诱发因素而致感染时,首先应采用西医的方法解除梗阻因素。其次再应用中医中药的扶助正气，益肾健脾，活血化瘀，疏通气血的论治方法。同时选择经细菌培养药敏试验敏感的药物，进行小剂量、长疗程的治疗。中西医结合治疗既可通过中医整体调治补益，又可减少西医外科治疗对机体的创伤和西药的毒副作用，并可显著提高疗效。

对于本病并发肾功能不全高血压、水肿的患者，应按慢性肾功能不全的西医西药治疗，结合中医中药利湿消肿、活血化瘀、疏通肾络、平肝熄风论治。

总之，采取中医结合治疗能显著提高疗效，增强抵抗力和耐受力，控制肾衰竭的发展，提高生活质量。

第六章

内分泌科疾病

第一节 糖 尿 病

糖尿病是由遗传、环境、免疫等因素引起的、以慢性高血糖及其并发症为特征的代谢性疾病。糖尿病的基本病理生理为相对或绝对胰岛素不足所引起的代谢紊乱，涉及糖、蛋白质、脂肪、水及电解质等多种代谢。最典型的表现为“三多一少”综合征，即多饮、多尿、多食和体重减轻(或相对减轻)。尽管各种类型糖尿病出现上述4种主要表现的时间和顺序可能不同，但在各种糖尿病的自然进程中迟早会出现。

根据国际糖尿病联盟统计，目前糖尿病患者已达2.85亿，估计到2030年全球将近有5亿人患糖尿病。世界上糖尿病人数占前3位的国家依次为印度、中国和美国。在中华医学会糖尿病学会组织下，全国14个省市进行了糖尿病流行病学调查，估计我国20岁以上的成年人糖尿病患病率为9.7%，中国糖尿病人总数达9 240万；在我国患病人群中，以2型糖尿病为主，2型糖尿病占90%以上，1型糖尿病约占5%，其他类型糖尿病仅占0.7%，城市妊娠糖尿病的患病率接近5%。我国可能已成为世界上糖尿病患病人数最多的国家。糖尿病病死率已居肿瘤、心血管病之后的第三位，是发达工业国家中仅次于癌症、艾滋病和心血管疾病之后需优先考虑的疾病。

糖尿病属于中医学的“消渴”范畴。

一、病因、病机

(一)中医

早在《黄帝内经》中就已提出禀赋不足、五脏虚弱，精神刺激、情志失调，过食肥甘、形体肥胖与糖尿病的发生有着密切的关系。此后历代医家在此基础上不断补充发展，使糖尿病的病因病机理论争鸣发展，内容逐渐充实。

1.病因

(1)素体阴虚，五脏虚弱引起：或由先天禀赋不足，五脏虚弱引起；或由后天阴津化生不足引起。其中，古代医家更加强调肾脾两脏亏虚在糖尿病发病中的重要性。

(2)饮食不节，形体肥胖：长期过食肥甘，形体肥胖，醇酒厚味，损伤脾胃，脾胃运化失司，积热内蕴，消谷耗液，损耗阴津，易发生糖尿病。

(3)精神刺激，情志失调：长期过度的精神刺激，情志不舒，或郁怒伤肝，肝失疏泄，气郁化火，上灼肺胃阴津，下灼肾液；或思虑过度，心气郁结，郁而化火，心火亢盛，耗损心脾精血，灼伤胃肾阴液，均可导致糖尿病的发生。

(4)外感六淫，毒邪侵害：外感六淫，燥火风热毒邪内侵，旁及脏腑，燥热伤津，亦可发生糖尿病。

(5)久服丹药，化燥伤津：在中国古代，自隋唐以后，常有人为了壮阳纵欲或延年益寿而嗜服矿石类药物炼制的丹药，使燥热内生，阴津耗损而发生糖尿病。

(6)长期饮酒，房劳不节：长期嗜酒，损伤脾胃，积热内蕴，化火伤津；劳伤过度，肾精亏耗，虚火内生，灼伤阴津，均可发生糖尿病。

2.病机

(1)病变早期为阴津亏耗，燥热偏盛：糖尿病早期的基本病机为阴津亏耗，燥热偏盛，阴虚为本，燥热为标。燥热愈甚阴津愈虚，阴津愈虚燥热愈盛，两者相互影响，互为因果。其病变部位虽与五脏有关，但主要在肺、脾(胃)、肾三脏，且三脏之间常相互影响。如肺燥津伤，津液失于输布，则脾不得濡养，肾精不得资助；脾胃燥热偏盛，上可灼伤肺津，下可损耗肾阴；肾精不足则阴虚火旺，亦可上灼肺胃；终至肺燥、胃热、脾虚、肾亏同时存在，而多饮、多食、多尿三多症状常可并见。

(2)病变中期为病程迁延，气阴两伤，脉络瘀阻：若糖尿病早期得不到及时恰当的治疗，则病程迁延，燥热伤阴耗气而致气阴两虚，同时脏腑功能失调，津液代谢障碍，气血运行受阻，痰浊瘀血内生，全身脉络瘀阻，相应的脏腑器官失去气血的濡养而变生诸多并发症。其气虚的形成可因阴损耗气；或因燥热耗气；或因先天不足，后天失养；或因过度安逸，体力活动减少，致气虚体胖。其痰浊的形成，可因饮食不节，过食肥甘厚味，损伤脾胃；或因忧思、劳倦伤脾，以致脾气虚弱，健运失司，水湿内停，积聚化痰；或因肺气不足，宣降失司，水津不得通调输布，津液留聚而生痰；或因肾虚不能化气行水，水湿内停而为痰；或因肝气郁结，气郁湿滞而生痰。其血瘀的形成可因热灼津亏而致血瘀；或因气滞而致血瘀；或因气虚而致血瘀；或因阳虚寒凝而致血瘀；或因痰浊阻络而致血瘀。

气阴两虚，痰浊瘀血痹阻脉络是消渴病发生多种并发症的主要病机。若气阴两伤，心脉痹阻则出现胸痹、心悸等心系并发症；若肝肾阴虚，肝阳上亢，痰闭清窍，脑脉瘀阻则出现中风、眩晕、健忘、痴呆等脑系并发症；若肝肾阴亏，脾肾两虚，肾络瘀阻则出现尿浊、腰痛、水肿、阳痿、遗精、癃闭等肾系并发症；若肝肾亏虚，精血不能上承于目，目络瘀阻，则视物模糊，甚则目盲失明；若肝肾阴虚，痰浊瘀血痹阻四肢脉络，则肢体麻木疼痛或肢端坏疽；肾开窍于耳，肾主骨，齿为骨之余，肝肾精血亏虚则耳鸣耳聋，齿落；若疮毒内陷，邪热攻心，扰乱神明，则神昏谵语；若肺肾气阴两虚，易感受外邪，出现感冒、肺热咳嗽或并发肺痨；肝胆气郁，湿浊瘀血阻滞则出现胁痛、黄疸；若肝肾阴虚，湿热下注膀胱则出现尿频急痛，小腹坠胀；若脾气虚弱，胃失和降则出现泄泻、呕吐、痞满、呃逆等诸证；若胃热炽盛，心脾积热则牙龈脓肿，口舌生疮；若皮肤络脉瘀阻，皮肤失去气血濡养，或兼感受风湿毒邪，则出现皮肤瘙痒、疖肿、痈疽疔疮、皮癣、水疱、紫癜、溃疡等多种皮肤病变。

(3)病变后期为阴损及阳，阴阳俱虚：人之阴阳互根，互相依存。消渴病之本于阴虚，若病程迁延日久，阴损及阳，或因治疗失当，过用苦寒伤阳之品，终致阴阳俱虚。若脾阳亏虚，肾阳衰败，水湿潴留，浊毒内停，壅塞三焦则出现全身水肿、四肢厥冷、纳呆、呕吐、恶心、面色苍白、尿少尿闭等症；若心肾阳衰，阳不化阴，水湿浊邪上凌心肺则出现胸闷心悸、水肿喘促、不能平卧，甚则突然出现心阳欲脱、气急倚息、大汗淋漓、四肢厥逆、脉微欲绝等危候；若肝肾阴竭，五脏之气衰微，虚阳外脱，则出现猝然昏仆、神志昏迷、目合口张、鼻鼾息微、手撒肢冷、二便自遗等阴阳离决之象。临床资料表明消渴病晚期大多因并发消渴病心病、消渴病脑病、消渴病肾病而死亡。

另有少数消渴病患者起病急骤，病情严重。迅速导致阴津极度损耗，阴不敛阳，虚阳浮越而出现面赤烦躁、头痛呕吐、皮肤干燥、目眶下陷、唇舌干红、呼吸深长、有烂苹果样气味，若不及时抢救，则真阴耗竭，阴绝阳亡，昏迷死亡。

(二)西医

1.1 型糖尿病的病因及发病机制

西医认为 1 型糖尿病的发病主要由遗传与环境因素中的病毒感染、化学物质所致的胰岛 β 细胞自身免疫性炎症，导致 β 细胞破坏、功能损害、胰岛素分泌缺乏所致。

(1)病因:1 型糖尿病存在着明显的家族聚集现象,在美国,1 型糖尿病在普通人群中的患病率为 1/300,而 1 型糖尿病患者的一级亲属中 1 型糖尿病的患病率为 1/20。对遗传背景具有完全相同特征的同卵双胞胎中的 1 型糖尿病发病情况的调查情况显示,同卵双生儿之一患 1 型糖尿病,另一个发生 1 型糖尿病的概率为 20%~50%。决定 1 型糖尿病易感性的最重要遗传因素是主要组织相容性复合物基因区,也被称为人类白细胞抗原基因区。该区域的基因变异可以解释 50%的 1 型糖尿病的家族聚集性。在对人类白细胞抗原基因的氨基酸编码与 1 型糖尿病发生危险性相关的研究中发现,位于 DQB 链第 57 位的天冬氨酸具有保护性,而位于 DQA 链第 52 位的精氨酸与糖尿病危险性增加相关。另外一个与 1 型糖尿病危险性明显相关的位点是胰岛素基因所在的染色体区域,该区域的 DNA 变异可以解释约 10%的 1 型糖尿病家族聚集性。

遗传背景完全相同的同卵双胞胎之间 1 型糖尿病患病一致率<50%,说明环境因素在 1 型糖尿病的病因中起重要作用。目前主要有两种假说解释 1 型糖尿病发病的环境因素。第一种假说认为病毒等环境因素是触发自身免疫而导致 1 型糖尿病的原因。至今只有先天性风疹综合征与 1 型糖尿病的发生具有肯定的关系。第二个假说是基于“卫生学假说”,这一假说认为环境因素也可以抑制自身免疫过程的发展。简单来说,对于小婴儿来说,周围的环境可能太干净,缺乏抑制自身免疫的物质,因此导致了免疫调节的缺陷,从而导致了“Th 1细胞”疾病(如 1 型糖尿病)发病率不断上升。

年龄和性别是与 1 型糖尿病发病相关的重要因素。1 型糖尿病发生的高峰年龄为 11~14 岁,这个年龄阶段是青春期启动和身体的加速生长期,大约 70%的典型 1 型糖尿病在 30 岁之前发生。多个研究显示女性患者 1 型糖尿病的高峰年龄较男性提前。

(2)发病机制:目前对 1 型糖尿病发病机制的认识是,与 1 型糖尿病相关的人类白细胞抗原Ⅱ与启动 1 型糖尿病自身免疫过程的短肽特异性结合。这种结合物被 CD_4^+T 细胞表面的 T 细胞受体识别后,激活对 β 细胞具有杀伤性的 T 细胞和针对抗原产生抗体的 B 细胞。由抗原呈递细胞或 T 细胞释放出来的细胞因子在这个过程中起到调控作用。在这些细胞因子中,干扰素 γ 和白细胞介素 2 促进细胞免疫反应,而其他的细胞因子(如白细胞介素 4 和白细胞介素 10)促进细胞免疫反应。细胞毒性 T 细胞表面 Fas 配体的表达同样也是进展为显性糖尿病的标志。在发生胰腺炎时对胰岛进行的检查结果提示发生了 Fas 介导的细胞凋亡,有可能是另一种 β 细胞功能损伤的机制。

2.2 型糖尿病的病因及发病机制

2 型糖尿病以遗传、宫内发育不良等为先天病因，在持续性能量正平衡的环境因素作用下，维持葡萄糖稳态的关键模块，通过包括糖毒性、脂毒性、高胰岛素血症、氧化应激、内质网应激、慢性炎症、交感神经长期过度兴奋等机制而调控失效，最终导致胰岛素抵抗和分泌不足。胰岛素抵抗主要涉及中枢神经系统、肝脏、肌肉和脂肪组织等。以上机制相互作用，超越机体维持葡萄糖稳态的适应极限，最终导致 2 型糖尿病的发病。其中遗传、子宫内发育不良等先天因素，以及年龄等后天因素共同决定机体自身的缓冲和适应极限，而 2 型糖尿病是具有特定遗传背景下对能量持续超载适应失败的结果。

3.特殊类型糖尿病

特殊类型糖尿病共有 8 类，其中有关单基因突变所致的糖尿病正处于密切关注和发展之中。已知引起糖尿病的单基因突变有胰岛素基因突变、胰岛素受体基因突变、葡萄糖转运蛋白基因突变、葡萄糖激酶基因突变及线粒体基因突变等。

二、临床表现

(一)症状

(1)不同类型的糖尿病有不同的临床表现，然而糖尿病最典型的症状为“三多一少”，即多饮、多食、多尿和体重减轻。不同类型的糖尿病出现这 4 种主要表现的时间及顺序可能不同，但这些临床表现在各种类型糖尿病的自然病程中均可能出现。

(2)其他临床症状随着糖尿病的进一步发展，由于慢性并发症的出现而表现为各种不同的临床症状。如疲乏无力，性欲减退，月经失调，麻木，腰腿疼痛(针刺样、烧灼样或闪电样疼痛)，皮肤蚁走感，皮肤干燥，瘙痒，阳痿，便秘，顽固性腹泻，心悸，直立性低血压，出汗，视物模糊，黑矇，多发及难治性疖肿，足部破溃等。

(二)体征

(1)糖尿病的早期，绝大多数患者无明显体征；多尿明显而饮水不足情况下，患者可能出现脱水征。

(2)久病患者可能因为营养障碍、继发性感染，以及心血管、肾脏、眼部、神经系统、皮肤、关节肌肉等并发症而出现各种相应的体征。

(3)少数患者可出现皮肤黄色瘤、皮肤胡萝卜素沉着症。

(三)常见并发症

(1)常见的急性并发症有糖尿病酮症酸中毒、糖尿病非酮症性高渗综合征、糖尿病性乳酸中毒、低血糖症等。

(2)常见的慢性并发症有糖尿病性心脏病、糖尿病性高血压、糖尿病性脑血管病变、糖尿病性下肢动脉硬化闭塞症、糖尿病性神经病变、糖尿病肾病、糖尿病足等。

三、实验室检查

(一)血糖测定

血糖测定包括空腹血糖及餐后 2 小时血糖测定。新发现或没有系统治疗的糖尿病患者多有空腹及餐后血糖升高。

(二)葡萄糖耐量测定

对无症状的早期糖尿病患者或亚临床型糖尿病患者,虽空腹血糖正常,仍需进一步做口服葡萄糖耐量试验以明确诊断。但对于已经明确诊断的糖尿病患者则不需作为常规检查项目。

(三)尿糖测定

尿糖受肾糖阈高低不同的影响,有些糖尿病患者即使血糖较高也并不一定会出现尿糖。

(四)尿酮体测定

尿酮体测定对酮症酸中毒患者极为重要。正常人尿酮体为阴性。

(五)尿微量清蛋白测定

尿微量清蛋白主要用于糖尿病肾病早期的诊断。

(六)糖化血红蛋白测定

糖化血红蛋白可以反映出测定前 2~3 个月平均血糖水平,主要用于评价糖尿病的控制程度。

(七)糖化血清蛋白测定

糖化血清蛋白可以反映 20 天(清蛋白半衰期)的血糖水平。

(八)血浆胰岛素测定

血浆胰岛素主要用于糖尿病的诊断及分型。1 型糖尿病患者在葡萄糖负荷后血糖上升很高,而胰岛素的分泌很少;2 型糖尿病患者在葡萄糖负荷后,胰岛

素的分泌曲线呈不同程度地提高，但与血糖的升高不成比例。对于测定前需要进行胰岛素治疗的患者应注意测定结果的评价方法。

(九)血清C肽测定

血清C肽测定可以反映胰岛β细胞生成和分泌胰岛素的能力，特别是糖尿病患者在接受胰岛素治疗时更能精确地判断β细胞分泌胰岛素的能力。因为胰岛β细胞的胰岛素原可被相应的酶水解成等克分子的胰岛素和C肽，而外源性的胰岛素并不含有C肽。因此，与血浆胰岛素检查相比较，C肽有更准确地反映胰岛β细胞生成和分泌胰岛素的能力。

(十)血脂测定

血脂是人体所必需的，但高血脂时易发生动脉硬化，有些患者为了使血糖降低，食用较多的脂肪食物，危害性较大。主要表现为高脂血症和高脂蛋白血症，尤以肥胖的患者为多。生化分析可以发现高胆固醇血症、高甘油三酯血症、高密度脂蛋白降低、低密度脂蛋白升高。

(十一)血清酮体测定

糖尿病患者并发酮症或酮症酸中毒时出现血清酮体升高。

(十二)血液流变学测定

血液流变学可作为糖尿病诊断、治疗、疗效观察的指标之一。糖尿病患者可以出现全血黏度增加(包括高切黏度及低切黏度)、血浆及血清黏度增加、红细胞电泳时间延长、血小板黏附性增强及聚集性升高。

(十三)血小板功能测定

血小板功能异常与糖尿病慢性并发症有一定的关系。糖尿病患者血小板功能检查可能表现为血小板黏附功能增强、血小板聚集功能亢进、血小板释放反应异常、血小板促凝活性增高、血小板膜糖蛋白异常。

(十四)血乳酸测定

糖尿病乳酸中毒、糖尿病非酮性高渗综合征、糖尿病酮症酸中毒是糖尿病患者有可能发生的3种急性并发症。10%～15%糖尿病酮症酸中毒和糖尿病非酮性高渗综合征都同时有糖尿病乳酸中毒；老年及重症糖尿病患者，特别是肝肾功能不全，加之苯乙双胍及二甲双胍使用过多，可使血中乳酸含量增加。

四、诊断与鉴别诊断

(一)诊断

我国目前采用世界卫生组织糖尿病诊断标准(表 6-1)。

表 6-1 糖尿病诊断标准

诊断标准	静脉血浆葡萄糖水平(mmol/L)
糖尿病症状(高血糖所导致的多饮、多食、多尿、体重下降、皮肤瘙痒、视力模糊等急性代谢紊乱表现)加随机血糖	≥11.1
或加空腹血糖	≥7.0
或加葡萄糖负荷后 2 小时血糖	≥11.1
无糖尿病症状者需改天重复检查	

注:空腹状态指至少 8 小时没有进食热量;随机血糖指不考虑上次用餐的时间,一天中任意时间的血糖,不能用来诊断空腹血糖受损或糖耐量降低。

在新的分类标准中,糖尿病和糖耐量降低及空腹葡萄糖受损属高血糖状态,与之相应的为葡萄糖调节的正常血糖状态。糖耐量降低的诊断标准为口服葡萄糖耐量试验时 2 小时血糖≥7.8 mmol/L,但<11.1 mmol/L。空腹血糖受损的诊断标准为空腹血糖≥6.1 mmol/L,但<7.0 mmol/L。

(二)鉴别诊断

1.肾性糖尿

先天遗传或肾盂肾炎等疾病使肾小管重吸收功能减退,其血糖及口服葡萄糖耐量试验正常。

2.急性应激状态

拮抗胰岛素的激素分泌增加,可使糖耐量降低,出现一过性血糖升高、尿糖阳性,应激过后可恢复正常。

3.食后糖尿

非葡萄糖的糖尿(如果糖、乳糖、半乳糖)也可以与班氏试剂中的硫酸铜结合呈阳性反应,但用葡萄糖氧化酶试剂可以鉴别。

4.胃空肠吻合术后

因碳水化合物在肠道吸收快,可引起进食后 0.5~1 小时血糖升高,出现糖尿,但空腹血糖和餐后 2 小时血糖正常。

5.弥漫性肝病

葡萄糖转化为肝糖原功能减弱，肝糖原储存减少，进食后0.5～1小时血糖可高于正常，出现糖尿。

6.胰源性糖尿病

由胰腺疾病引起的如胰腺炎、胰腺结石、胰腺肿瘤、胰腺切除术致胰腺组织被广泛切除等均可导致胰源性糖尿病。

7.内分泌性糖尿病

由内分泌疾病引起拮抗胰岛素的各种激素增多，胰岛素相对不足而导致继发性糖尿病，如肢端肥大症、甲状腺功能亢进症、皮质醇增多症等。

8.血液真性红细胞增多性糖尿病

由于血液中红细胞成分增多，血液黏稠度增高，影响胰岛素的循环，不能使胰岛素充分发挥作用，致糖耐量降低，出现糖尿病。

9.医源性糖尿病

因长期服用肾上腺皮质激素所致。另外，女性避孕药、女性激素，以及噻嗪类利尿剂、阿司匹林、吲哚美辛、三环类抗抑郁药等可抑制胰岛素释放或对抗胰岛素的作用，致使糖耐量降低，糖代谢紊乱。

五、治疗

糖尿病由于其发病机制的复杂性，且有种类繁多的不同脏器的各种慢性并发症和急性并发症，因此临床表现复杂多样，病机各不相同。所以在治疗时应根据不同患者的具体病情，确定不同的治疗原则。采用中西医结合治疗可以有效地延缓糖尿病及其并发症的发生、发展。

（一）中医辨证治疗

糖尿病中医治疗的基本原则是“辨证论治”。希望用一方或一法来统治所有的糖尿病的想法是不现实的，也是不科学的。因为糖尿病患者受发病年龄的不同、发病类型的不同、发病诱因的不同、患者本身体质的差异、患者所处的地域不同或处于不同的发病阶段、急性和慢性并发症的有无、慢性并发症轻重不同，以及机体反应性不同等诸多因素的影响，所表现的症状复杂多变，各不相同。治疗既要继承前人的经验，同时亦应有所发展。

糖尿病的治疗应该标本兼治。其本在气虚、阴虚，其标在燥热、瘀血、痰浊、肝郁、湿热、痰湿。其虚又有不同脏腑之分，其实又可兼见出现，故临床所见证型复杂多样。

1.燥热内盛

(1)证候特点:以口渴多饮,大便干燥为主证,兼见口干舌燥,多食,心烦,小便灼热或黄赤,手足心热,舌质红,苔黄燥,脉洪数。

(2)治法:清燥泄热,养阴生津。

(3)推荐方剂:增液承气汤加减。

(4)基本处方:大黄 5 g,生地黄 15 g,沙参 12 g,枳实 6 g,玄参 12 g,麦冬 10 g,天花粉 12 g。每天 1 剂,水煎服。

(5)加减法:若燥热偏盛,大便干燥难解,甚或便秘,加芒硝 3～10 g(冲服)、番泻叶 10 g 以助大黄、枳实清燥泄热之功;若燥热内盛,气逆不降,出现咳嗽、声音嘶哑者,加栀子 10 g、菊花 12 g 以清热宣肺;如果在糖尿病的中后期,有的患者出现间断性大便干燥,或表现为便秘与腹泻交替出现,且伴有心烦、口干等,治疗则以养阴增液,益气活血为法,药选黄芪 20 g、玄参 12 g、麦冬 10 g、熟地黄 15 g、川芎 12 g、桃仁 10 g、当归 10 g 等。

2.脾虚湿滞

(1)证候特点:以脘腹痞闷,舌苔厚腻为特点,兼见恶心,呕吐,四肢困倦,不思饮食,头昏,舌淡胖,舌苔厚腻,脉濡弱。

(2)治法:健脾益气,化湿运脾。

(3)推荐方剂:藿朴夏苓汤加减。

(4)基本处方:藿香 10 g,厚朴 10 g,法半夏 15 g,薏苡仁 15 g,苍术 10 g,茯苓 15 g,柴胡 6 g,香附 6 g,生甘草 3 g。每天 1 剂,水煎服。

(5)加减法:若脾气亏虚甚者加党参 15 g、白术 12 g 以助脾气;若胃纳欠佳,不欲食,脘腹胀满者,可加山楂 15 g、麦芽 15 g、神曲 15 g 以健脾开胃;如果湿滞偏盛而且舌苔厚腻而腐者,可加草豆蔻仁 10 g、白蔻仁 10 g(后下)、草果 10 g、砂仁6 g(后下)以加强燥湿祛滞之功。

3.肝郁气滞

(1)证候特点:以胸胁苦满,胸闷太息为主证,可兼见胁肋刺痛,口苦咽干,急躁易怒,女性可见乳房胀痛,月经不调,舌淡红,苔薄白,脉弦。

(2)治法:疏肝理气,调理肝脾。

(3)推荐方剂:四逆散加减。

(4)基本处方:柴胡 18 g,枳壳 15 g,白芍 12 g,枳实 10 g,赤芍 10 g,川芎 10 g,茯苓 15 g,白术 10 g,生甘草 3 g。每天 1 剂,水煎服。

(5)加减法:若肝郁化火,表现为目赤肿痛,急躁易怒者,加牡丹皮 12 g、栀子

12 g 以泻肝火；若大便干结者加生大黄 6 g 以通腑泻下；头晕目眩、头痛失眠者加天麻 10 g、钩藤 20 g、刺蒺藜 15 g 以平肝潜阳。

4.水湿停聚

(1)证候特点：以水肿为主要特点，可见小便不利，头身困倦，头重如裹，纳呆不欲食，舌淡胖，苔白厚腻，脉弦滑。

(2)治法：利水化湿，健脾泻浊。

(3)推荐方剂：五苓散加减。

(4)基本处方：茯苓 20 g，猪苓 15 g，泽泻 10 g，白术 10 g，桂枝 6 g，白茅根 15 g，车前草 20 g，玉米须 15 g，益母草 20 g。每天 1 剂，水煎服。

(5)加减法：水湿停滞由脾虚引起者，适当加黄芪 20 g 补气利水；水肿兼有瘀滞表现为口舌青紫或舌有瘀点或瘀斑、脉涩者，加怀牛膝 15 g、泽兰 15 g 活血祛瘀，利水消肿；水肿甚者可加用生姜皮 10 g、桑白皮 10 g 加强利水；水肿伴腰痛、腰膝酸软等症者，加续断 12 g、女贞子 20 g、墨旱莲 10 g 等补益肝肾；水肿伴咳嗽、气喘等肺气不降者，适当加用前胡 10 g、苦杏仁 10 g 降气止咳平喘。

5.气血亏虚

(1)证候特点：以神疲困倦，唇舌指甲及眼睑色淡等为主证，可以兼见喜坐少动，语声低微，精力不集中，失眠，舌淡白，脉细弱。

(2)治法：益气养血。

(3)推荐方剂：当归补血汤加味。

(4)基本处方：黄芪 30 g，当归 10 g，党参 15 g，怀山药 20 g，白术 10 g，丹参 15 g，阿胶 10 g(烊化)，五味子 10 g，龙眼肉 10 g，炙甘草 5 g。每天 1 剂，水煎服。

(5)加减法：若气血亏虚同时见胃纳呆滞，不思饮食者，加山楂 15 g、神曲 15 g、麦芽 10 g 以健脾消食，以助气血生化之源；若兼见胁肋胀满等气滞表现者，可加木香 6 g、青皮 10 g、陈皮 10 g 以理气。肾主骨生髓，髓能化精，精能生血，因而可在上方的基础上适当加枸杞子 10 g、制首乌 15 g、菟丝子 10 g 填精补肾。

6.瘀血阻滞

(1)证候特点：以唇舌瘀黯，局部脉络青紫为主证，兼可见有局部刺痛，小便滴沥不尽，出血，局部痛有定处，夜晚加甚，舌黯有瘀点或瘀斑，脉涩或结代。

(2)治法：活血化瘀。

(3)推荐方剂：桃红四物汤加减。

(4)基本处方:桃仁 12 g,红花 10 g,血竭 10 g,水蛭 6 g,川芎 10 g,白芍12 g,甘草 3 g,鬼箭羽 10 g,丹参 15 g。每天 1 剂,水煎服。

(5)加减法:临床应根据瘀阻部位的不同,选用不同的药物进行加减。瘀阻在脑者,加怀牛膝 15 g 以引血下行,郁金 10 g 及石菖蒲 15 g 以芳香开窍;瘀阻在心者,加薤白 10 g、全瓜蒌 15 g 以开胸通阳;瘀阻在肩背者,可加姜黄 10 g、桂枝 6 g;瘀阻在下肢者,可加怀牛膝 15 g、孩儿茶 10 g。

7.肾阳亏虚

(1)证候特点:以畏寒,肢体欠温,膝冷,五更作泻,小便清长,夜尿多,或阳痿,性功能障碍,舌淡,苔薄白,脉微细为主证。

(2)治法:补肾壮阳。

(3)推荐方剂:金匮肾气丸加减。

(4)基本处方:枸杞子 15 g,桑椹 15 g,肉桂 3 g,怀山药 15 g,山茱萸 12 g,牡丹皮 10 g,泽泻 10 g,菟丝子 15 g,淫羊藿 15 g,紫河车 10 g,鹿角胶 5 g。每天 1 剂,水煎服。

(5)加减法:若夜尿频多,小便清长者则加用覆盆子 20 g;阳虚而有寒象者,加用附片 10 g,若无效则加用鹿茸粉 0.5 g,干姜、细辛类温里通阳药也可选用,但药量不宜过大;若男性以性功能障碍为主者,则重用菟丝子、淫羊藿,另用雄蚕蛾,研粉冲服。

8.肾阴亏虚

(1)证候特点:以心烦,失眠多梦,腰膝酸软,脉微细为主证。兼见手足心热,面部潮红,热气上冲,舌淡红,少苔,脉细数。

(2)治法:滋肾养阴。

(3)推荐方剂:左归丸加减。

(4)基本处方:桑椹 15 g,枸杞子 15 g,黄精 15 g,制首乌 15 g,女贞子 15 g,墨旱莲 15 g,桑寄生 10 g,玄参 10 g,怀牛膝 15 g,菟丝子 10 g,生甘草 3 g。每天 1 剂,水煎服。

(5)加减法:有虚火者可选加知母 10 g、黄柏 10 g、龟甲 12 g、牡丹皮 10 g 滋阴清热;若阴阳两虚者,可用左归丸合用金匮肾气丸加减平补肾之阴阳;腰膝酸软明显者可加用杜仲 12 g、续断 10 g、木瓜 15 g、独活 10 g 补肝肾健腰膝。

9.肝胆湿热

(1)证候特点:以胸脘腹胀,纳后饱胀,胁肋胀痛,恶心,口苦为主证。兼见四肢沉重,肌肉酸胀,或有巩膜、甲床、皮肤黄染,尿黄,舌红,苔厚腻,脉滑数。

(2)治法：清利肝胆湿热。

(3)推荐方剂：茵陈蒿汤加味。

(4)基本处方：大黄 10 g(后下)，茵陈蒿 20 g，栀子 10 g，黄芩 10 g，黄连 6 g，苍术 10 g，生甘草 3 g。每天 1 剂，水煎服。

(5)加减法：若兼有倦怠乏力，不欲食者，可加用茯苓 15 g、白术 10 g、党参 15 g、陈皮 10 g 益气健脾；若食后饱胀者，加用木香 6 g、香附 10 g 行气消食；胁肋胀痛甚者，可加用川芎 12 g、郁金 10 g、枳壳 10 g 疏肝解郁止痛。

10.湿热下注

(1)证候特点：以胸脘腹胀，纳后饱胀，尿频、尿急、尿痛，或大便溏泄、灼热不畅等为主证。兼见四肢沉重，肌肉酸胀，舌红，苔根黄厚腻，脉滑数。

(2)治法：清利下焦湿热。

(3)推荐方剂：四妙散加减。

(4)基本处方：黄柏 10 g，苍术 10 g，车前草 15 g，生苡仁 15 g，黄芩 10 g，黄连 6 g，怀牛膝 12 g，葛根 10 g。每天 1 剂，水煎服。

(5)加减法：若病在肾与膀胱者，可加用石韦 20 g、连翘 15 g、土茯苓 15 g、生甘草 3 g 清泄下焦湿热；若病在大肠者，可加木香 6 g(后下)、焦槟榔 10 g 以调理大肠气机并加重清热；若出现外阴瘙痒者，可加用苦参 10 g、川萆薢 12 g、连翘 15 g清热燥湿止阴痒；若湿热伤筋而表现为腿易抽筋者，可加用木瓜 15 g、独活 10 g、大青叶 15 g 清热祛风除湿痹。

以上诸证既可单独出现，又可两证或数证同时并见，故可根据具体病情，参照以上规律灵活处理，尤其是糖尿病晚期的患者，病情比较复杂，不能将之简单地归为某一型或某一治法。

(二)西医治疗

糖尿病治疗目的主要是纠正代谢紊乱，避免或延迟并发症的发生和发展，使患者学会糖尿病防治的基本知识并能进行自我监测和护理，提高生活质量。故运用药物治疗的同时，应做好糖尿病基本知识的教育工作。

1.口服药物治疗

糖尿病的药物治疗运用方便，不影响患者的日常生活和工作。目前有五类口服药运用于临床治疗。掌握其适应证，合理运用，一般可控制病情，现将药物的种类、规格、用法简述于下。

(1)磺酰脲类：该类药物主要增加第二时相胰岛素分泌，还可以增加胰岛 β 细胞对其他刺激物的反应性。

甲苯磺丁脲：开始剂量每次 250 mg，每天 3 次，常用剂量每次 500 mg，每天 3 次。

格列苯脲：通常剂量每次 2.5 mg，每天 3 次，最大剂量每天 20 mg，餐前服用。消渴丸每 10 粒含格列本脲 2.5 mg，为中西合药，应用时按格列本脲对待。

格列齐特：开始剂量每次 40 mg，每天 2 次，通常每次 80 mg，每天 2 次，最大剂量每天 320 mg。

格列齐特缓释片：开始剂量为每次 30 mg，每天 1 次，早餐前服用，最大剂量每天 120 mg。格列齐特 80 mg 一片，相当于格列齐特缓释片一片。

格列吡嗪：开始剂量每次 2.5 mg，每天 3 次，通常每次 5 mg，每天 3 次，最大剂量每天 30 mg。

格列吡嗪控释剂：每次 5～10 mg，每天 1 次，服用时不嚼碎药片。

格列喹酮：开始口服每次 15 mg，每天 3 次，通常每次 30 mg，每天 3 次，最大剂量每天 180～240 mg。

(2)双胍类：该类药物降糖机制为改善胰岛素抵抗，增加胰岛素介导的周围组织对葡萄糖的利用，增加基础葡萄糖利用，减少肝脏葡萄糖产生和输出。

二甲双胍：通常每次 250 mg，每天 2～3 次，剂量每天 3 000 mg，宜在餐中或餐后服用。

α-葡萄糖苷酶抑制剂：该类药物的作用机制为通过抑制碳水化合物在小肠上部的吸收而降低餐后血糖，适用于以碳水化合物为主要食物成分和餐后血糖升高的患者。

阿卡波糖：通常每次 50 mg，每天 3 次，最大剂量每天 300 mg，在进食前即服，或在进第一口食物时将本品嚼碎一起服用。

伏格列波糖：每次 0.2～0.6 mg，每天 3 次，服用方法同阿卡波糖。其特点为抑制二糖苷酶类(蔗糖酶、麦芽糖酶等)作用特别强，而不抑制 α-淀粉酶。

米格列醇：每天剂量及用法同阿卡波糖。该药为可溶性，可完全吸收，胃肠道反应少。

(3)噻唑烷二酮类：该类药物主要通过增加靶细胞对胰岛素作用的敏感性而降低血糖。

马来酸罗格列酮：开始剂量每天 4 mg，经 12 周治疗后，可加量至每天 8 mg。对于未使用过罗格列酮及其复方制剂的糖尿病患者，只有在无法使用其他降糖药或使用其他降糖药无法达到血糖控制目标的情况下，才考虑使用罗格列酮及其复方制剂。对于已经使用罗格列酮及其复方制剂者，应评估其心血管疾病风险，在权衡用药利弊后决定是否继续用药。

盐酸吡格列酮：初始剂量可为每次 15 mg 或 30 mg，每天 1 次。如对初始剂量反应不佳，可加量，直至每次 45 mg，每天 1 次。但需注意同罗格列酮一样，开始使用本品和增加用药剂量时，应评估其心血管疾病风险，在权衡用药利弊后决定是否继续用药。另外，服用本品的女性患者骨折的发生率增加，对使用本品的患者，尤其是女性患者，要考虑到骨折的风险，并注意评估和维持骨骼健康。

(4)格列奈类促胰岛素分泌剂：本类药物主要通过刺激胰岛素的早期分泌而降低餐后血糖，具有吸收快、起效快和作用时间短的特点。

瑞格列奈：初始剂量为每次 1 mg，最大的推荐单次剂量为 4 mg，进餐时服用。但每天最大剂量不应超过 16 mg。

那格列奈：常用剂量每次 120 mg，每天 3 次，餐前服用。

(5)二肽基肽酶-4 抑制剂：此类药物通过抑制二肽基肽酶-4 而减少胰高血糖素样肽-1 在体内失活，增加胰高血糖素样肽-1 在体内的水平。胰高血糖素样肽-1以葡萄糖浓度依赖的方式增加胰岛素分泌，抑制胰高糖素分泌。

西格列汀：每次 100 mg，每天 1 次，与食物同服或空腹服用。肾功能减退者应减量。

维格列汀：每次 50 mg，每天 2 次，或者每次 100 mg，每天 1 次，可与食物同服。

2.胰高血糖素样肽-1 受体激动剂

胰高血糖素样肽-1 受体激动剂通过激动胰高血糖素样肽-1 受体而发挥降低血糖的作用。

胰高血糖素样肽-1 受体激动剂以葡萄糖浓度依赖的方式增强胰岛素分泌、抑制胰高血糖素分泌，并能延缓胃排空，通过中枢性的食欲抑制来减少进食量。目前国内上市的胰高血糖素样肽-1 受体激动剂为艾塞那肽和利拉鲁肽，均需皮下注射。

(1)艾塞那肽：起始剂量为每次 5 μg，每天 2 次，在早餐和晚餐前 60 分钟内(或每天的 2 顿主餐前；给药间隔大约 6 小时或更长)皮下注射。不应在餐后注射本品。根据临床应答，在治疗 1 个月后剂量可增加至每次 10 μg，每天 2 次。

(2)利拉鲁肽：本品每天注射 1 次，可在任意时间注射，无须根据进餐时间给药。起始剂量为每天 0.6 mg。至少 1 周后，剂量可增加至 1.2 mg，推荐每天剂量不超过 1.8 mg。

3.胰岛素治疗

(1)胰岛素的适应证:①1型糖尿病的替代治疗;②治疗糖尿病急性并发症,如酮症酸中毒、非酮症性高渗综合征及乳酸酸中毒;③用于控制糖尿病患者的妊娠期及分娩期、哺乳期的血糖及妊娠糖尿病;④糖尿病患者合并应激状态,如严重感染、创伤、手术、高热、心肌梗死、脑血管意外等;⑤伴有消耗性疾病,如肺结核、恶性肿瘤、中重度营养不良;⑥糖尿病合并严重慢性并发症或重要器官病变,如肝或肾功能衰竭、心力衰竭、糖尿病肾病、糖尿病足或下肢坏疽、增殖性视网膜病变等;⑦2型糖尿病对口服降糖药无效者;⑧继发性糖尿病;⑨2型糖尿病形体消瘦者短期运用胰岛素有利于减轻葡萄糖的毒性作用,减少磺脲类药物的用量;⑩胰岛素变异性糖尿病;⑪新诊断糖尿病患者,若代谢紊乱症状明显,严重高血糖时,无论哪一种糖尿病,均应使用胰岛素,控制高血糖后,再视具体情况调整方案。

(2)起始治疗中基础胰岛素的使用:①基础胰岛素包括中效人胰岛素和长效胰岛素类似物。当仅使用基础胰岛素治疗时,不必停用胰岛素促分泌剂。②使用方法:继续口服降糖药物,联合中效胰岛素或长效胰岛素类似物睡前注射。起始剂量为0.2 U/(kg·d)。根据患者空腹血糖水平调整胰岛素用量,通常3～5天调整1次,根据血糖的水平每次调整1～4 U直至空腹血糖达标。③如3个月后空腹血糖控制理想但糖化血红蛋白不达标,应考虑调整胰岛素治疗方案。

(3)起始治疗中预混胰岛素的使用:①预混胰岛素包括预混人胰岛素和预混胰岛素类似物。根据患者的血糖水平,可选择每天1～2次的注射方案。当使用每天2次注射方案时,应停用胰岛素促泌剂。②每天1次预混胰岛素:起始的胰岛素剂量一般为0.2 U/(kg·d),晚餐前注射。根据患者空腹血糖水平调整胰岛素用量,通常每3～5天调整1次,根据血糖的水平每次调整1～4 U直至空腹血糖达标。③每天2次预混胰岛素:起始的胰岛素剂量一般为0.2～0.4 U/(kg·d),按1∶1的比例分配到早餐前和晚餐前。根据空腹血糖和晚餐前血糖分别调整早餐前和晚餐前的胰岛素用量,每3～5天调整1次,根据血糖水平每次调整的剂量为1～4 U,直到血糖达标。④1型糖尿病在蜜月期阶段,可以短期使用预混胰岛素每天2～3次注射。预混胰岛素不宜用于1型糖尿病的长期血糖控制。

(4)胰岛素的强化治疗方案:①多次皮下注射胰岛素。在上述胰岛素起始治疗的基础上,经过充分的剂量调整,如患者的血糖水平仍未达标或出现反复的低

血糖，需进一步优化治疗方案。可以采用餐时＋基础胰岛素或每天3次预混胰岛素类似物进行胰岛素强化治疗。使用方法：餐时＋基础胰岛素，根据睡前和三餐前血糖的水平分别调整睡前和三餐前的胰岛素用量，每3～5天调整1次，根据血糖水平每次调整的剂量为1～4 U，直到血糖达标。开始使用餐时＋基础胰岛素方案时，可在基础胰岛素的基础上采用仅在一餐前（如主餐）加用餐时胰岛素的方案。之后根据血糖的控制情况决定是否在其他餐前加用餐时胰岛素。每天3次预混胰岛素类似物，根据睡前和三餐前血糖水平进行胰岛素剂量调整，每3～5天调整1次，直到血糖达标。②持续皮下胰岛素输注。是胰岛素强化治疗的一种形式，需要使用胰岛素泵来实施治疗。经持续皮下胰岛素输注给入的胰岛素在体内的药代动力学特征更接近生理性胰岛素分泌模式。与多次皮下注射胰岛素的强化胰岛素治疗方法相比，持续皮下胰岛素输注治疗低血糖发生风险降低。在胰岛素泵中只能使用短效胰岛素或速效胰岛素类似物。持续皮下胰岛素输注的主要适用人群：1型糖尿病患者；计划受孕和已孕的糖尿病妇女或需要胰岛素治疗的妊娠糖尿病患者；需要胰岛素强化治疗的2型糖尿病患者。

4.手术治疗

手术治疗可明显改善肥胖伴2型糖尿病患者的血糖控制，甚至可以使一些糖尿病患者的糖尿病“缓解”。代谢手术是治疗伴有肥胖的2型糖尿病的手段之一，手术方式：①腹腔镜下可调节胃束带术；②胃旁路术。

5.糖尿病血糖控制目标

（1）2型糖尿病患者血糖控制目标：空腹血糖3.9～7.2 mmol/L，非空腹血糖≤10 mmol/L；糖化血红蛋白＜7％。而对于儿童和老年人，有频发低血糖倾向或预期寿命较短者，以及合并心血管疾病或严重的急性、慢性疾病等患者，血糖控制目标应遵循个体化原则，宜适当放宽，重症患者血糖控制要求为7.8～10.0 mmol/L。

（2）妊娠期间血糖控制目标：空腹、餐前或睡前血糖3.3～5.3 mmol/L，餐后1小时血糖≤7.8 mmol/L；或餐后2小时血糖≤6.7 mmol/L；糖化血红蛋白尽可能控制在6.0％以下。

六、预后

糖尿病难以根治，目前尚属终身性慢性疾病，若控制不理想，会出现多种并发症，致残率、致死率高。在治疗方面，中西医结合调治为佳，可以提高疗效、预防和延缓并发症的发生、有效提高生存质量。如果病情控制欠佳，发生严重的慢性并发症(心肌梗死、肾衰竭、脑梗死、脑出血、糖尿病足、眼底出血)等,常常严重影响患者的日常生活,甚则危及患者的生命。

第二节　甲状腺功能亢进症

甲状腺功能亢进症(简称甲亢)是指由多种原因引起的甲状腺激素增多,作用于全身的组织器官,造成机体的神经、循环、消化等系统兴奋性增高和代谢亢进为主要表现的疾病的总称,是内分泌系统的常见疾病。

本节重点讨论临床上最常见的毒性弥漫性甲状腺肿伴甲亢,又称 Graves 病。这是一种与遗传、精神因素和自身免疫均有关系的疾病。一般认为本病患者体内存在甲状腺刺激抗体,作用于甲状腺细胞的促甲状腺激素受体,使甲状腺对血中碘的摄取明显增多,产生过多的甲状腺激素,并不断向血中释放而发病。临床上主要表现为代谢增高和多系统功能的兴奋性增高,多数患者常以甲状腺肿大为特征,不少 Graves 病患者伴有不同程度的突眼和胫前黏液性水肿。

本病女性多见,男女之比为 1∶4～1∶6。各年龄组均可发病,但以 20～40 岁者最为多见。女性人群的患病率为 2%,且每年发生率为 2‰～3‰。

本病起病缓慢,精神刺激(如恐惧、悲伤、盛怒等)为重要诱因。典型高代谢症群、高神经兴奋、甲状腺肿和眼病等病例的表现均较明显;病情较轻者易与神经症相混淆。有的患者常以某些特殊症状(如突眼、恶病质或肌病等)为主要表现。老年和儿童患者的表现常不典型。近年来,由于诊断水平的不断提高,轻症和不典型患者也可及早发现。除此种类型外,尚有毒性结节性甲状腺肿、功能自主性甲状腺腺瘤、甲状腺炎及碘剂等亦可引起甲亢。

甲亢属于中医学的“气瘿”“心悸”“郁证”“虚劳”等范畴。

一、病因、病机

(一)中医

临床上甲亢以怕热或面部烘热、自汗、心悸不宁、烦躁易怒、乏力消瘦、舌指震颤、甲状腺肿大等为主要表现。本病的发生主要与情志和体质、饮食及水土等因素有关。

1.情志内伤

长期情志抑郁或紧张，或突遭剧烈的精神创伤，致肝气郁结，失于疏泄，气机郁滞，津液输布失常，凝而化为痰浊；或气郁日久而化火，热盛阴伤，炼液为痰；或肝旺乘脾，脾失健运，聚湿成痰。痰气交阻，随肝气上逆，搏结颈前而成瘿气；邪聚于目，上犯肝窍则成突眼；肝郁化火则急躁易怒，面热目赤，口苦而干；胃火炽盛则多食善饥；肝气犯脾，脾失健运则便溏，消瘦，倦怠乏力；火热伤阴，心阴不足，心神不宁则心悸怔忡，心烦不寐，自汗；久病及肾，水不涵木，可致阳亢风动，见手抖舌颤；津液耗伤，精气内亏，故而消瘦乏力。正如《诸病源候论》曰："瘿者，由忧恚气结所生。"宋代陈言在《三因极一病证方论·瘿瘤证治》中谓之："此乃因喜怒忧思有所郁而成也""随忧愁消长。"

2.体质因素

素体阴虚，肝肾不足，或先天禀赋不足，加之后天调摄不当，致肝肾阴虚，虚火妄动，煎熬津液而成痰，凝聚颈部成瘿气。若不慎外感，六淫邪毒经口鼻或皮毛侵入机体，内伤脏腑，生痰致瘀，结聚颈前，也可导致本病。尚有重感外邪或突受惊恐、恼怒等，致病情急剧恶化。此时，肝阳暴涨于上，阴液亏竭于下，往往出现阴竭阳脱、风动痉厥的危候。

3.饮食因素及水土失宜

长期饮食失调，或久居在高山地区，水土失宜，首先影响脾胃的功能，使脾失健运，不能运化水液，水液内停转化为水湿之邪，停聚体内，日久壅结成痰而聚于颈旁；痰湿日久，郁而化热，热灼津液，而致阴液耗损，虚火妄动，出现低热、烦躁、汗出等症；再者影响气血的正常运行，而致气滞、痰凝、血瘀壅结在颈前则发为瘿病。现多认为与环境中如土壤、水源、食物中缺乏碘元素有关。尤其是在生长发育及妊娠、哺乳时不能满足人体的需要所致。金人张子和在《儒门事亲》有云："颈如险而瘿，水土之使然也"；明代医家江瓘的《名医类案》述："汝州人多病颈瘿，其地饶风沙，沙入井中，饮其水则生瘿"；清代名医沈金鳌也在《杂病源流犀烛》中提及："然西北方依山聚涧之民，食溪谷之水，受冷毒之气，其间妇女，往往生结囊如瘿"。均说明本病的发生与饮食和水土因素有密切关系。

总之，本病初起多实，其主要病理因素为气滞、肝火、痰凝和血瘀，而以气郁为先；久病多虚或虚实夹杂，虚者以阴虚为主。其病位在颈前，与肝、肾、心、脾(胃)关系密切。

(二)西医

1.自身免疫因素

西医学已确定本病为一自身免疫性疾病,但其发病机制尚未完全阐明。其特征之一是在血清中存在可与甲状腺组织起反应或刺激作用的自身抗体,统称为促甲状腺激素受体抗体,其对应的抗原为促甲状腺激素受体或邻近甲状腺胞浆膜的部分。当抗体与甲状腺细胞结合时,促甲状腺激素受体被激活,以致甲状腺的功能受到刺激,引起甲亢和甲状腺肿,其作用与促甲状腺激素作用类似。现认为自身抗体的产生主要与基因缺陷相关的抑制性 T 细胞功能降低有关。促甲状腺激素受体抗体功能缺陷导致辅助性 T 细胞不适当致敏,并在白细胞介素 1 和白细胞介素 2 的参与下使 B 细胞产生抗自身甲状腺抗体。此外,本病中针对甲状腺组织的白细胞移动抑制试验呈阳性反应,甲状腺和球后组织均有明显的淋巴细胞浸润,说明还有细胞介导免疫参与。

Graves 病中促甲状腺激素受体抗体是一组多克隆抗体,作用在促甲状腺激素受体的不同结合点。促甲状腺激素受体抗体可分为兴奋型和封闭型。兴奋型中有一类与促甲状腺激素受体结合后,促进甲状腺激素合成和释放入血,甲状腺细胞也受刺激增生,称为促甲状腺素受体抗体,为 Graves 病中的主要自身抗体;另一类与促甲状腺激素受体结合后,仅促进甲状腺细胞肿大,但不引起激素合成与释放,称为甲状腺生长免疫球蛋白。封闭型自身抗体与促甲状腺激素受体结合后,阻断和抑制甲状腺功能,称为甲状腺功能抑制抗体和甲状腺生长封闭抗体。少数 Graves 病患者虽有明显的高代谢症,但甲状腺肿大甚轻微,可能由体内兴奋性抗体中促甲状腺素受体抗体占优势所致。

最近有学者用独特型-抗独特型的理论解释促甲状腺激素受体抗体与 Graves 病的发病关系。独特型是指抗体分子中抗原结合部位具有免疫原性刺激机体产生抗独特型抗体,引起发病。Graves 病患者中,存在促甲状腺素受体抗体可诱导机体产生抗促甲状腺素受体抗体独特型抗体,后者可与促甲状腺激素受体结合,并起兴奋作用。抗独特型抗体在 Graves 病发病机制中的作用,尚有待进一步明确。

抗甲状腺抗体主要由甲状腺内淋巴细胞产生,淋巴结和骨髓中亦可产生少量,除促甲状腺激素受体抗体外,尚有抗甲状腺过氧化物酶抗体,抗甲状腺微粒体抗体和抗甲状腺球蛋白抗体。未治疗的 Graves 病患者,血中抗甲状腺抗体出现率比正常人高(正常人为 2%)。

本病发生有明显的家族聚集现象,同卵双生儿患甲亢的一致性高达 50%。

本病近亲中约15%有各种不同类型的自身免疫性甲状腺病，主要是指Graves病、慢性淋巴细胞性甲状腺炎（桥本病）和原发性自身免疫性甲状腺功能减退（简称甲减）。此外，本病发生还与某些组织相容性复合体有关，在不同种族结果不同，白人HLA-B8、HLA-BW3、HLA-DR3与本病易感性有关，华人则与HLA-BW46、HLA-B5、HLA-DR1有关，日本人为HLA-B35，黑人为HLA-B17。

2.精神因素

如精神创伤、盛怒为重要的诱发因素，可导致促甲状腺激素受体抗体细胞群的失代偿，也可促进细胞毒性的产生。

3.环境因素

不论过去有无缺碘史，碘摄入过量均可使甲状腺组织淋巴细胞浸润，甚至形成淋巴滤泡，导致甲状腺自身抗体产生并诱发甲状腺功能亢进，高碘地区Graves病的发生及缺碘地区补碘后Graves病患病者增多，皆与此因素密切相关。

4.感染因素

耶尔森菌肠道感染患者常有甲状腺抗原，而Graves患者可有抗耶尔森抗体，而且促甲状腺激素受体抗体可阻断放射标记的促甲状腺激素与耶尔森菌菌体蛋白结合，说明两者有一定关系；但患耶尔森菌感染且促甲状腺激素受体抗体阳性者未必发生Graves病，也未见到其感染后本病流行，因而两者之间的具体关系目前尚不清楚。

5.碘过量

碘是人体必需的微量元素，是合成甲状腺激素的主要原料，对甲状腺激素的合成和释放起着重要的调节作用。但碘摄入量增加可导致自身免疫性甲状腺病和碘甲亢，并诱发具有遗传倾向人群的自身免疫性甲状腺病由隐性转为显性。随着普通食盐碘化的开展和碘摄入量增加，碘过量的不良反应正在引起国内外学者的关注。碘摄入浓度>840 μg/d时，会对大部分甲状腺滤泡上皮细胞产生抑制和破坏，使血清总T_4值明显增高。因此，碘过量会诱发某些群体发生甲亢。

二、临床表现

（一）症状

1.高代谢综合征

常见症状有乏力、怕热、多汗、皮肤温暖湿润等。不少患者伴有低热，常在38 ℃左右；发生甲亢危象时可出现高热。

2.神经系统

有兴奋、紧张、易激动、多语好动、失眠、思想不集中、焦虑烦躁、多猜疑等；有时出现幻觉，甚至亚躁狂症，但也有寡言抑郁者。

3.心血管系统

常见心悸、气促；严重者可见心律失常、水肿等。

4.甲状腺肿大

颈前肿物，严重时吞咽有哽噎感。

5.消化系统

多食易饥，但体重明显下降。少数年老患者可因厌食致消瘦更加明显，甚至出现恶病质状态。由于肠蠕动增加，可出现大便次数增加或顽固性腹泻，大便不成形，含有较多不消化食物。

6.眼部症状

眼睑水肿、眼球突出、视物模糊、畏光流泪、眼部异物感等。

7.运动系统

主要表现为肌肉软弱无力，肌萎缩；严重者可出现甲亢性周期性瘫痪(亚洲、青壮年男性多见)和近端肌肉进行性无力、萎缩，后者称为甲亢性肌病，以肩胛带和骨盆带肌群受累为主。Graves 病患者有 1%伴发重症肌无力。

8.淡漠型甲亢

少数老年患者高代谢的症状不典型，相反表现为乏力、心悸、厌食、抑郁、嗜睡等症状减轻。

9.生殖系统

本病早期女性患者月经减少，周期延长，甚至出现闭经。男性常出现阳痿，偶尔可出现男性乳房增生。

(二)体征

1.甲状腺肿大

一般呈不同程度的弥漫性对称性肿大，质软(病史较久或食用含碘食物较多者可坚韧)，随吞咽上下移动，无压痛。也可两叶不对称或分叶状肿大。由于甲状腺的血管扩张、血流量增多，甲状腺肿大伴有局部杂音和震颤，对 Graves 病的诊断具有重要意义。有些患者的甲状腺呈单个或多发的结节性肿大(结节性甲状腺肿伴甲亢可触及多发结节；甲状腺自主性高功能腺瘤可扪及孤立结节)，质地可以是中等硬度，也可以坚硬不平。

2.心血管系统

窦性心动过速，一般每分钟 100～120 次，静息或睡眠时心率仍快，为本病的特征之一。心律不齐以期前收缩最为常见，阵发性或持续性心房颤动和扑动，以

及房室传导阻滞等心律不齐也可发生。心音增强，第一心音亢进，常闻及收缩期杂音，心尖部偶可闻及舒张期杂音。严重者可出现心脏肥大、扩张和充血性心力衰竭。收缩期动脉血压增高，舒张压稍低或正常，脉压增大。

3.眼征

(1)单纯性突眼：又称良性突眼，占本病的大多数，一般呈双侧对称性，有时为单侧。本病为血中甲状腺激素浓度过高，交感神经兴奋，使上睑提肌挛缩所致。有以下几种。①轻度突眼：眼球向前突出，突眼度一般不超过 18 mm(正常不超过 16 mm)；②Stellwag 征：瞬目减少，炯炯发亮；③Dalrymple 征：眼睑裂隙增宽；④Mobius 征：双眼球向内侧聚合欠佳或不能；⑤Von Graefe 征：双眼球向下注视时，上眼睑不能随眼球向下移动，角膜上方露出白色巩膜；⑥Joffroy 征：眼向上看时，前额皮肤不能皱起。

(2)浸润性突眼：又称内分泌性突眼、眼肌麻痹性突眼或恶性突眼，近年来称为 Graves 眶病。少见，病情较严重，可见于甲亢不明显或无高代谢征的患者中，常与甲亢同时发生，但也可出现在甲亢发生之前或甲亢缓解之后。主要由眼外肌和球后组织肿胀，体积增加，眼压增高，淋巴细胞浸润和水肿所致。其临床表现：①眼球突出超过 18 mm，重者可达 30 mm，左右可不对称，相差＞2 mm，也可仅为一侧眼球突出，眼球突度与甲亢程度无平行关系；②畏光，流泪，视力减退，眼部胀痛或刺痛，或有异物感；③当眼肌受损时，眼球活动受限甚至固定，视野缩小及复视；④眼睑肥厚或水肿，结膜充血水肿，严重者球结膜膨出。当闭目不全时，可发生暴露性角膜炎，角膜溃疡，穿孔，或全眼球炎，视神经损害及失明等。

4.神经系统

舌、手有细颤，腱反射活跃，反射时间缩短。

5.皮肤骨骼系统

胫前皮肤变粗增厚，呈黯紫色，渐为结节状叠起，或为树皮状，有色素沉着。罕见杵状指(趾)，指骨和四肢长骨远端的骨膜下新骨形成，以及受累骨的表面软组织肿胀。

(三)常见并发症

甲亢常见并发症有甲亢危象、甲亢性心脏病、内分泌浸润性突眼症、甲亢性肌病等。

三、实验室和其他辅助检查测定

(一)血清甲状腺激素测定

甲亢时,血清甲状腺激素水平均明显增高。血清游离 T_4和游离 T_3水平不受甲状腺激素结合球蛋白的影响,较总 T_4、总 T_3测定能更准确地反映甲状腺的功能状态。但是在不存在球蛋白影响因素情况下,仍然推荐测定血清总 T_3、血清总 T_4。因为血清总 T_3、血清总 T_4指标稳定,可重复性好。临床有影响球蛋白的因素,如妊娠、服用雌激素、肝病、肾病、低蛋白血症、使用糖皮质激素等存在时,应测定游离 T_3、游离 T_4。

(二)血清促甲状腺激素测定

一般甲亢患者促甲状腺激素<0.005 ng/mL,但垂体性甲亢促甲状腺激素不降低或升高。血清促甲状腺激素测定技术经过改进已经进入第四代。目前国内普遍采用的第二代方法和第三代方法,称为敏感促甲状腺激素。敏感促甲状腺激素是国际上公认的诊断甲亢的首选指标,可作为单一指标进行甲亢筛查。

(三)摄取^{131}I 功能试验(摄碘率)

甲状腺功能亢进时,^{131}I 摄取率增高,且高峰前移;破坏性甲状腺毒症时(如亚急性甲状腺炎)则降低。但目前已不作为甲亢诊断的常规方法。

(四)三碘甲腺原氨酸抑制试验

三碘甲腺原氨酸抑制试验(T_3抑制试验)主要用于甲亢与单纯性甲状腺肿鉴别。口服甲状腺素片或 T_3后,甲状腺摄^{131}I 率下降>50%,提示为单纯性甲状腺肿,反之则提示甲亢。但目前已基本少用而被摒弃。

(五)促甲状腺激素释放激素兴奋试验

正常人给予促甲状腺激素释放激素静脉注射后,可使垂体促甲状腺激素分泌增加。甲亢时,血中 T_3、T_4含量增高,反馈抑制促甲状腺激素,故注射促甲状腺激素释放激素后,促甲状腺激素不受兴奋,即缺乏反应。甲状腺功能正常的眼型 Graves 病、垂体前叶疾病(包括继发性甲减)也无反应或反应低下。本试验不良反应少,对冠心病、高血压及甲亢性心脏病患者均可采用,比 T_3抑制试验更为安全。可作为可疑甲亢诊断、鉴别诊断及甲亢预后估计的指标之一。

(六)甲状腺抗体测定

Graves 患者血中甲状腺刺激性抗体(如促甲状腺激素受体抗体)阳性检出

率为 80%～95%，对本病诊断、鉴别诊断、疗效评价及预后估计均有重要意义。另外，甲状腺球蛋白抗体(抗甲状腺球蛋白抗体)、抗甲状腺过氧化物酶抗体可轻度增高；若明显升高，特别是＞50%时，应考虑桥本甲亢存在的可能性。此外，促甲状腺素受体抗体是 Graves 病的致病性抗体，该抗体阳性说明甲亢病因是 Graves 病，并且促甲状腺素受体抗体可以通过胎盘导致新生儿甲亢，所以对新生儿甲亢有预测作用，但是因为促甲状腺素受体抗体测定条件复杂，所以尚未能在临床广泛使用。

(七)甲状腺放射性核素显像

甲状腺放射性核素显像用以了解甲状腺形态、大小及有无结节。对判断弥漫性甲状腺肿伴甲亢、多结节性甲状腺肿伴甲亢、功能自主性甲状腺腺瘤及亚急性甲状腺炎、甲状腺包块或结节性质均有价值。

(八)心电图

心脏是甲状腺激素作用的主要靶器官之一，甲亢时可引起窦性心动过速、房颤、房性期前收缩、P 波增高等心电图改变，对甲亢的诊断具有一定的参考价值。

四、诊断与鉴别诊断

(一)诊断

Graves 病的诊断标准：①临床甲亢症状和体征。②甲状腺弥漫性肿大(触诊和 B 超证实)，少数病例可以无甲状腺肿大。③血清促甲状腺激素水平降低，甲状腺激素水平升高。④眼球突出或其他浸润性眼征。⑤胫前黏液性水肿。⑥促甲状腺激素受体抗体或促甲状腺素受体抗体阳性。

以上标准中，①②③项为诊断必备条件，④⑤⑥项为诊断辅助条件。

(二)鉴别诊断

1.毒性甲状腺腺瘤或毒性多结节性甲状腺肿伴甲亢

毒性甲状腺腺瘤或毒性多结节性甲状腺肿伴甲亢临床除有甲亢表现外，触诊甲状腺还发现有单结节或多结节。甲状腺核素静态显像有显著特征，有功能的结节呈“热”结节，周围和对侧甲状腺组织功能受抑制或者不显像。

2.碘甲亢

碘甲亢有含碘药物(如胺碘酮)或含碘造影剂或食物(如碘盐)及其他含碘丰富的食品(如海带、紫菜等)摄入过多史，甲状腺摄取 ^{131}I 率降低，血清 T_4 含量升高，反 T_3 含量明显升高。

3.亚急性甲状腺炎

亚急性甲状腺炎所致暂时性甲亢，常伴有发热、颈部疼痛，为自限性，早期血中血清总 T_3、血清总 T_4 水平升高，^{131}I 摄取率明显降低，即血清甲状腺激素升高与 ^{131}I 摄取率降低的分离现象。

4.安静型甲状腺炎

安静型甲状腺炎是自身免疫性甲状腺炎的一个亚型，大部分患者要经历一个由甲状腺毒症至甲减的过程，然后甲状腺功能恢复正常，甲状腺肿大不伴疼痛。

5.甲状腺激素外源性补充过多诱导的甲亢

如果怀疑服用过多甲状腺激素引起的甲状腺毒症时，常有过多使用甲状腺激素的病史，并可通过测定血中甲状腺球蛋白进一步鉴别，外源甲状腺激素引起的甲状腺毒症血中甲状腺球蛋白水平很低或测不出，而甲状腺炎时血中甲状腺球蛋白水平明显升高。

6.桥本甲亢

少数 Graves 病甲亢可以和桥本甲状腺炎并存，称为桥本甲亢，有典型甲亢的临床表现和实验室检查结果，血清抗甲状腺球蛋白抗体和抗甲状腺过氧化物酶抗体高滴度。甲状腺穿刺活检可见两种病变同时存在。当甲状腺刺激抗体占优势时表现为 Graves 病；当抗甲状腺过氧化物酶抗体占优势时表现为桥本甲状腺炎和/或甲减。

7.桥本假性甲亢

少数桥本甲状腺炎患者在早期因炎症破坏滤泡、甲状腺激素漏出而引起一过性甲状腺毒症，可称为桥本假性甲亢或桥本一过性甲状腺毒症。此类患者虽临床有甲状腺毒症症状，血清总 T_4、血清总 T_3 水平升高，但 ^{131}I 摄取率降低，甲状腺毒症症状通常在短期内消失，甲状腺穿刺活检呈典型桥本甲状腺炎改变。

8.单纯性甲状腺肿

本病无甲亢症状，甲状腺摄 ^{131}I 率可增高，但无高峰前移，T_3 抑制试验可被抑制，T_3 水平正常或偏高(代偿性)，促甲状腺激素含量正常或偏高，促甲状腺激素释放激素兴奋试验呈正常反应。

9.神经症

本病常表现为心悸、脉速、失眠、焦虑、不安等，有时可与甲亢混淆，但神经症甲状腺功能检查正常。

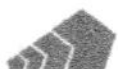

10.嗜铬细胞瘤

本病高代谢症状比较明显，但无眼征及甲状腺肿，甲状腺功能试验正常。

11.其他

有消瘦、低热、腹泻、心律失常者，应与结核、风湿热、恶性肿瘤、慢性结肠炎、心肌炎、冠心病等相鉴别。

五、治疗

甲亢的治疗应在辨证的基础上分阶段采用中西医结合治疗为目前较理想的治疗方案。早期多以实证为主，治疗当以“实则泻之”为原则，采用疏肝解郁、清泄肝胃火热、化痰祛瘀等方法。晚期则多为虚证或虚实夹杂，治疗当以“虚则补之”“攻补兼施”为原则，以益气养阴、滋阴潜阳为方法，并注意调整阴阳气血；同时结合西药（如他巴唑或丙硫氧嘧啶）抑制甲状腺激素的合成等相应治疗，既能快速改善症状、控制病情，也有利于防治甲亢复发，甚至达到根治的目的。

（一）辨证治疗

1.甲亢本病的治疗

（1）肝郁气滞。

证候特点：颈前或有结块，质软，精神紧张，情绪不稳或易激动，或情绪低落，胸闷不舒，喜叹息，失眠，或低热，皮肤湿润，舌质红，苔薄白或薄黄，脉弦。

治法：疏肝解郁。

推荐方剂：逍遥散、柴胡疏肝散、四逆散、小柴胡汤。

基本处方：柴胡 12 g，薄荷 6 g（后下），白术、白芍、茯苓、当归各 10 g，陈皮 6 g，枳壳 12 g，青皮 6 g，甘草 5 g。每天 1 剂，水煎服。

加减法：若见口干口苦、烦躁易怒等肝郁化火征象者，加牡丹皮 10 g、栀子 10 g、龙胆草 6 g 以清热凉血；失眠多梦者，加酸枣仁 10 g、柏子仁 10 g 养心安神；若妇女乳胀胁痛，加丹参 10 g、郁金 10 g、延胡索 10 g 活血止痛；若甲状腺肿大者，加玄参 10 g、浙贝母 10 g 软坚散结；若甲状腺肿大，伴胸闷不舒等气滞痰凝者，则当开郁化痰、软坚散结，加郁金 12 g、瓜蒌皮 15 g 等；汗多者，加浮小麦 30 g、山茱萸 10 g 敛阴止汗；耳鸣者，加磁石 20 g、石菖蒲 10 g、远志 5 g 镇肝息风。

（2）肝胃火盛。

证候特点：颈前肿块质软或硬，急躁易怒，面热目赤，多食善饥，怕热多汗，口干口苦，小便黄，大便秘结，舌质红，苔黄，脉弦数。

治法：清肝泄热。

推荐方剂：栀子清肝汤合玉女煎或龙胆泻肝汤合泻心汤化裁，或丹栀逍遥散加减。

基本处方：①栀子 15 g，川芎 6 g，淡竹叶、当归各 10 g，柴胡、白芍、牡丹皮、知母、麦冬、怀牛膝、生地黄各 12 g，生石膏 30 g（先煎）。②牡丹皮、栀子、夏枯草、黄芩、柴胡、当归、白芍、白术、薄荷各 15 g，地骨皮 20 g。每天 1 剂，水煎服。

加减法：胸闷便秘者，加全瓜蒌 12 g、大黄 8 g（后下）清热化痰泄浊；甲状腺肿大者，加玄参 12 g、浙贝母 15 g、煅牡蛎 30 g 软坚散结；肝火亢盛，加夏枯草 12 g、龙胆草 12 g 清肝泻火；肝阳化风，手指颤抖者，加石决明 30 g、钩藤 18 g、刺蒺藜 12 g 平肝熄风。

（3）肝郁脾虚。

证候特点：甲状腺肿大，急躁易怒，或胸闷不舒，喜叹息，腹胀纳呆，便溏，神疲乏力，或气短汗出，舌淡红，苔白，脉弦细滑。

治法：疏肝健脾，化痰散结。

推荐方剂：四君子汤合四七汤化裁。

基本处方：党参、白术、浙贝母、夏枯草各 15 g，茯苓、法半夏、皂角刺、厚朴各 12 g，柴胡、赤芍、当归各 10 g，炙甘草 9 g。每天 1 剂，水煎服。

加减法：胸胁闷胀甚，喜叹息者，加郁金、青皮、瓜蒌皮各 12 g 以行气解郁化痰；瘿肿柔软者，加青皮、玫瑰花各 6 g 行气散结；瘿肿较硬者，加山慈菇、玄参各 10 g 软坚散结。

（4）阴虚火旺，痰瘀互结。

证候特点：甲状腺肿大，质硬，形体消瘦，目干睛突，面部烘热，口干不欲饮，烦躁易怒，消谷善饥，心悸耳鸣，畏热多汗，手指震颤，舌黯红少苔，脉沉弦细数。

治法：滋阴降火，化痰散结。

推荐方剂：知柏地黄丸合消瘰丸加减。

基本处方：知母、黄柏、山茱萸、夏枯草各 10 g，生地黄、怀山药、墨旱莲、牡蛎（先煎）各 30 g，黄药子 5 g，浙贝母 12 g，茯苓 24 g，玄参 15 g。每天 1 剂，水煎服。

加减法：心火盛者加黄连 10 g 泻心火；大便溏薄、下肢水肿者加薏苡仁 30 g 健脾利水；胃火盛者加生石膏 30 g 清胃热；气短乏力者加黄芪 30 g、白术 10 g、太子参 30 g 益气健脾；阴虚火旺明显者加牡丹皮 10 g、地骨皮 30 g 清虚热；大便干结者加大黄（后下）10 g。

(5)阳亢风动。

证候特点:颈前肿大,目突如脱,心悸而烦,怕热多汗,性急易怒,口干不欲饮,消谷善饥,形体消瘦,头晕目眩,舌指颤动,舌质干红,苔少,脉弦细数而有力。

治法:育阴潜阳,豁痰息风。

推荐方剂:平肝育阴汤加减。

基本处方:生地黄、玄参、夏枯草各 15 g,麦冬、黄药子、浙贝母、牡丹皮、白芍、郁金各 10 g,生龙骨、生牡蛎、珍珠母(先煎)30 g,知母、酸枣仁、茯神各 12 g。每天 1 剂,水煎服。

加减法:头晕目眩、面红目赤、手指震颤甚者,加龟甲 20 g、代赭石 30 g、钩藤(后下)15 g 以滋阴潜阳;消谷善饥、口干喜饮者,加玉竹 10 g、石斛 12 g、生石膏 30 g清胃养阴;心悸耳鸣,畏热多汗者,加女贞子 10 g、枸杞子 10 g、浮小麦 20 g、柏子仁 12 g 滋肾宁心止汗;眼突明显者,加丹参 15 g、赤芍 15 g、蜈蚣 2 条以活血化瘀。

(6)气阴两虚。

证候特点:甲状腺肿大,质地偏韧,形体消瘦,神疲乏力,心悸气短,口干咽燥,五心烦热,舌质淡红,边有齿印,苔薄白,脉细弱,或舌红少苔,脉细数。

治法:益气养阴,软坚散结。

推荐方剂:生脉饮合一贯煎化裁。

基本处方:党参、枸杞子、浙贝母各 15 g,麦冬、沙参、生地黄、玄参各 12 g,黄芪、夏枯草各 20 g,煅牡蛎(先煎)30 g。每天 1 剂,水煎服。

加减法:咽喉不适者加桔梗 15 g、牛蒡子 10 g 利咽消肿;失眠、多梦者,加酸枣仁 12 g、柏子仁 12 g 养心安神;手指及舌体颤动者,加钩藤 20 g、刺蒺藜 15 g平肝熄风;气虚甚者加大黄芪用量 30～50 g。

(7)肝肾亏损,痰瘀交阻。

证候特点:甲状腺肿大,眼球突出,头晕耳鸣,腰膝酸软,咽干颧红,手指颤抖,舌质红,有瘀斑,苔薄黄而润,脉弦细滑。

治法:滋补肝肾,化痰祛瘀。

推荐方剂:二至丸合消瘰丸化裁。

基本处方:女贞子、墨旱莲、枸杞子、黄精各 10 g,生首乌、玄参、赤芍药、牡丹皮各 12 g,丹参、郁金、法半夏各 15 g。每天 1 剂,水煎服。

加减法:肿块较硬或有结节者,加黄药子 5 g、三棱 10 g、莪术 10 g 增加活血软坚之功;胸闷不舒者加香附 9 g 理气开郁。

(8)心肝阴虚。

证候特点:甲状腺轻至中度肿大,质地柔软,心悸汗出,心烦少寐,手指颤抖,眼干目眩,倦怠乏力,形体消瘦,舌质红,少苔,脉弦细数。

治法:滋阴益精、宁心柔肝。

推荐方剂:天王补心丹加减。

基本处方:人参 5 g,麦冬、枸杞子、天冬各 12 g,生地黄 24 g,茯苓、白芍各 30 g,五味子 9 g,玄参、当归、钩藤(后下)各 15 g,川楝子 10 g。每天 1 剂,水煎服。

加减法:心烦少寐甚者,加酸枣仁 15 g、柏子仁 15 g、远志 12 g 宁心安神;大便稀薄,便次增加者,加怀山药 15 g、白术 12 g、薏苡仁 30 g 健脾祛湿;腰膝酸软者,加龟甲 15 g、桑寄生 20 g、怀牛膝 15 g 补肾强筋骨;气血两虚者,加黄芪 30 g、阿胶 10 g 补益气血。

2.甲亢并发症的治疗

(1)甲亢突眼的治疗。

肝热湿阻。①证候特点:目突睛红,畏光,头晕,急躁,怕热,汗多,口干口苦,尿黄,舌质红,苔黄浊,脉弦数。②治法:平肝清热,消肿散结。③推荐方剂:龙胆泻肝汤加减。④基本处方:龙胆草 12 g,栀子 12 g,黄芩 15 g,生地黄 18 g,野菊花 15 g,浙贝母 15 g,三棱 12 g,莪术 12 g,黄药子 12 g,川楝子 9 g,茵陈蒿 15 g,甘草 10 g,白芍 15 g。每天 1 剂,水煎服。⑤加减法:头晕甚者加钩藤 15 g,助龙胆草、栀子清泻肝火;目赤日久者加当归尾 9 g、石决明 30 g、生牡蛎(先煎)30 g 以平肝潜阳、祛瘀散结。

肝肾阴虚。①证候特点:目突且涩,复视,畏光,咽干,耳鸣,多寐,口干,舌质红,苔少或薄黄而干或剥苔,脉细弦或虚弦。②治法:柔肝补肾、滋阴泄热。③推荐方剂:养阴益肝汤。④基本处方:钩藤 15 g,牡丹皮 12 g,白芍 15 g,女贞子 15 g,生地黄 15 g,谷精草 12 g,麦冬 15 g,玄参 15 g,枸杞子 12 g,山茱萸 12 g,黄药子 12 g,浙贝母 15 g,生牡蛎(先煎)30 g。每天 1 剂,水煎服。⑤加减法:目突甚者,加青葙子 15 g、叶下珠 30 g 以清肝泄热明目。

(2)甲亢性心脏病的治疗。

气阴两虚,心火亢盛。①证候特点:心中悸动不宁,烦躁易怒,手足心热,多食易饥,消瘦乏力,少寐多梦,舌红少苔,脉细数或结、代。②治法:益气养阴、泻火安神。③推荐方剂:生脉散合三黄泻心汤或炙甘草汤。④基本处方:西洋参(另炖)10 g,麦冬 15 g,五味子 12 g,生地黄 30 g,黄连 12 g,知母 12 g,黄柏 12 g,

栀子 12 g，丹参 15 g，毛冬青 30 g，黄药子 12 g，甘草 10 g。每天 1 剂，水煎服。⑤加减法：口干舌燥，加天冬 15 g、天花粉 30 g 养阴增液；心悸不眠，加桃仁12 g、酸枣仁 12 g、龙骨 30 g、牡蛎 30 g 养心安神；气虚多汗，加黄芪 30 g、浮小麦 30 g、糯稻根 15 g、麻黄根 15 g 益气敛汗。

肝肾阴虚，痰热扰心。①证候特点：心悸失眠，烦躁多怒，面红肢颤，口苦目赤，腰膝酸软，舌黯红苔黄腻，脉细弦滑。②治法：滋补肝肾，清热化痰。③推荐方剂：二至丸合清气化痰丸。④基本处方：黄连 10 g，黄精 10 g，女贞子 10 g，何首乌 10 g，牡丹皮 12 g，郁金 10 g，清半夏 15 g，玄参 20 g，苦参 10 g。每天 1 剂，水煎服。⑤加减法：属肝阳上盛者，加钩藤（后下）15 g、代赭石 30 g 平肝潜阳；心火盛者，加栀子 10 g、龙胆草 12 g、知母 20 g 清泻肝火；胸闷、气短、胁胀，加全瓜蒌 20 g、柴胡 10 g、青皮 12 g 疏肝行气解郁。

（二）西医治疗

首先，要解除患者思想顾虑，避免情绪波动，适当休息，提供足够热量和丰富维生素的饮食；其次，治疗方法需根据患者年龄、甲状腺肿大小、病情轻重、病程长短、甲状腺病理性质、有无并发症以及哪类并发症、医师的经验等多种因素慎重考虑。如恰当选择，多能获得较满意的效果。

1.抗甲状腺药物治疗

本疗法应用最广，对大多数患者均有效，常规疗程能使 40%～60%的患者获得长期缓解，但停药后复发率高。

（1）适应证：①病情较轻或重症甲亢而甲状腺肿大程度较小者；②青少年甲亢或年龄在 20 岁以下者；③妊娠期甲亢；④年迈体弱或合并心、肝、肾等疾病不宜手术者；⑤甲亢术前准备；⑥放射性碘治疗后的辅助治疗；⑦甲状腺次全切除后复发而又不宜用 ^{131}I 治疗者；⑧有条件、能长期坚持服药者。

（2）常用药物：有两类，一是硫脲类（包括甲硫氧嘧啶和丙硫氧嘧啶），二是咪唑类（包括甲巯基咪唑和卡比马唑）。其作用机制：①抑制甲状腺过氧化酶及活性碘的形成。②抑制酪氨酸碘化。③抑制二碘酪氨酸及单酪氨酸耦联形成 T_3 和 T_4。④免疫抑制作用，使血液循环中促甲状腺激素受体抗体或促甲状腺免疫球蛋白下降。通过促甲状腺激素受体抗体或促甲状腺免疫球蛋白的下降或消失，预示停药后可能会获得较长时间的缓解。⑤丙硫氧嘧啶尚可阻止 T_4 转变成 T_3，可作为重症甲亢或甲状腺危象的首选用药。

（3）剂量和疗程：治疗可分为控制症状、减量调节及巩固维持 3 阶段。开始剂量丙硫氧嘧啶或甲硫氧嘧啶（临床少用）每次 50～150 mg，每天 3 次，或甲巯基咪唑或卡比马唑 10～30 mg/d，大多数患者 4～8 周症状缓解或血清总 T_3、血清总 T_4、游离 T_3、游离 T_4 恢复正常，继续用药 2 周后，即可减量。减量阶段，每 2～4 周减少丙硫氧嘧啶 50～100 mg，甲巯基咪唑或卡比马唑减少 5～10 mg，直至最小维持量。一般丙硫氧嘧啶为 50～100 mg/d，甲巯基咪唑或卡比马唑为 5～10 mg/d，力求使患者保持无甲亢或甲减症状，甲状腺激素及促甲状腺激素测定值正常。巩固维持阶段需半年以上。

(4)不良反应：①皮疹，一般不重，2～3 周可自行消退，或可加用抗过敏药(如阿司咪唑、氯苯那敏等)；②白细胞计数减少，严重者可发生粒细胞缺乏症。如白细胞计数$<3\times10^9$/L 或中性粒细胞计数$<1.5\times10^9$/L，应停药观察，同时予升白细胞药物，如利血生、肌苷片、升白胺等；③药物性甲减，由药物过量所致，故应定期监测甲状腺功能，及时减量，可加用甲状腺素治疗；④偶尔出现中毒性肝炎、药物性黄疸、关节疼痛等，一般停药后经适当处理均可恢复正常。

(5)疗效与预后：此类药物对绝大多数患者均有效，但停药后缓解或复发率差异甚大。其影响因素：①与疗程长短有关，疗程<6 个月，缓解率为 40%；疗程>1 年，缓解率为 40%～60%，平均 50%。复发多在停药后 3 个月至 1 年发生。②高碘食物可影响甲亢的缓解率，或增加停药后的复发率。③甲状腺较大，治疗中甲状腺不缩小及血管杂音继续存在者，不易长期缓解。④治疗结束时，T_3 抑制试验被抑制或促甲状腺激素释放激素兴奋试验恢复正常者，以及促甲状腺激素受体抗体转阴性，甲亢复发率明显下降。⑤复发甲亢复治缓解率低。

(6)治疗中其他并用药物：①β 受体阻滞剂。在甲亢治疗的初期，对症状重、焦虑不安、心悸、震颤、心动过速明显者，可加用 β 受体阻滞剂，待症状减轻，心率<100 次/分可停用。常用普萘洛尔 10～40 mg，每天 3～4 次。在较大剂量时，如 160 mg/d，可抑制 T_4 转换成活性更强的 T_3。尚可用琥珀酸美托洛尔缓释片 50 mg/d 或富马酸比索洛尔片 5 mg/d 口服。也可用于甲亢危象、^{131}I 治疗前后及甲状腺术前准备。哮喘及心力衰竭患者禁用。②甲状腺素片。甲状腺素片有防复发、防突眼、防甲状腺肿大的作用，在治疗过程中可适时加用。

2.放射性 ^{131}I 治疗

利用甲状腺的聚碘功能，放射性碘的 β 射线，破坏腺泡上皮细胞，使甲状腺激素的生成与分泌减少、甲状腺内淋巴细胞产生抗体减少而发挥治疗作用。

(1)适应证：①中度甲亢，年龄在 30 岁以上者；②对甲亢药物过敏或有严重的不良反应不能继续用药者，或经药物治疗无效者，或停药后复发者；③适合甲状腺次全切除而患者不愿手术治疗，或手术后复发者；④合并心、肝、肾等疾病不

宜手术者。

(2)禁忌证:①年龄<20 岁者;②妊娠、哺乳者;③重度心、肝、肾功能不全及活动性肺结核者;④白细胞或中性粒细胞计数明显减少者;⑤甲亢危象者;⑥重度甲亢者;⑦重度浸润性突眼症及结节性甲状腺肿伴甲亢,结节扫描显示为“冷结节”者。

(3)剂量:^{131}I 治疗剂量(MBq)=给定的^{131}I 量(MBq/g)×甲状腺重量(g)/24 小时内甲状腺最高摄^{131}I 率(%)。治疗 2 周后症状减轻,3～4 月绝大多数患者可达正常甲状腺功能水平。

(4)注意事项:①甲亢症状严重的病例,应先用抑制甲状腺激素生成药物治疗,待症状减轻后才能进行^{131}I 治疗,以防危象发生。②服^{131}I 后,一般 3～4 周才见效,3 个月达到疗效高峰,如果 6 个月尚未见效应考虑再次治疗。③服^{131}I 后 7～10 天,部分患者因放射性甲状腺炎,血液循环中甲状腺激素增高而使甲亢症状加重,甚至发生危象。故患者应卧床休息,并给予 β 受体阻滞剂,如普萘洛尔等。如发生甲状腺危象,应按危象及时处理。④服^{131}I 后 1～2 周,可发生暂时性放射性反应,如头昏、乏力、食欲不振,甚至恶心、呕吐、皮疹、皮肤瘙痒、颈部压迫感等,经数天后可自行消失。

3.手术治疗

(1)适应证:①中度或重度甲亢、甲状腺Ⅲ度以上肿大,长期服药效果不佳,或停药后复发,或不愿长期服药者;②甲状腺巨大(甲状腺重量≥80 g)有压迫症状者;③胸骨后甲状腺肿伴甲亢者;④结节性甲状腺肿伴甲亢;⑤适合^{131}I 治疗但又对碘过敏或条件受限者;⑥怀疑或已确诊甲状腺恶性肿瘤者。

(2)禁忌证:①重度浸润性突眼;②有严重心、肝、肾、肺等合并症,或全身情况差不能耐受手术者;③妊娠早期(前 3 个月)及晚期(后 3 个月)。

(3)术前准备:先用抑制甲状腺激素生成药物治疗,待临床症状缓解,脉率下降为 80 次/分左右,血清中血清总 T_3、血清总 T_4、游离 T_3、游离 T_4 水平恢复正常。然后加服复方碘液,每次 5～7 滴,每天 3 次,或饱和碘化钾溶液每次 1～2 滴,连续 10 天,使甲状腺质地变硬,血管杂音减轻或消失,即可进行手术。若术前无法维持甲状腺功能正常而需紧急手术,或患者对药物过敏,术前应应用足量 β 受体阻滞剂和碘化钾。糖皮质激素的冲击疗法可有效缩短术前准备时间,便于紧急手术的快速准备。

(4)并发症:①创口出血;②伤口感染;③术中或术后诱发危象;④喉上与喉返神经损伤,可致声音嘶哑;⑤甲状旁腺损伤可引起暂时或永久性甲状旁腺功能减退；⑥术后甲减，发生率为10%～15%；⑦术后甲亢复发；⑧突眼可能恶化。

4.其他治疗方法

(1)动脉栓塞治疗甲亢为一种相对较新的方法：通过栓塞动脉后甲状腺组织发生变性坏死而起作用，但大多患者接受治疗后仍需服药治疗。并发症方面，脑栓塞、视网膜动脉血栓导致视力下降、甲亢危象、永久性甲减甚至死亡等严重并发症发生率也不低，故暂不适合临床推广。

(2)超声刀在甲状腺手术中的应用：利用高频声波震荡产生的机械能生成80 ℃高温，在切割组织同时，使组织凝固，起到止血的作用，对肌肉和神经均无刺激。与传统开放性甲状腺手术相比，有效减少术中出血，促进术后恢复，减少并发症的发生。

5.甲亢危象的治疗

甲亢危象病情危重，病死率高。其诱发因素为手术、感染、过度劳累、严重精神创伤、放射性碘治疗及不适当地停用抗甲状腺药物等。典型甲状腺功能亢进危象包括：①高热、体温在39 ℃以上，一般解热措施无效。②心率超过160次/分。心搏动强而有力，部分患者可有心律失常：期前收缩、心房纤颤、心房扑动、室上性心动过速、房室传导阻滞及心力衰竭。③恶心、呕吐、大便次数多、大汗、脱水、电解质紊乱。④神经精神障碍、焦虑、烦躁、精神变态、谵妄、昏睡和昏迷。先兆危象：由于甲状腺危象病死率高，常死于休克、心力衰竭。

为及时抢救患者，临床提出危象前期或称先兆危象诊断，临床表现：①体温在38～39 ℃；②心率在120～159次/分，也可有心律不齐；③食欲不振、恶心、大便次数多、多汗；④焦虑、烦躁不安。

不典型甲亢危象：不典型甲亢或原有衰竭、恶病质的患者，危象发生时常无上述典型表现，可只有下列某一系统表现。①心血管系统：心房纤颤等严重心律失常或心力衰竭；②消化系统：恶心、呕吐、腹泻、黄疸；③精神病或淡漠、木僵、极度衰弱、嗜睡、反应迟钝、昏迷反应低下；④体温过低、皮肤干燥、无汗。

(1)抗甲状腺药物治疗：首选药物为丙硫氧嘧啶，首次剂量为600 mg，口服或鼻饲，以后每次200～300 mg，每6小时1次，病情缓解后逐渐减量。如无丙硫氧嘧啶，亦可用甲巯咪唑或卡比马唑20～30 mg口服或鼻饲，每6小时1次。

(2)阻断甲状腺激素分泌入血：碘剂可迅速阻止甲状腺激素分泌入血，降低血中甲状腺激素水平。但应在使用丙硫氧嘧啶或甲巯基咪唑后1～2小时使用。可用碘化钠0.5～1.0 g，加入5%葡萄糖生理盐水500 mL中静脉滴注，24小时内可给予1～3 g。或口服卢戈液(复方碘溶液)，首剂30滴，以后每6～8小时给予

10～30 滴，一般使用 3～7 天停用。

(3)阻断甲状腺激素对组织的交感兴奋作用：普萘洛尔 20～40 mg 口服，每 4～6 小时 1 次。或用普萘洛尔 1～5 mg 加入葡萄糖注射液 40 mL 缓慢静脉注射。也可用美托洛尔或阿替洛尔，其安全性大于普萘洛尔。对于有心力衰竭者可用利血平 1 mg，肌内注射，每 4～6 小时 1 次。

(4)肾上腺皮质激素的应用：既可纠正甲亢引起的肾上腺皮质功能不足，也可抑制 T_4 转变为活性 T_3。常用氢化可的松 200～300 mg 静脉滴注，或地塞米松 15～30 mg 静脉滴注。待病情缓解后逐渐减量。

(5)迅速减少血液循环中甲状腺激素含量：经积极综合治疗 2～3 天无效者，应使用血浆置换法、血液透析、腹膜透析等方法清除血中过量的甲状腺激素。

(6)一般治疗：静脉输液以保证水、电解质和酸碱平衡。给予足够的热量和维生素。有心力衰竭时需注意补液速度及补钠量，并需应用强心剂。肝功能受损及黄疸时应用保肝药物。必要时给予氧气辅助呼吸。积极治疗诱发因素：有感染时应用足量有效抗生素，并应预防二重感染。退热镇静：冰袋、酒精擦浴及用退热剂。但阿司匹林能与甲状腺激素结合球蛋白结合，反使游离甲状腺激素增加。严重高热、躁动惊厥者可行人工冬眠，也可配合地西泮 5～10 mg 肌肉注射或水合氯醛 15 mL 保留灌肠。

6.浸润性突眼的治疗

目前认为严重突眼者不宜做甲状腺次全切除术，^{131}I 治疗亦应慎用，因治疗后有可能使突眼加重。轻症突眼伴甲亢者，对突眼可不做特殊处理，通过抑制甲状腺激素生成的药物治疗，突眼者可能逐步得到改善。对中重度浸润性突眼者的处理有以下几种方法。

(1)免疫抑制治疗：中度患者可选用泼尼松 10～20 mg，每天 3 次，症状减轻后，减为 20 mg/d。4 周后再减为维持量 5～10 mg/d，总疗程 3～6 月或更长。重度患者可用甲泼尼龙 0.5～1.0 g 加入生理盐水 200 mL 中静脉滴注，连续或隔天 1 次，滴注 3 次后，继以泼尼松 20 mg，每天 3 次口服，4 周后逐渐减为维持量。其他免疫抑制剂如环磷酰胺、甲氨蝶呤、硫唑嘌呤、环孢素 A 等均可使用，也可与糖皮质激素联合应用以增加疗效。此外，尚有用大量人体免疫球蛋白静脉滴注及生长抑素同类药等治疗，有一定效果。

(2)利尿剂治疗：在用糖皮质激素的同时，可适当加用保钾利尿剂，如螺内酯 30～40 mg，每天 3 次，以加强疗效。

(3)放射治疗：重度患者经以上治疗效果不佳时，可用放射治疗，如直线加速器球后照射，以减轻眶内或球后浸润。

(4)局部治疗：戴有色眼镜，防止强光、风沙、灰尘刺激。对闭目不全者，睡眠时用抗生素眼膏、油纱覆盖或用眼罩，防止暴露性角膜炎或角膜溃疡。高枕卧位，减轻球后水肿。也可用0.5%甲基纤维素、可的松或地塞米松眼药水滴眼。合并感染者局部或全身用抗生素。眼球膨出明显者可用上下睑缝合术，待病情好转再拆除缝线。对各种治疗无效的严重病例，可施行眼眶减压术。

7.甲亢性心脏病的治疗

甲亢性心脏病经常表现为心脏扩大、各种心律失常及心力衰竭，个别患者还可表现为心绞痛、心肌梗死。一般病例通过抑制甲状腺激素生成药物治疗控制甲亢后，大多能恢复正常。但当心律失常、心力衰竭危及患者生命时，在给予治疗甲亢药物的同时，应根据心律失常、心力衰竭的性质来采取针对性措施。如出现窦性心动过速，一般经抗甲状腺治疗后即可逐渐恢复，但明显引起心悸者，可予β受体阻滞剂治疗，近年来研究认为β受体阻滞剂中普萘洛尔有降低血浆 T_3 水平的作用，故用其治疗最合适；甲亢合并房颤时，多是由心力衰竭引起，经有效抗甲状腺治疗和纠正心力衰竭治疗后，多数可自行缓解，但病程超过半年者，较难恢复，必要时可行电复律。其他类型的心律失常如室性心律失常、房室传导阻滞、心动过缓等较少出现，严重者可予相应治疗。甲亢单独引起心力衰竭较少发生，多合并有其他心脏病如冠心病等，治疗以有效抗甲状腺治疗为基础，同时予以利尿、强心、扩张血管等纠正心力衰竭治疗。若药物治疗无效或不能耐受如出现严重的变态反应和白细胞计数减少症等时，应选用 ^{131}I 和手术治疗，但老年患者有心功能不全时不主张手术治疗。

8.妊娠期甲亢的治疗

通常妊娠不会加重甲亢，一般不必中止妊娠。因为妊娠期机体自身免疫反应会下降，促甲状腺激素受体抗体、促甲状腺免疫球蛋白水平可降低，但在处理妊娠期甲亢时，应注意以下几点。

(1)自妊娠12周起，胎儿甲状腺有聚碘功能，故 ^{131}I 治疗应禁用。

(2)妊娠期的抗甲状腺药物治疗：因为丙硫氧嘧啶与血浆蛋白结合比例高，胎盘通过率低于甲巯基咪唑。丙硫氧嘧啶通过胎盘的量仅是甲巯基咪唑的1/4。另外甲巯基咪唑所致的皮肤发育不全较丙硫氧嘧啶多见，所以治疗妊娠期甲亢优先选择丙硫氧嘧啶，甲巯基咪唑可作为第二线药物。抗甲状腺药物治疗妊娠期甲亢的目标是使用最小有效剂量的抗甲状腺药物，在尽可能短的时间内达到和维持血清游离 T_4 水平在正常值的上限，避免抗甲状腺药物通过胎盘影响胎儿的脑发育。起始剂量:甲巯基咪唑 10～20 mg,每天 1～2 次或丙硫氧嘧啶 50～100 mg,每天 3 次口服,监测甲状腺功能,及时减少药物剂量。治疗初期每 2～4 周检查甲状腺功能,以后延长为 4～6 周。血清游离 T_4达到正常后数周促甲状腺激素水平仍可处于抑制状态,因此促甲状腺激素水平不能作为治疗时的监测指标。由于合并使用左甲状腺素后,控制甲亢的药物剂量需要增加,所以妊娠期间不主张合并使用左甲状腺素。

(3)普萘洛尔可使子宫持续收缩,致胎盘较小及胎儿发育不良、心动过缓、早产及新生儿呼吸抑制等,应慎用或不用,尤其是妊娠的前 3 个月内。

(4)抑制甲状腺激素生成药物可从乳汁分泌,因此产后服药者不宜哺乳。

(5)妊娠期不 宜手术,如果抗甲状腺药物治疗效果不佳,对抗甲状腺药物过敏,或者甲状腺肿大明显,需要使用大剂量抗甲状腺药物才能控制甲亢时可以考虑手术治疗后。手术时机一般选择在妊娠 4～6 个月。妊娠早期和晚期手术容易引起流产。

(6)妊娠期甲亢或已缓解的 Graves 病甲亢,产后数月易复发,应注意。

六、预后与转归

毒性弥漫性甲状腺肿伴甲亢是一个可累及全身各系统的自身免疫性疾病,其治疗有抗甲状腺药物、甲状腺次全切除术、放射性碘治疗等,临床上应根据患者的具体情况合理选用各种治疗方法。一般经合理治疗后,绝大多数患者均能痊愈。手术或放射性碘治疗可缩短病程,有些患者在较长时间内处于甲状腺功能正常状态,但一部分患者最终会发展为甲减,需要终身随访,必要时须及时补充甲状腺激素治疗。药物治疗复发率较高,占 40%～50%,尤其是甲状腺自身抗体滴度较高、甲状腺肿大经过治疗仍缓解不明显的这部分患者,其甲状腺功能状态也是必须长期随访的。若治疗不当或反复复发,缠绵不愈,可导致严重的甲亢性心脏病,甚至心力衰竭、严重的心律失常、甲亢周期性瘫痪等,使患者丧失劳动力和影响生活质量,甚则危及生命。甲亢危象是甲亢的一个不常见但是极其严重的并发症,容易诱发多脏器功能衰竭,病死率为 50%～70%,故应积极预防,及时诊断,并全力挽救患者的生命健康。

七、预防与调护

(一)预防

预防本病的发生,在现阶段主要应从避免应激和诱发因素着手,常见因素:

①感染，包括细菌感染和病毒感染所致的某些疾病。②长期的精神创伤或强烈的精神刺激，如忧虑、悲哀、惊恐、盛怒等。③吸烟。④少数患者的发病与过度疲劳、外伤、妊娠、摄入过多的含碘食物(如海带、海鱼、海蜇皮)及含碘药物(如胺碘酮、复方碘液、碘化锌、含碘造影剂和含碘中药等)有关。

总之，平时生活中要做到饮食有节，起居有常，不妄作劳，恬淡虚无，精神内守，顺应自然规律，加之适当的体育锻炼，不仅能增强机体的免疫功能，而且对预防甲亢的发生也有一定的积极意义。

(二)调护

1.生活调护

本病的早期发现和诊断与治疗和预后是密切相关的。故一旦确诊后应适当卧床休息，加强对症、支持疗法，补充足够热量和营养。防止感染、过度劳累、精神刺激等诱发或加重因素。

2.饮食调养

宜吃清淡而高维生素、高蛋白及足够热量的不含碘食物，不宜吃肥甘厚腻之味、辛辣香燥之品，以及对中枢神经系统有兴奋作用的温热、刺激性的食物和饮料。尤其烟、酒、浓茶和咖啡当属禁忌范围。

第三节　甲状腺功能减退症

甲状腺功能减退症(简称甲减)是指由各种原因引起的甲状腺激素合成和分泌减少或生物效应不足导致的全身代谢减低综合征，以畏寒、少汗、体重增加、精神萎靡、乏力、便秘、月经紊乱等为主要临床表现。

甲减起病缓慢，临床甲减的患病率为1%左右，本病可发生于任何年龄，多见于女性，尤以中老年女性多见，男、女发病比例为1∶4～1∶5。亚临床甲减的发病率为2%～8%，60岁以上妇女发病可达16%。

导致甲减的原因很多，分类方法也不一样。临床上常用的分类方法有以下4种。①根据其发病年龄不同可以分为3型：甲状腺功能减退始于胎儿期或新生儿期，称为呆小症；功能减退始于儿童期，称为幼年型甲减；功能减退始于成人期，称为成人型甲减。②根据病变发生的部位可分为甲状腺性(原发性)甲减、中

 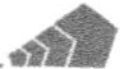

枢性(继发性)甲减、促甲状腺素或甲状腺激素抵抗综合征 3 类。③按病变的原因可分为药物性甲减、手术后或^{131}I 治疗后甲减、特发性甲减、垂体或下丘脑肿瘤手术后甲减等。④按甲状腺功能减退的程度,可分为亚临床甲减和临床甲减。

甲减在中医学中无专有病名,根据甲减的主要临床表现,中医学一般将其归属于“瘿病”“虚劳”“水肿”“便秘”等范畴。

一、病因、病机

(一)中医

1.病因

导致甲减的原因很多,有先天之因,有后天之因,有外感之因,有医药之因等,各种原因作用于人体,引起脏腑气血阴阳的亏虚,日久不复,均可发展为甲减。

(1)先天不足:《订补明医指掌·虚损》曰:“小儿之劳,得于母胎。”在胎儿期,因母体体弱多病,气血亏虚,胎儿失养;或其母进食有毒食物,影响了胎儿的发育,以致先天肾气不足,故出生后发生呆小症,导致生长发育迟缓。

(2)饮食不当:由于饮食不当,损伤脾胃,脾胃运化失常,不能化生水谷精微,气血来源不足;另运化不及则痰饮内生,痰湿壅盛,阻碍气机,损伤脾阳。脾为后天之本,脾阳虚弱,后天不足以养先天,久则肾失滋养,以致脾肾双亏,而见疲倦乏力、食欲不振、畏寒肢冷、嗜睡懒动、全身水肿等症状。

(3)情志失调:长期的烦躁易怒,致肝气郁结,肝气乘脾,肝郁脾虚,运化失常;或长期忧思焦虑,致心脾两伤,久则气血亏虚;又气虚无力帅血,易致气虚血瘀,痰瘀互结,经隧被阻,血不利则为水,故常见精神抑郁、心烦、懒言、水肿、闭经等症状。

(4)外邪侵袭:多见风热毒邪,从口鼻入侵,毒邪结聚于颈前,则见咽部及颈前肿痛。若治疗不及时或过用寒凉之品,内伤阳气,虽颈部热毒祛除,疼痛消失,但可见发音低沉、怕冷,甚则水肿等症状。

(5)手术创伤或药物影响:由于施行瘿肿切除手术或服用某些药物,损伤人体正气,致脏腑失养,功能衰退,可表现为一派虚损证候。

2.病机

本病的病机关键为阳气虚衰,病变脏腑主要在肾,盖肾为先天之本,且为真阳所居,人身五脏诸阳皆赖肾中元阳以生发。肾中真阳虚衰则无以温煦五脏之阳故见形寒肢冷、神疲。但甲状腺激素之不足是其基本病因,激素是属阴精,有阳之用，故其病机尚涉及肾精不足，是阴阳俱损之疾，故部分患者除有阳虚的表现外，还见有皮肤粗糙、干燥、大便秘结、舌红苔少等阴津不足之象。此外，肾阳虚衰，不能温暖脾土，则脾阳亦衰，肌肉失之荣养，而见肌肉无力，或有肌痛。且脾主统血，脾虚则血失统藏，妇女可见月经紊乱、崩漏等症，常伴有贫血。肾阳不足，心阳亦鼓动无力，而见心阳虚衰之候，以脉来沉迟或缓多见，至此全身温煦之功能更差，以致肢冷、体温下降，甚则津血失运，聚而成湿、成饮、成痰而见肌肤水肿。

总之，肾阳虚是导致甲减的直接因素，随着病情的发展，病变又常累及心脾两脏，导致脾肾阳虚及心肾阳虚。在其病理演化过程中，尚可兼见痰浊、瘀血、水湿的病理改变。

（二）西医

导致甲减的病因较复杂，临床以甲状腺本身疾病引起的甲减为最多见，其次为来源于垂体及下丘脑病变的甲减，其他则属少见。因其发病原因不同导致其发病机制各异。

1.呆小症

呆小症有地方性和散发性 2 种类型。地方性呆小症主要见于地方性甲状腺肿的流行地区，因母体缺碘，胎儿供碘不足，从而导致甲状腺的发育和激素合成不足。此时发生甲减对胎儿的神经系统，尤其是大脑发育危害最大，从而造成神经系统不可逆的损害。而散发性呆小症原因不明，母体既无缺碘，又无甲状腺肿等疾病，其可能原因：①患儿甲状腺先天发育不全或缺如；②母体在妊娠期患有某种自身免疫性疾病，血清中存在抗甲状腺抗体，后者通过胎盘进入胎儿体内，对胎儿的甲状腺细胞起到破坏作用；③母体在妊娠期间服用抗甲状腺药物或致甲状腺肿物质，使胎儿的甲状腺发育或甲状腺激素合成发生障碍。

2.幼年型甲减与成年型甲减

（1）病因：两者的病因相同，可分为原发性、继发性、促甲状腺素或甲状腺激素抵抗 3 类，以上 3 类甲减常见病因如下。

原发性甲减的病因：①甲状腺炎。最多见的是自身免疫性甲状腺炎，如桥本甲状腺炎、无痛性甲状腺炎、产后甲状腺炎、萎缩性甲状腺炎等，其次是亚急性甲状腺炎。②甲亢^{131}I 治疗后。③甲状腺切除术后。④颈部 X 线外照射。⑤地方性甲状腺肿。⑥碘缺乏或碘过多。⑦药物，如抗甲状腺药物、干扰素、白细胞介素等。⑧先天性因素，如甲状腺发育异常、甲状腺激素合成障碍、妊娠期服用药物、胎儿自身免疫性疾病等。

继发性甲减的病因：主要包括继发于垂体病变和下丘脑病变 2 种。①垂体病变：主要包括肿瘤、垂体手术或照射、特发性垂体功能减低、席汉综合征及淋巴细胞性垂体炎等；②下丘脑病变：主要包括肿瘤、嗜酸性肉芽肿、外伤、手术或射线照射、特发性及先天性缺陷等。

促甲状腺素或甲状腺激素抵抗的病因：主要包括甲状腺激素受体基因突变和非甲状腺激素受体基因突变。

(2)发病机制。①原发性甲减：占甲减病因的 90%以上，是由先天性或获得性的某些原因使甲状腺组织发育不良、破坏、萎缩、酶代谢障碍等引起甲状腺激素分泌不足所致。②继发性甲减：是继发于垂体病变(由于垂体前叶功能减退使促甲状腺激素分泌不足)或下丘脑病变(由于下丘脑疾病使促甲状腺释放激素分泌不足)而致甲状腺分泌功能低下。③促甲状腺素或甲状腺激素抵抗：临床较少见，可能与遗传缺陷有关。促甲状腺激素抵抗综合征是由甲状腺对促甲状腺激素不敏感所致；甲状腺激素抵抗则是由甲状腺素受体基因突变、甲状腺素受体减少或受体后缺陷所致。

(3)病理：本病的主要病理变化也因甲减的病因不同而异，如先天性甲状腺发育不良或异位甲状腺者可见甲状腺缺如；呆小症者除由于激素合成障碍致腺体增生肥大外，一般均呈萎缩性改变；地方性甲状腺肿患者由于缺碘可见甲状腺滤泡充满胶质，甲状腺上皮细胞呈扁平状，病久者甲状腺肿呈结节状；慢性淋巴细胞性甲状腺炎早期腺体淋巴细胞、浆细胞等炎症性浸润，病久则可发生滤泡萎缩，泡腔内充满胶质，后期也可伴有结节；继发于垂体性者可见垂体萎缩、胶质化和灶性退行性变，以及肾上腺皮质萎缩、睾丸或卵巢萎缩，大血管多见动脉硬化等。另外由于长期甲状腺激素的缺乏可致全身组织器官的改变，如甲减者全身组织间隙有黏液性蛋白沉着，从而表现为皮肤肿胀、心肌间质水肿、肾小球基底膜增厚及肌纤维肿胀坏死；皮肤角化，形成黏液性水肿；影响中枢神经系统的形态和功能，使大脑发育不全出现智力低下等。

二、临床表现

(一)症状

甲状腺激素减少引起机体各系统功能减低及代谢减慢，病情较严重时，出现典型的甲减临床症状。

1.一般表现

畏寒、软弱无力、少汗、疲乏少言、嗜睡、智力减退。

2.全身各系统表现

成年型甲减全身各系统的典型症状如下。

(1)神经系统:常见智力减退,记忆力、注意力、理解力和计算力均减退,听力下降,感觉灵敏度降低,有些患者有感觉异常、麻木,嗜睡,严重者出现昏迷。

(2)循环系统:病重者常觉心悸、气短,下肢水肿,多为非凹陷性,有时伴有心包、胸腔甚或腹腔等多浆膜腔积液。一些患者的血压可升高。

(3)消化系统:食欲减退,胃酸分泌减少,肠蠕动减弱,出现顽固性便秘。

(4)生殖系统:性欲减退,男性患者常有阳痿,女性患者可有月经不调,不易怀孕,部分女性患者可有溢乳,但血中的催乳素水平不一定升高。

(5)运动系统:肌肉有疼痛、强直、痉挛、无力、水肿及肥大等表现;关节可表现为非炎性黏性渗出、软骨钙质沉着、关节破坏及屈肌腱鞘炎等;部分患者由于腕管中黏蛋白物质在神经外堆积,引起手指疼痛,或感觉异常出现腕管综合征。

(二)体征

1.体温

体温常偏低,肢体凉。

2.外观

(1)表情淡漠,精神萎靡、反应迟钝,动作缓慢,重者呈鸭步行走,懒言少语。

(2)皮肤干燥粗厚、脱屑,毛发干、稀、缺乏光泽,少数患者指甲脆、厚、有条纹,手掌足底常呈姜黄色。

(3)面部呈姜黄色或苍白、水肿但压之无凹陷,以双颊及眼眶周围明显,眉毛脱落稀少,尤以外侧 1/3 为明显,鼻宽、唇厚、舌肥大,语言不清,声音低沉。

(4)幼年发患者呈发育不良,矮小侏儒体型,上半身长度超过下半身,身高超过指距,智力低下或呈痴呆状。

(5)呆小症婴儿随年龄增长除可见上述表现外,还表现为头颅较大,额宽而发际低,鼻梁塌陷,舌大常突出口外,前囟、后囟相对较大(由于闭合延迟),出牙、换牙迟,齿龄与实际年龄不符,颈短,腹部松弛膨隆或有脐疝,行走时蹒跚呈鸭步。

3.其他

(1)甲状腺多数扪不到,少数可肿大明显,质地、硬度视病情而定。

(2)脉搏常缓慢、血压偏低(有动脉硬化者血压也可偏高),心界可全面扩大,心音低钝、偶有心律不齐,发生心力衰竭、心绞痛者少见。

(3)腹部膨隆胀气或有鼓肠,严重者可出现麻痹性肠梗阻或黏液性水肿巨结肠，也可有少量或大量腹水。

(4)四肢可有非凹陷性水肿，当有严重贫血、心力衰竭、肾功能不全时，也可出现凹陷性水肿。

(5)肌力正常或减退，少数可有肌僵硬，也可有关节腔积液。

(6)腱反射及松弛时间延长。脑电图示 α 波活动及幅度减低，曲线平坦。当病情严重时，由于垂体的增大，可见蝶鞍增大。

(7)严重甲减可出现昏迷、反射消失，体温可低至 35 ℃以下，呼吸浅慢，脉缓无力，血压明显降低。

(三)常见并发症

甲减常见并发症主要有黏液性水肿昏迷和甲减性心脏病等。

1.黏液性水肿昏迷

黏液性水肿昏迷多见于老年人及长期未获治疗者，诱发因素为严重躯体疾病、甲状腺激素替代中断、寒冷、感染、手术、使用麻醉和镇静药物等。临床表现为嗜睡、低温(<35 ℃)、呼吸减慢、心动过缓、血压下降、四肢肌肉松弛，甚至昏迷、休克，可因心功能、肾功能不全而危及生命。

2.甲减性心脏病

甲减性心脏病指甲减伴有心肌改变或心包积液，或者两者并存。患者心脏扩大、心排血量减少，表现为心率缓慢、心音低钝、心脏扩大。心电图可见到低电压、心动过缓、传导阻滞、ST-T 段改变等。

三、实验室和其他辅助检查

(一)甲状腺激素测定

血清总 T_3、血清总 T_4、游离 T_3、游离 T_4 及反 T_3 水平降低，其中以游离 T_4 变化最敏感，血清总 T_4 变化其次。亚临床甲减，血清 T_3、血清 T_4 水平可在正常范围。

(二)促甲状腺激素测定

血清促甲状腺激素测定是诊断甲减的最主要指标。原发性甲减者促甲状腺激素含量升高为最早的改变；继发性甲减游离 T_4 水平降低而促甲状腺激素正常或偏低；周围性甲减促甲状腺激素一般高于正常范围，而 T_3、T_4 水平也高于正常。

(三)促甲状腺激素释放激素刺激试验

该试验主要用于中枢性甲减病变位置(下丘脑或垂体)的确定。下丘脑性甲减的促甲状腺激素分泌曲线呈现高峰延缓出现(出现在注射促甲状腺激素释放激素后60～90 分钟),并持续高分泌状态至 120 分钟;垂体性甲减的促甲状腺激素反应迟钝,呈现一条低平曲线(增高<2 倍);而原发性甲减时,促甲状腺激素分泌呈现一条高平曲线;垂体促甲状腺激素肿瘤时,促甲状腺激素分泌不增加。

(四)甲状腺自身抗体测定

甲状腺过氧化物酶抗体(抗甲状腺过氧化物酶抗体)和甲状腺球蛋白抗体(抗甲状腺球蛋白抗体)是确定原发性甲减病因的重要指标和诊断自身免疫性甲状腺炎(包括桥本甲状腺炎、萎缩性甲状腺炎)的主要指标。自身免疫性甲状腺炎患者血清抗甲状腺过氧化物酶抗体和抗甲状腺球蛋白抗体阳性率为 50%～90%,阻断性促甲状腺激素受体抗体阳性率为 20%～30%。

(五)其他检查

(1)部分患者可见轻度、中度贫血,血清总胆固醇、心肌酶谱可以升高,少数患者可见血清催乳素升高。

(2)心电图:可显示低电压、窦性心动过缓、T 波倒置或低平,偶有 P-R 间期延长及完全性房室传导阻滞等。

(3)甲状腺核素扫描:对有甲状腺肿大的甲减观察甲状腺核素的分布有一定的价值,如桥本甲状腺炎的甲状腺同位素摄取分布不均匀,另外对于甲状腺异位及缺如有确诊价值。

(4)CT 或 MRI:对于怀疑继发性甲减者可行头颅或蝶鞍影像学检查。

四、诊断要点

(一)详问病史

如了解有无甲状腺疾病史,有无甲状腺手术史、甲亢 ^{131}I 治疗史,有无甲状腺疾病家族史,有无垂体或下丘脑疾病病史等。

(二)掌握甲减的临床表现

典型的患者可表现有畏寒、乏力、手足肿胀感、记忆力减退、嗜睡、少汗、关节疼痛、体重增加、便秘、女性月经紊乱或者月经过多、不孕等。查体可见表情呆滞、反应迟钝、声音嘶哑、面色苍白、颜面、眼睑或周身水肿,唇厚舌大、皮肤干燥、皮肤温度低、心率缓慢,部分患者可出现胫前黏液性水肿,甚至可出现心包积液及心力衰竭,重症患者可发生黏液性水肿昏迷。但病情轻者早期可无明显症状及体征,主要依靠实验室专科检查。

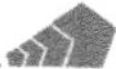

(三)实验室检查

甲状腺功能检查是诊断甲减的第一线指标,也是判断甲减分型的主要依据。

1.原发性甲减

(1)具有甲减的临床特征。

(2)血清 T_4 及游离 T_4 水平降低,血清 T_3 及游离 T_3 水平正常或降低,血清促甲状腺激素含量升高,促甲状腺激素释放激素兴奋试验促甲状腺激素呈过度反应。

2.继发性甲减

(1)游离 T_3 及游离 T_4 水平降低,促甲状腺激素含量也降低。部分患者促甲状腺激素正常,甚至轻度升高。

(2)促甲状腺激素释放激素兴奋试验:促甲状腺激素无反应为垂体性甲减,促甲状腺激素呈延迟反应为下丘脑性甲减。

3.亚临床甲减

游离 T_3 及游离 T_4 水平正常,血清促甲状腺激素含量升高。

2.鉴别诊断

(1)低血糖昏迷:甲减性昏迷也可有低血糖。如为非甲减性低血糖,患者不易出现低体温、呼吸和心率缓慢、黏液性水肿等表现。甲状腺激素及血糖水平测定可以鉴别。

(2)慢性肾脏病肾功能衰竭:常有水肿、贫血貌、神志障碍等,但水肿为凹陷性,呼吸深快,有酸中毒表现。尿检查异常,肾功能明显减退。甲状腺激素检查 T_3、T_4 水平可能降低,但促甲状腺激素正常,反 T_3 水平升高(为非甲状腺疾病所致的低 T_3、T_4 综合征),不要因 T_3、T_4 水平降低而误诊为甲减。

五、鉴别诊断

(一)呆小病应与其他原因引起的侏儒合发育不良鉴别

呆小病患者除身材矮小外,体型不匀称,上身较长,四肢较短,智力低下,反应迟钝,常伴有甲状腺功能减退的其他表现。血甲状腺激素水平低于正常,生长激素正常,峰值>10 μg/L。儿童期心、肺、肝、肾、胃肠等脏器的慢性疾病和各种慢性感染如结核、血吸虫病、钩虫病等,均可导致生长发育障碍,可根据其原发病的临床特征加以鉴别。

(二)原发性甲减应与继发性甲减鉴别

继发性甲减常为垂体前叶功能减退的伴发疾病,故往往合并有肾上腺皮质功能低下及性腺功能低下的表现。检验甲状腺功能时，原发性甲减 T_3（游离 T_3）、T_4（游离 T_4）水平下降，促甲状腺激素水平增高；继发性甲减 T_3（游离 T_3）、T_4（游离 T_4）水平下降，促甲状腺激素水平也降低，也有部分患者促甲状腺激素正常，甚至轻度升高，且对促甲状腺激素释放激素刺激缺乏反应。此外，继发性者促肾上腺皮质激素、皮质醇、促性腺激素及性激素等水平常全面降低。

（三）其他

（1）黏液性水肿常须与贫血、肾病综合征、肾炎、特发性水肿及垂体前叶功能减退相鉴别。

（2）伴蝶鞍增大、高催乳素血症的甲减，应排除垂体肿瘤及空泡蝶鞍综合征。影像学检查（头颅 CT 或 MRI）有助于鉴别。

（3）具有甲状腺肿大的患者应与不伴甲减的单纯性甲状腺肿、慢性甲状腺炎等疾病鉴别。

（4）伴心脏扩大、心包积液的患者，应排除其他原因所致的心包炎。

（5）确诊本病时还应排除低 T_3 和低 T_4 综合征，后者常见于肝、肾等伴血浆蛋白低下的慢性疾病。

六、治疗

甲减目前仍以药物治疗为主，甲状腺激素替代治疗是临床首选。不同的致病原因导致服药的疗程也不尽相同，除小部分短暂性甲减服药时间较短外，大多数甲减需终身服药治疗。但有部分患者对甲状腺激素的耐受性较差，或对其不良反应较敏感而难以坚持长期服药；另外有些病程较长、病情较重的患者，虽然用甲状腺激素替代治疗后血清甲状腺激素水平可恢复正常，但临床症状却不能得到有效的改善。因此中医中药在治疗中的介入已显得非常必要，其不仅可以有效改善甲减的临床症状，而且可以减轻甲状腺激素的不良反应及减少其使用剂量。

（一）辨证治疗

本病的病理性质为本虚标实，以本虚为主。其中本虚以肾阳虚衰为基础，即每一个甲减患者均有肾阳不足的病理表现，其他证型均是在此基础上，又有脾阳、心阳虚衰或阴阳两虚的表现，故温肾助阳益气是治疗甲减的基本治法。在病情发展过程中可见虚实夹杂、本虚标实之证候，标实主要为水湿、痰浊、血瘀为患。治疗当以"寒者温之""虚者补之""损者益之""逸者行之"等为治疗原则，采用温阳益气、脾肾双补、心肾双补、调补阴阳，兼以化痰、利湿、祛瘀等方法。

1.肾阳虚衰

(1)证候特点:形寒怯冷,精神萎靡,头昏嗜睡,动作缓慢,表情淡漠,毛发稀疏,面色㿠白,腰膝酸软,水肿,腰以下为甚,性欲减退,女子带下清冷,经事不调,小便清长。舌淡体胖,脉沉缓细迟。

(2)治法:温肾助阳。

(3)推荐方剂:右归丸加减。

(4)基本处方:熟附子 10 g,肉桂 6 g,怀山药 15 g,山茱萸 10 g,茯苓 15 g,仙茅 10 g,淫羊藿 10 g,菟丝子 10 g,杜仲 15 g,枸杞子 15 g,黄芪 15 g。每天 1 剂,水煎服。

(5)加减法:若性功能减退,阳痿早泄者,可加巴戟天 10 g、阳起石 10 g 以温肾壮阳;水肿明显者,可酌加茯苓量,并配伍泽泻 15 g 以健脾利水;大便秘结者则配肉苁蓉 10 g、黄精 10 g 以补肾助阳通便,并以生地黄易熟地黄滋阴润下,在此不能用导泻之剂,以防中气下陷;若颈部见有瘿瘤者(此多见于慢性淋巴细胞性甲状腺炎),可加鳖甲 15 g、龙骨 30 g、牡蛎 30 g、浙贝母 10 g 以软坚散结消瘿。

2.脾肾阳虚

(1)证候特点:面浮苍黄或㿠白无华,神疲乏力,少气懒言,手足麻木,头晕目眩,形寒肢冷,口淡无味,腰膝酸软,纳呆腹胀,便溏,男子阳痿,女子月经不调,或见崩漏。夜尿频多,或小便不利,面浮肢肿,舌质淡胖,舌苔白滑或薄腻,脉弱或沉迟无力。

(2)治法:温补脾肾。

(3)推荐方剂:附子理中汤合肾气丸或右归丸加减。

(4)基本处方:熟附子 15 g,黄芪 30 g,党参 20 g,白术 10 g,茯苓 15 g,炙甘草 10 g,当归 10 g,怀山药 15 g,巴戟天 15 g,补骨脂 15 g,桂枝 10 g,陈皮 10 g,干姜 10 g,大枣 15 g。每天 1 剂,水煎服。

(5)加减法:如脾虚纳食减少明显者,可加木香 6 g、砂仁 6 g 以行气醒脾;食滞腹胀者,可加大腹皮 15 g、鸡内金 10 g、炒山楂 15 g 消食化滞;脾虚中气下陷者,尚可加红参 5 g 另炖服用,以大补元气;若妇女月经过多,可加阿胶 15 g(烊化)、墨旱莲 10 g、参三七 6 g 以固冲涩经;形寒肢冷甚者,可加大熟附子、干姜用量以增温脾肾之力。

3.心肾阳虚

(1)证候特点:形寒肢冷,心悸怔忡,面白虚浮,身倦欲寐,头晕目眩,耳鸣失聪,肢软无力,嗜睡息短,或有胸闷胸痛。舌淡黯或青紫,舌苔薄白,脉沉迟缓微弱，或见结代。

(2)治法：温补心肾，利水消肿。

(3)推荐方剂：真武汤合保元汤加减。

(4)基本处方：熟附子 10 g，肉桂 6 g，党参 15 g，黄芪 30 g，当归 10 g，白芍 15 g，炙甘草 10 g，白术 10 g，干姜 5 g，桂枝 10 g，茯苓 15 g。每天 1 剂，水煎服。

(5)加减法：对心阳虚心动过缓者，可酌加麻黄 6 g、细辛 3 g 以鼓舞心阳；脉来结代者可用炙甘草汤以温阳复脉；若头昏肢软甚者，可加升麻 6 g、柴胡 10 g、桂枝 10 g 以助其升提之力。

4.阴阳两虚

(1)证候特点：畏寒乏力，腰膝酸软，小便清长，眩晕耳鸣，面浮肢肿，皮肤粗糙，干燥少汗，动作迟缓，表情呆板，面色苍白，头发干枯、稀疏色黄，声音低哑，口干咽燥但喜热饮，月经量少或闭经，大便秘结。舌淡苔白或苔少，脉来迟细或细弱。

(2)治法：温肾滋阴，调补阴阳。

(3)推荐方剂：金匮肾气丸加减。

(4)基本处方：熟附子 10 g，肉桂 5 g，熟地黄 20 g，山茱萸 10 g，怀山药 15 g，泽泻 15 g，茯苓 15 g，菟丝子 10 g，肉苁蓉 10 g，何首乌 10 g，当归 10 g，枸杞子 10 g，党参 10 g，炙黄芪 15 g。每天 1 剂，水煎服。

(5)加减法：大便干结难下者，若阳虚明显可加大肉苁蓉剂量至 30 g；若阴虚明显，可酌加火麻仁 20 g，或加用蜂蜜以润导之。若兼水肿者，加大茯苓剂量至 30～50 g、赤小豆 30 g 以利水。月经过多者，加阿胶 15 g 养血止血。

5.阳微欲脱，气阴两竭(甲减危候)

(1)证候特点：体温骤降至 35 ℃以下，神昏肢厥，呼吸低微，冷汗自出，肌肉松弛无力，舌淡胖，脉微欲绝。

(2)治法：回阳救逆，益气固脱。

(3)推荐方剂：参附汤合桂枝甘草汤加减。

(4)基本处方：熟附子 10 g(先煎)，人参 10 g，干姜 10 g，桂枝 10 g，炙甘草 10 g。水煎，频频灌服。

(二)西医治疗

大多数甲减缺乏有效的针对病因治疗的方法，目前甲状腺激素替代治疗仍是西医主要的治疗措施，目的是使患者维持正常的甲状腺功能状态。临床上常根据患者的年龄、不同的致病原因、甲状腺功能减退的程度、有无其他疾病等确

定具体的给药剂量及疗程。

1.替代治疗

多数甲减患者属于永久性，需终身替代治疗，给予甲状腺素制剂的目的是使患者维持正常的甲状腺功能状态，适应机体代谢需要，纠正各器官功能紊乱，减少并发疾病。近年来一些学者提出针对原发性甲减应当将血清促甲状腺激素的上限控制在＜0.14 ng/mL，计划妊娠的妇女促甲状腺激素的上限应当控制在＜0.12 ng/mL；继发于下丘脑和垂体的甲减，则不能以促甲状腺激素作为治疗指标，而是把血清总 T_4、游离 T_4 水平达到正常范围作为治疗的目标。

(1)常用制剂与剂量：①左甲状腺素，是人工合成制剂，半衰期 7 天，作用时间长而稳定，是临床上治疗甲减的首选。起始剂量 25～50 μg/d，以后可每 1～2 周增加 25 μg，直至达到治疗目标，一般维持量为 100～150 μg/d，每天服药 1 次。本药 100 μg 约相当于甲状腺片 60 mg。②甲状腺片，由家畜甲状腺提制，为 T_3 和 T_4 的混合制剂。因其甲状腺激素含量不恒定，因此治疗效果欠满意。一般开始剂量宜小，对于老年及病情较重的患者，可从每天 10～20 mg 作为起始剂量。维持量一般为每天 40～120 mg。③左三碘甲状腺原氨酸，是人工合成制剂，半衰期较短，作用较快，因而在常规治疗中不宜作首选药物。最适用于黏液性水肿昏迷的抢救。甲状腺癌及手术切除甲状腺后需定期停药扫描检查者也以左三碘甲状腺原氨酸治疗较为方便。替代剂量也宜从小剂量开始。

(2)服药方法及注意事项：起始剂量和达到完全替代剂量所需时间应根据患者年龄、体重和心脏状态确定，即应掌握个体化原则。服药时间最好在饭前服用，与其他药物的服用间隔应当在 4 小时以上，以免有些药物和食物会影响其吸收和代谢。服药后一般每 4～6 周复查甲状腺功能，根据检查结果调整药物剂量，直至达到治疗目标。达标后，每 6～12 个月复查甲状腺功能。

2.亚临床甲减的治疗

对亚临床甲减的治疗问题一直存在争论，中华医学会内分泌学分会制定的《中国甲状腺疾病诊治指南》将本病划分为以下两种情况。

(1)如促甲状腺激素＞0.4 ng/mL，可给予左甲状腺激素替代治疗，治疗的目标和方法与临床甲减一致。

(2)如促甲状腺激素在 0.2～0.4 ng/mL，不主张给予左甲状腺激素治疗，定期监测血清促甲状腺激素的变化。

3.黏液性水肿昏迷的治疗

(1)紧急处理：①迅速改善通气功能，纠正呼吸浅慢引起的二氧化碳潴留及低氧血症。保持呼吸道通畅，必要时可行气管切开，或插管进行机械通气和给氧。②心电及血压监护。③立即采血标本送检 T_3、T_4、游离 T_3、游离 T_4、反 T_3、促甲状腺激素、血常规、血糖，电解质、肝功能、肾功能、血脂等。④如有低血压或休克，应给予生理盐水或林格液缓慢静脉滴注，一般每天补液以不超过 1 000 mL 为宜。补液过多或过快可致脑水肿、心力衰竭。低钠血症明显者可适当补充 3%高渗氯化钠液。对升压药物的使用应慎用，因甲减患者常对升压药物反应低下，且升压药物与甲状腺激素合用时容易出现心律失常。⑤如有低血糖，立即静脉注射 50%葡萄糖注射液 40～60 mL，继以 5%～10%葡萄糖生理盐水静脉滴注。⑥肾上腺糖皮质激素的使用：甲减昏迷患者肾上腺皮质对应激反应往往不够敏感，再加上使用甲状腺激素后，机体对糖皮质激素的需求增加，故应予补充，尤其是伴有休克者。可静脉滴注氢化可的松 100～200 mg/d，病情缓解后逐渐减量。

(2)甲状腺激素替代治疗：静脉给药可迅速提高血液循环中甲状腺激素水平。可用左甲状腺激素 300～400 μg 立即静脉注射，继以 50～100 μg/d 静脉注射，直至患者清醒后换为口服片剂。如果没有左甲状腺激素注射剂，可将左甲状腺激素片剂(每次 50～100 μg，每 4～6 小时 1 次)或甲状腺片(每次 30～60 mg，每 4～6 小时 1 次)磨碎后由胃管鼻饲。如果症状无改善，改用 T_3 静脉注射，剂量为每次 10 μg，每 4 小时 1 次，或每次 25 μg，每 8 小时 1 次。注意有心脏病史者起始剂量宜相应减小。

(3)其他处理及注意事项：①保暖，使体温升高，但体温应逐渐恢复，避免升温过快，因可由于周围血管扩张，血容量不足引起循环衰竭和心律失常。②祛除及治疗诱因，如感染等的防治。③禁用镇静剂和麻醉剂。

4.心脏病患者伴甲减的治疗

足量的甲状腺激素替代治疗可明显减轻冠心病的病情和心血管事件的发生率，但要严防甲状腺激素替代过量。建议开始应用成人剂量的 1/3～1/2，根据甲状腺功能情况可逐渐加量至理想剂量。

七、预后与转归

本病的预后与病因及防治条件有关。因服抗甲状腺药物引起的甲状腺功能减退，停药或减量后可以恢复正常；急性或亚急性甲状腺炎及桥本甲状腺炎引起的甲状腺功能减退的早期，中医治疗可以有效改善机体的免疫状态，降低甲状腺过氧化物酶抗体及甲状腺球蛋白抗体，减少其对甲状腺的破坏，从而延缓甚至逆转甲减的进程。其他原因引起者多属永久性，常需终身替代治疗。若失治、误治，正气耗散，

虚邪留滞，则会导致虚实夹杂，加重患者病情进而影响患者的生活质量。

黏液性水肿昏迷是甲减的一个严重并发症，若不及时救治，病死率很高，故临床治疗上应给予足够的重视。及时应用中西医结合各种措施，以挽救患者生命。

八、预防与调护

（一）预防

（1）地方性克汀病及孕妇胚胎期缺碘是甲减发病的重要原因，因此地方性甲状腺肿流行地区及孕妇应普遍食用碘化食盐预防。母亲患地方性甲状腺肿的初生儿，应常规做脐带血游离 T_4 及促甲状腺激素测定，以发现早期婴儿甲减病例，这将明显减少新生儿先天性甲减的发生，并改善不良预后。

（2）碘摄入过量也可以导致自身免疫性甲状腺炎和亚临床甲减患病率增加，促进甲状腺自身抗体阳性人群发生甲减，因此维持合适的碘摄入量尤为重要。

（3）甲亢患者做甲状腺次全切除术时，应慎重考虑指征，正确掌握切除范围。

（4）用放射性 ^{131}I 治疗甲亢应恰当掌握剂量，治疗后定期测定甲状腺功能，一旦发生甲减时，应及时给予甲状腺素制剂替代治疗。

（5）由药物引起的甲减，应注意及时停用或调整相关药物的剂量，如甲减严重，也可在必要时酌情补充少量甲状腺素制剂。

（二）调护

1.生活调护

甲减患者要注意避寒保暖，坚持适当体育运动，以畅通气血，振奋机体的阳气。经常参加室外活动，劳逸结合。预防感冒，防止创伤及感染，避免一切能够引起黏液性水肿的诱因。

2.饮食调养

（1）甲减患者机体代谢降低，产热量减少，故饮食应以富含热量的食物为主，如乳类、鱼类、蛋类及豆制品、瘦肉等。平日可适当进食一些甜食，以补充热能，维持机体的能量代谢。

（2）甲减患者易有脾虚的表现，表现为口淡无味、食欲不振、消化不良等症状。因此，伴有脾虚的患者应注意调整饮食结构，注意调味以促进食欲，并以易于消化吸收的饮食为主，诸如汤汁、半流质等；生冷寒凉饮食易损伤脾阳，应少食；慎食煎炸、肥甘滋腻之品。

（3）食疗方法也可适当地采用，在阳虚明显时可用龙眼肉、大枣、莲肉等煮汤，妇女可在冬令配合进食阿胶、核桃、黑芝麻等予以气血双补。平时可常吃羊肉、牛肉、狗肉、胡椒等温补食品。以下食谱,可供选择。

当归生姜羊肉汤:选用精羊肉 90～120 g,当归 10～15 g,生姜 3 片,同煮,吃肉喝汤,每天 1 次。适用于甲减属阳虚证者,症见腰膝酸软、畏寒肢冷等。

黄芪黑豆粥:黄芪、黑豆各 20 g,粳米 100 g,共煮粥食用。有健脾补肾利水的功效。适用于甲减脾肾阳虚证者,症见神疲乏力、形寒肢冷、腰膝酸软、纳呆腹胀、小便不利、便溏、面浮肢肿等。

麻雀肉:选用麻雀 3～5 只,将其烫去羽毛,除内脏,置锅中炖煮,放入佐料,喝汤食肉。具有温补肾阳作用。适用于甲减之肾阳虚证,症见畏寒肢冷、腰膝酸软、水肿、小便清长等。

赤小豆煮鸡汤:雄鸡 1 只,去毛除内脏,洗净后入锅加水,与赤小豆 100 g 同煮,炖烂食之,并饮汁令尽。用于甲减之有阳虚证者,症见面浮肢肿、神疲乏力、小便短少等。

红枣粥:大枣 15 个,龙眼肉 30 g,粳米 60 g,煮粥,供早晚餐食用。用于甲减伴血虚者,症见面色苍白、疲乏无力、月经量少等。

3.精神调理

甲减虽属慢性难治之疾,但只要及时、正确地施治就可以维持正常的甲状腺激素水平,使机体处于阴阳平衡的状态,尽量减少甲减并发症的发生。因此,要正确地引导患者,解除其思想顾虑,使其保持心情舒畅,气机畅达;避免烦劳过度,呵护肾气;节欲保精,培固真元。

参 考 文 献

[1] 王祥生，王建明，任鲁，等.简明中西医结合肾病学[M].北京：科学技术文献出版社，2022.

[2] 陈峰.中西医结合心血管内科实践[M].北京：科学技术文献出版社，2021.

[3] 于思明.中西医结合内科学[M].西安：西安交通大学出版社，2020.

[4] 张新.临床常见病症中西医诊治实践[M].北京：科学技术文献出版社，2019.

[5] 牛世煜.新编临床中西医诊治学[M].北京：中国纺织出版社，2020.

[6] 吴海良.现代中西医结合呼吸内科学[M].北京：金盾出版社，2020.

[7] 刘艳萍，刘姝，杨红蕾，等.中西医结合守护心健康[M].郑州：郑州大学出版社，2022.

[8] 刘晓芳.临床中西医常见病研究[M].北京：中国纺织出版社，2020.

[9] 樊蓉.实用临床中西医诊断与治疗[M].北京：中国纺织出版社，2020.

[10] 董其皓.常见病症中西医诊疗实践[M].北京：科学技术文献出版社，2020.

[11] 刘晓明，郝园园，魏玉成，等.临床中西医结合治疗内科疾病[M].哈尔滨：黑龙江科学技术出版社，2022.

[12] 张庆钊.中西医临床常见病症诊治要领[M].北京：科学技术文献出版社，2019.

[13] 刘兴国.常见肾脏疾病的中西医结合诊治[M].合肥：中国科学技术大学出版社，2019.

[14] 贾如意，冯晓敬，姚建明.中西医结合心力衰竭诊疗学[M].北京：科学技术文献出版社，2022.

[15] 刘昕烨，朱鹏飞.临床常见病的中西医结合治疗[M].济南：山东大学出版社，2022.

[16] 宋艳，顾海东，马西臣，等.肾脏病中西医结合治疗手册[M].北京：科学出版社，2021.

[17] 刘凯.临床中西医常见疾病诊疗精要[M].北京:中国纺织出版社,2021.
[18] 陈秋欣.临床中西医诊疗学[M].北京:中国纺织出版社,2021.
[19] 张子理,金宇.中西医结合研究思路与方法[M].兰州:兰州大学出版社,2021.
[20] 杨焕斌.中西医结合诊治心力衰竭[M].福州:福建科学技术出版社,2021.
[21] 周继如,邓雄飞.中西医结合临床常见疾病诊疗手册[M].北京:科学技术文献出版社,2022.
[22] 曲崇正,刘亚玲.新编中西医临床诊疗[M].长春:吉林科学技术出版社,2019.
[23] 宋军帅.实用中西医内科学[M].长春:吉林科学技术出版社,2019.
[24] 彭军,林久茂.中西医结合实验技术与方法[M].北京:科学出版社,2020.
[25] 王玉,蔡鸿彦.实用中西医结合肺病学[M].北京:中医古籍出版社,2020.
[26] 郭丹丹.中西医结合心肾治疗经验集[M].北京:科学技术文献出版社,2019.
[27] 田建华.现代中西医结合呼吸疾病诊疗学[M].上海:上海交通大学出版社,2019.
[28] 王新舜.实用新编中西医结合糖尿病学[M].兰州:兰州大学出版社,2021.
[29] 李岚,史明星,赵培,等.关于中西医结合治疗冠心病心力衰竭临床研究[J].中文科技期刊数据库(全文版)医药卫生,2023(1):147-149.
[30]董国菊.中西医结合模式指导下的心力衰竭中医分期思考[J].环球中医药,2023,16(1):83-86.
[31]王军,刘鹏,牛文晶,等.中西医结合外治法在糖尿病足治疗中的应用[J].中国临床医生杂志,2023,51(4):384-387.
[32] 王彬言,张珊珊.中西医药物干预糖尿病前期的研究进展[J].中国中医药现代远程教育,2023,21(2):205-206.
[33] 潘涛涛.中西医结合治疗在重症肺炎患者中的临床疗效观察[J].中外医药研究,2023,2(6):88-90.